榎本 稔著作集

V

社会・文化精神医学4

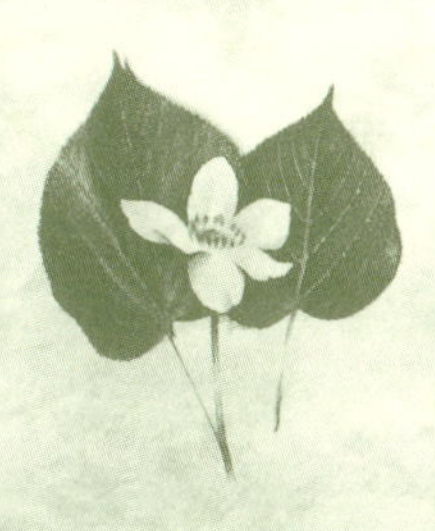

日本評論社

巻頭言

精神医療のパラダイムシフト

平成29年7月2日の東京都議会選挙において、都民ファーストの大躍進と自民党の惨敗は、ある程度予想されていたことではあるが、本当に大きな衝撃を与えた。ひるがえってみれば、昨年6月23日に行なわれた国民投票によって、イギリスのEU離脱が決定したことも驚きであった。

つづいて、アメリカの大統領選挙において、大方の予想を裏切り、トランプ大統領が選出され、今年の5月にはフランスの大統領に若冠39歳のマクロン大統領が選出されたことは、つづく大きな驚きであった。

世界の潮流は大きく変わってきている。

グローバリゼーション化が進行し、企業も大規模化して多国籍企業が国境を越えて、経済を支配する「経済帝国主義」の時代となった。

現代の科学・技術は急速に進歩・発展し、月や火星などの宇宙へも人間が行き交っている。また、iPS細胞から再生医療、生殖医療が発達し、クローン動物が生まれ、デザイナー・ベビーがつくられるようになってきている。

さらに、コンピューター万能時代となり、人工頭脳（AI）が発達して、囲碁、将棋の勝負では、人間の頭脳を超えてしまったようだ。さまざまなロボットが作られ、人間の単純労働を人間に代わって作業するようになってきている。

精神医学・医療の世界もパラダイムシフトを求められている。1978年にイタリアでは「バザーリア法」が制定され、1999年には精神病院が全廃され、地域精神医療へとシフトしていった。

日本では、いまだ約30万床の精神病床が維持され、世界の潮流からとり残されている。相も変わらず精神病院入院治療が中心となって、精神科医療費（約２兆円）の８割（約１兆６千億円）を賄い、残りの約４千億円が外来通院患者（約350万人）の医療費となっているのである。

現行の資本主義経済体制の医療費体系のままでは、日本の精神病院はこのまま続くであろう。日本における精神医学・医療の思想・意識をパラダイムシフトしなくてはならない。

心の病や精神障害を精神疾患として定位するのではなく、生きる苦悩の葛藤の状態と定位し、治療ではなく、同行二人として歩んで行くのである。

現在の日本の精神医療状態をパラダイムシフトしていくには、全国的には約1,000箇所、東京都には約100箇所の地域精神医療福祉センターをつくることが必要である。

そのひとつひとつをつくっていくことが、日本の精神医療を改革していくことになるのではなかろうか。これはCalling, Beruf（召命）である。

祝　榎本 稔理事長　紺綬褒章受賞

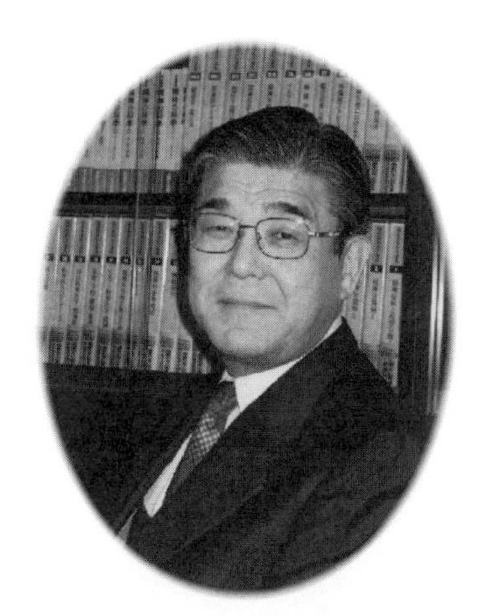

榎本 稔　理事長

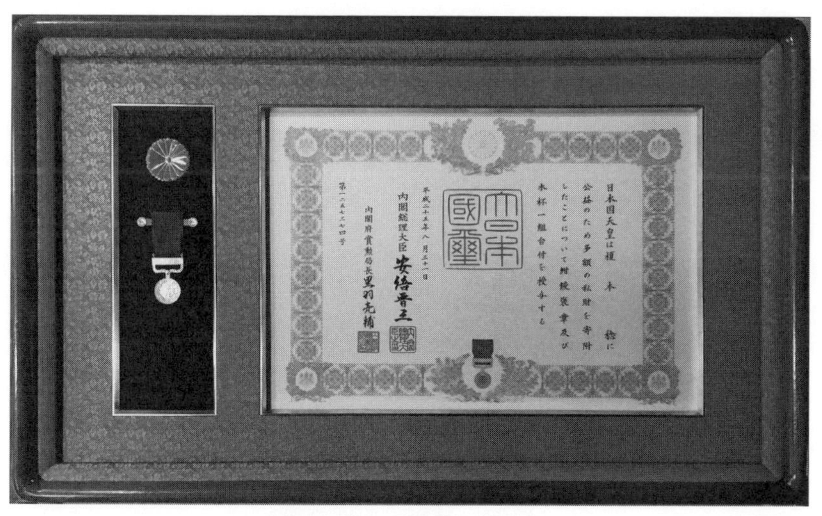

日本国天皇は榎　本　稔に
公益のため多額の私財を寄附
したことについて紺綬褒章及び
木杯一組台付を授与する

平成二十五年八月三十一日
内閣総理大臣　安倍晋三

内閣府賞勲局長　黒羽亮輔

紺綬褒章の勲記と勲章

榎本　稔著作集Ⅴ

社会・文化精神医学 4

目　次

CONTENTS

多機能を生かしたデイケア医療の在り方
――現代社会のニーズに応える必要がある

メンタルヘルス

グローバル化社会の心の問題
――鬱病にならないために

イタリア型と日本型の比較考察

ヒューマンファーストの地域精神医療福祉センターへ
――イタリア型精神医療と日本型精神医療の比較考察を通じて

性とこころ

性依存症の精神病理

露出する男たち

セックス依存症の男たち

風俗通いの男たち

下着窃盗の男たち

祈りと救いとこころ

精神医療の先――祈りと救いのこころへ

現代人の「祈りと救いとこころ」

成長・発展する外来精神医療

成長・発展する外来精神医療──これからを展望する

1．外来精神医療のはじまり

明治40年大西鍛が大阪市で開業したことを精神科診療所の嚆矢とする。その後、森田正馬、石橋猛夫、堀、渡辺栄一、和田豊種が開業したが、明治・大正・昭和（40年頃まで）時代は、入院中心の精神科医療であり、外来精神医療という概念はほとんどなかった。戦前の東大精神科では「新患が来るか来ないかだった」と臺弘は述べている。戦後、精神衛生法（昭和25）成立後、精神科病院は急増したが、精神科診療所は数カ所開業しただけである。

ライシャワー米大使刺傷事件（昭和39年）後、通院医療費公費負担制度が新設され、数十カ所の精神科診療所が開設された。その後、精神科カウンセリング料、精神科デイケア料が新設され、その追い風に乗って日本精神科診療所医会（協会）が結成された（昭和49年）。宇都宮病院不祥事件（昭和59年）後、国際的批判も受けて、37万床（昭和63年）まで増えた精神科病床数は、現在、やっと30万床まで減床した。

日本社会も高度経済成長から、バブル崩壊後にデプレッションの時代に陥り、社会文化的変動とともに精神医療も大きく変化してきた。現代の疾病構造は大きく変わり、統合失調症も定型例から境界例・人格障害・行動障害型へと推移してきて、東京では統合失調症の受診・通院は少なくなってきた。最近では、気分障害圏、神経症性障害圏の病態像が増えてきた。そして、最近目立つのは、アディクションの精神病理としてのアルコール依存症、薬物依存症、ギャンブル依存症、性依存症（性犯罪、痴漢、盗撮、露出症、窃視症、小児性愛）等が増えてきた。

2．イタリアの精神医療保健施設

現代の精神医療は、入院医療中心から外来通院治療、デイケア治療へと転換をとげてきている。バブル経済崩壊後、精神疾患患者数は218.1万人（平成8）から320.1万人（平成23年）へと増加してきている。それにともない、精神科診療所も約8,000カ所に増えてきた。

さて、演者は、つい最近（2013年9月30日～10月7日、2014年3月20日～29日）、イタリア各地の精神医療保健施設（トリエステ、ベネチア、ミラノ、ローマ、ナポリ、シシリー島のカターニヤなど、北部、中部、南部）を視察・調査してきた。イタリアと日本とは、歴史、文化、社会、国情の差異はあるが、イタリアは参考になる精神医療の改革をここ40年実行してきている。

イタリアは長靴の形をした地中海に突出した国であり、地政学的には、アルプスによって、英・独・仏等の北側のヨーロッパから一線を画した独特の文化をもった国である。陽光に溢れ、温暖で、人々は感性豊かで独創性に溢れ、個性を主張し、目立ちたがり屋で自己アピールし、議論することが好きで、概しておしゃべりである。南部では、家族の絆もまだ強く（「マンマのアイロン」と言われるように結婚後も息子のＹシャツにアイロンがけをするという）、郷土意識が根強く残っている。

フランコ・バザーリアが1961年にゴリツィア県精神病院長につづいて1971年にトリエステのサンジョバンニ精神病院長に就任した。入院患者のあまりにも悲惨な状況に驚愕した彼は、精神病院全廃を革命的に主導した。1978年精神保健改革の法律180号（バザーリア法）が制定され、1999年イタリア全土の精神病院は閉鎖された。バザーリアの功績は偉大ではあるが、イタリア全体は、独立性の強い20州からなっており、各州によってかなり批判的な意識をもつ精神科医、スタッフも多いのは確かである。確かに、イタリアでは、ほとんどの精神障害者は精神病院から解放され、地域社会の中で治療を受けながら生活している。イタリアでは、精神保健サービスすべてが無償提供される公共サービスであり、治療目標が病気（症状・問題）の治療だけではな

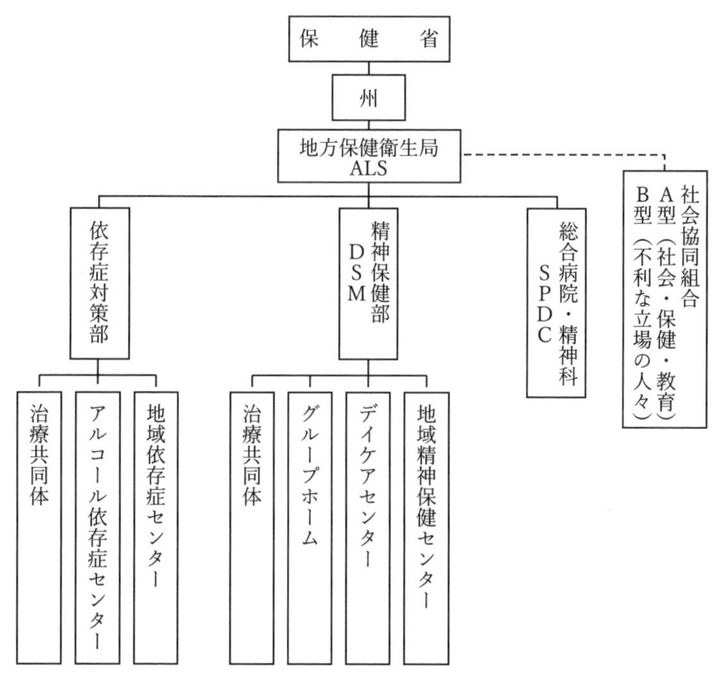

図１　イタリアの地方保健制度の概要

く、クライアントの地域移行（社会復帰）にあるため、医療、福祉と教育が総合的に実施されている。

「ここに言う〈治療〉とは、とりわけ〈元気を取り戻す〉、〈元の道に自分を引き戻す〉、〈自分を救い出す〉という積極的な経験を示す。それは、とりもなおさず、重い障害を負った人が、ほかの人々に対する責任能力を回復し、同様の困難に陥った人々の〈支援活動〉に自ら進んで取り組めるような自主独立した市民性を取り戻すために各人が必ず通らなければならないプロセスである」とジュゼッペ・デッラックァ（フランコ・バザーリアの後継者）が述べているように、イタリアにおける精神保健改革は市民として回復し、市民として社会に貢献できる存在になれるようにすることである。

イタリアの地方（精神）保健制度の概略は図１に示すとおりである。イタリアでは、政府（保健省）の政策・予算は、それぞれ独立性の強い州政府に委託され、その管轄下に「地方保健衛生局（独立行政法人ASL）」があり（各州の人口規模に応じて2～8カ所、イタリア全土に約154カ所)、その管轄下に「精神保健部（DSM)」(人口に応じて数カ所）と、アルコールと各種薬物の依存症に対するサービス提供機関「依存症対策部（DPD)」(人口比例して3～5カ所）と、その他に「総合病院精神科診療サービス（SPDC)」が置かれている。

精神保健部（DSM）の管轄下に「地域精神保健センター」(イタリア全土に約700カ所）と「デイケアセンター」と「グループホーム」と「(滞在型）治療共同体」(日本的に見れば開放型の精神病院）がある。イタリアでは「地域精神保健センター」が地域における精神保健サービスに責任をもつことになり、365日・24時間、救急を含めたサービスを提供する仕組みがつくられている（約50カ所)。しかし、大半は12時間、8時間体制のようで、かなりバラツキがある。

治療共同体（あるいはレジデンス）は、バザーリア法によって精神病院（マニコミオ）が廃止された後につくられた施設で、家族の事情や治療の必要性から、在宅での治療が困難なクライアントを共同生活させながら治療している施設である。できるだけクライアントが自活できるように、治療と並行してさまざまな社会的訓練や生活訓練のほかに絵画療法などの治療的な活動が行なわれている。比較的症状の重い人を収容しているため、基本的な調理と清掃は業者によって行われているが、治療的訓練のための様々な役割（係）活動がクライアントに割り当てられている。

治療共同体には、地方保健衛生局（ASL）の職員である精神科医師、看護師、臨床心理士のほかに社会協同組合から派遣されている指導員が常勤として働き、教育活動をしている。また、治療共同体への入所は、原則クライアントと地方保健衛生局（ASL）との間の契約関係に基づいて行なわれており、できるだけ強制力を使わずに、自分で自分を管理することを徹底して求める仕組みとなっている。処遇目標は地域移行にあり、次の段階のグループホームでの生活に早く移行できるように、自立性を養うため、外出の機会も多くつくられ、デイケアセンターの活動なども利用されている。そして、治療共同体からグループホームへ、さらに在宅治療へと治療的段階が有機的に連携している。治療共同体の入所者数は、大体20名程度で、入所期間は1～2年であるが、5年以上の長期に及ぶ場合もある。

それでも、精神病床数は、総合病院精神科診療サービス（SPDC）（321カ所）に約4,000床、大学附属病院（8カ所）に約160床、デイホスピタル（309カ所）に約1,150床、私立精神科施設（Villaと呼ぶ）（約100カ所）に約5,500床、計1万床くらいは存在する。

精神科救急入院は、総合病院精神科診療サービス（SPDC）、あるいは大学附属病院が担当するが、各SPDCは、15～20床である。入院期間は2週間くらいで、その後は各地域の精神保健センターに戻して、地域社会の中で治療・ケア・サービスをしていく。外来通院は、各地の精神保健センターが担当している。

イタリアでは、繰り返すが、精神保健サービスがすべて無償提供される公共サービスであり、無駄な投薬は行なわず、時間をかけて治療・ケア・サービスが行なわれる。治療目標が病気（症状・問題）の治療だけではなく、クライアントの地域移行（社会復帰）にあるため、医療、福祉と教育が総合的に実施されている。

3．現代病を抱え、QOLを失った人々

さて、世界は地球規模でグローバル化している。

歴史は遡って、ヨーロッパは大航海時代となり、コロンブスがアメリカ大陸を発見し（1492）、マゼランが世界一周をした（1522）。グローバリゼーションのはじまりである。

ピューリタンが北米に移住し（1620）、アメリカ合衆国が独立した（1776）。

フランス革命（1789）後、ヨーロッパ各国は国民国家として自主独立し、新たな植民地獲得のため世界各地に進出し、帝国主義時代に突入した。ヒト（人口移動）、モノ（世界貿易）、カネ（資本輸出）が流動し、世界経済が形成され、多国籍企業が台頭し、経済帝国主義となり、国家・社会をコントロールするようになった。

サッチャー首相（英）とレーガン大統領（米）は新自由主義、市場原理主義、規制緩和、民営化を主導した。金融の自由化と国際化が一層進んだ。国家システムが希薄化し、EUの統合が進み、また国家の分裂（ソ連、ユーゴスラビア等）が進んだ。さらに国際テロリズムが各国で横行し、国家（社

会）は機能不全に陥った。

労働は非正規化し、格差社会となり、人々の心は不安定となり、将来は不透明で、生き甲斐を喪失している。

さて、日本では、敗戦（1945）後、混乱と再建の時代を経て、高度経済成長期・バブルとともに、人々の心は幸福と自由のインフレーションとなり、もっと豊かに満たされた生活を期待し、もっと自由で素晴らしい平和な国を夢見るようになった（マニー状況）。バブルが崩壊し不景気となり、人々の心は落ち込んで、デプレッションの状況となった。幸福と自由のパラドックスである。自信を喪失し、方向舵を失い、先行き不透明の霧の中に日本社会は迷い込んでしまったのである。日本の社会組織は制度疲労をおこし、多様化した価値観の中で、家族は統一体としての家族意識が希薄化し、バラバラ家族となり、「個族」となった。人々は心の癒し（QOL）を求めて、スポーツに励み、グルメを楽しみ、健康食品を求め、大衆薬や精神安定剤を服用し、喫煙し、酒を飲み、ギャンブルにのめりこみ、新々宗教に救いを求め、人（親、子、異性）に依存し、ペットを飼っている。

特に現代の若者は、過保護で未熟で、体験学習に乏しく、自己愛的で公的感覚が欠如し、精神的にひ弱で無気力であり、棚からぼた餅式に依存的で、他罰的で生き甲斐を喪失している。現在、高度に発展した成熟社会に QOL を求めて心のバランスを失い、適応障害として、また自己治療として、心の問題や悩みや病気（現代病）を抱え、QOL を失った人々は数多くいると推測される（精神科を受診する者は320万人以上であり、その何倍もの人々が心の問題で悩んでいる）。

4．社会生活を支援するデイナイトケア治療

さて、榎本グループでは、池袋、新大塚、飯田橋、御徒町の都中心部に地域精神医療センター（6～10階建てのビル）を展開し、700人以上の精神疾患および心の問題の人々をデイナイトケア治療・ケアし、社会生活を支援している。

社会変動とともに疾病構造も多様化し、現代社会のニーズに応えて、入院治療に代わる社会療法としてデイナイトケア治療を疾病別・年齢別に専門分

化した構造で展開してきている。治療目的も明確となり、デイナイトケア運営も適切に運ぶことができ、治療効果も合目的的に果すことができるようになった。

統合失調症の受診・通院は東京では少なくなり、各クリニックに「メンタルフロア」として1フロアずつある。長期間通所して症状は安定しているが、社会復帰は困難な者が多い。

彼らのQOLをどのように考えたらいいのだろうか。

豊かな社会になり、数多くの人々がさまざまなアルコールを多量に飲んでいる。そしてアルコール依存症に陥り、断酒生活のため、「アルコールフロア」に通っている。彼らは断酒したが、生命より大事な酒（生き甲斐）を失い、人間的にもぬけの殻となっている。また薬物依存症、ギャンブル依存症、性依存症等も「アディクションフロア」に通ってきている。彼らも関係依存対象にQOLを求めて耽溺し、社会生活に破綻している。関係対象依存（QOL）行為を止め（させられ）ると、やはり魂を失ってもぬけの殻となってしまう。さらに過保護で未熟で依存的な若者が、不透明な現代社会にQOLを求めて参入するが、セルフコントロールできず、不適応をおこし、挫折し、悩みを「悩み」として向かい合わず「病気」として捉える。そういう若年層の「新型・自称（社会文化的）うつ病」が急増している。「社内うつ」で社外では友人と楽しく遊んでいる。自ら「うつ病」と称して診断書を求めて来診する。休暇中に気分転換と海外旅行に出かけていく。従来の薬物療法だけでは効果があがらない。自ら社会体験し、学習し、洞察、自覚し、人間的に成長し、立ち直るしかない。治療の原則はアメ（母性原理）とムチ（父性原理）と生きるモデル（自己原理）が必要である。彼らは「うつ・リワークフロア」に通っているが、将来の目標もなく、生きがい（QOL）を喪失している。

日本の老人介護は「寝たきり老人」「認知症老人」をつくる文化である。「シルバーフロア」の目標は「寝たきり老人」「認知症老人」「車椅子老人」の予防と防止である。毎日、door to doorの車による送迎（無料）によって通所し、規則正しい健康的な生活を送る「居場所」を提供している。そして家族は外出も勤務も可能となり、家族の身体的精神的経済的負担を軽減している。超高齢化社会に向かって、老人のQOLとは（？）。つくづく考えさせ

池袋　榎本クリニック

10F	発達障害・デイナイトケア
9F	うつ・リワーク・デイナイトケア
8F	アディクション・デイナイトケア
7F	アディクション・デイナイトケア
6F	アルコール・デイナイトケア
5F	アルコール・デイナイトケア
4F	デイナイトケア
3F	メンタル・デイナイトケア
2F	デイナイトケア
1F	外来・薬局・医事課

榎本クリニック　アネックス

7F	応接室
6F	会議室
5F	理事長室・院長室・会議室
4F	シルバー・デイナイトケア
3F	シルバー・デイナイトケア
2F	シルバー・デイナイトケア
1F	シルバー・デイナイトケア
B1F	リハビリルーム

新大塚　榎本クリニック

7F	エデュケーション・デイナイトケア
6F	うつ・リワーク・デイナイトケア
5F	アルコール・デイナイトケア
4F	メンタル・デイナイトケア
3F	シルバー・デイナイトケア
2F	リハビリテーション・デイナイトケア
1F	外来・薬局・医事課

図２−１　榎本グループの地域精神医療センター

飯田橋榎本クリニック

5F	アディクション・デイナイトケア
4F	うつ・リワーク・デイナイトケア
3F	シニア・デイナイトケア
2F	シルバー・デイナイトケア
1F	外来・薬局・医事課
B1F	メンタル・デイナイトケア

御徒町榎本クリニック

8F	多目的ホール
7F	アディクション・デイナイトケア
6F	リボーン・デイナイトケア
5F	メンタル・デイナイトケア
4F	アルコール・デイナイトケア
3F	シニア・アルコール デイナイトケア
2F	シルバー・デイナイトケア
1F	外来・薬局・医事課
B1F	芸術行動療法専用ルーム

大森榎本クリニック

6F	クレプトマニア・デイナイトケア
5F	アディクション・デイナイトケア
4F	アルコール・デイナイトケア
3F	メンタル・デイナイトケア
2F	シルバー・デイナイトケア
1F	外来・薬局・医事課

図 2－2　榎本グループの地域精神医療センター

られる今日この頃である。さらに「発達障害・エデュケーションフロア」(サンライズ学園)、「高次脳機能障害フロア」も設けている。

そして、芸術行動療法として、音楽、絵画、よさこい、和太鼓、エイサー、ボクシング、フットサル、卓球、ゲートボール、囲碁・将棋・トランプ等々、週3回、実施している。

年間行事としては、獅子舞、節分豆まき、芸術文化祭、花見、大運動会、国内バス旅行、サマーフェスタ、バザー、クリスマス会等を催している。

そして毎年1回、海外旅行に行っている。香港、ハワイ、ヨーロッパ、アメリカ、中国、韓国、台湾、シンガポール、タイ、ベトナム等に旅行した。

これからの日本の精神医療は、入院治療することなく、(専門) デイナイトケア治療と外来通院治療で十分果していけるのではないだろうかと考えている。演者はこれまで、精神医療の、その時代におけるニーズに応えるべく、さまざまな学会を創設してきた。全国大学メンタルヘルス研究会、日本精神衛生学会、日本デイケア学会、日本学校メンタルヘルス学会、日本外来精神医療学会、日本「性とこころ」関連問題学会である。今は、日本「祈りと救いとこころ」の学会を創設しようと考えている。

包括的医療としてのデイ(ナイト)ケア治療

1．はじめに

デイケアの１日は毎朝、ラジオ体操からはじまる。身体を動かすことが少ないので、みんな真面目に音楽に合わせて運動している。その後、各フロアで午前中のさまざまなプログラム（後述）がはじまる。定例のプログラムもあるし、メンバーが話し合いで決めたプログラムもある。

大勢の人は楽しく参加しているが、なかにはつまらなそうな顔で手を動かしている人もいるし、少数の人は仲間入りできず、隅のほうでポツンと坐っている人もいる。スタッフ（看護師、精神保健福祉士等）はメンバーと一緒になって参加し、グループ運営をスムーズに運んでいく。メンバーと一緒に運動したり、遊んだり、笑ったり、散歩や買い物に出かけたり、ときには教えたり、教えられたり、レクチャーすることもある。なるべくメンバー中心にグループ運営を心がけている。お昼にはスタッフも一緒に、みんなで弁当を食べる（昼食をメンバーとスタッフで料理してつくるクリニックもある）。昼休みは各自、思い思いに過ごす。おしゃべりをする人、トランプ、将棋、碁等をする人、ゲームソフトで遊ぶ人、買い物に出かける人、ボーッと過ごす人、突っ伏して寝る人等さまざまである。

午後には午後のプログラムがはじまる。レクリエーション、スポーツ、運動することが多い。身体を動かして、リラックスして楽しむのである。カラオケで歌うこともあり、買い物に出かけることもあり、近くの公園や展覧会

（無料）に出かけることもある。プログラムが終わると、みんなで１日の「振り返り」ミーティングをして、掃除をして、デイケアは（６時間で）終わるのである。

夕方からはナイトケア（４時間）がはじまる。夕食後、プログラムがはじまる。通しで参加する場合はデイナイトケアとなる（10時間）。

デイケアのプログラムはお遊びゲーム、スポーツ、ヨーガ、ヒップホップダンス、ボディマネージメント、カラオケ（音楽療法）、絵画療法、集団精神療法（ミーティング）、手芸、書道、茶道、俳句、心理劇、創作文芸、料理、散歩、デパートのウィンドーショッピング、奉仕活動、国内旅行、海外旅行（榎本クリニックでは毎年、香港、ハワイ、ヨーロッパ、アメリカ、中国、韓国、台湾、タイ等へ出かけている）等々、日常生活に変化と潤いを与えるプログラムが用意されている。さらに、榎本クリニックでは毎週月・水・土曜日の午後によさこいソーラン踊り、和太鼓、ボクシング、卓球、ゲートボール、手芸、絵画療法、音楽療法等、芸術行動療法のプログラムを行ない、メンバーが自分の好きなプログラムに選んで参加するようにして、デイケア全体の雰囲気を盛り上げるようにしている。

はじめ、デイケアは統合失調症の入院治療に対するアンチテーゼとして出発し、地域精神医療に取り込まれていくなかで、１つの治療法として熟成し、発展したのである。「デイケア治療は、薬物治療に代表される生物学的アプローチ、個人・集団精神療法などの心理学的アプローチ、さまざまなリハビリテーション技法や家族への働きかけを含む社会的なアプローチを統合して行なうことから『包括的医療を提供する場』とみることができる」[1·2]。

２．デイケアの機能[3]

デイケアの機能は（表１参照）、まず第１に治療（癒し）の場である。参加する利用者・メンバーは病識欠如、あるいは不充分のため、向精神薬の服用を嫌ったり、忘れたりする。またはアルコールを隠れ飲みしたりするので、医学的治療と教育を継続的に行なわなければならない。さらに、さまざまな問題行動をおこす若者達の心の治療の場でもある。

第２に、病気の再発や再飲酒や問題行動を防止して、再入院を防がねばな

表1　デイケアの機能

1	治療（癒し＝healing）の場
2	再発・再入院の防止
3	生活の場
4	社会生活機能訓練
5	社会参加・体験学習
6	normalization
7	大衆型精神療法＝メンバーの相互作用
8	self-help

らない。

第3に、寛解状態あるいは素面の状態、あるいは日常の落着いた行動を維持しながら（彼らは孤立あるいは疎外されがちなので）デイケアに通って、規則正しい社会生活を送り、仲間と集い、交流をはかり、生活をエンジョイする。デイケアは生活の場を提供しているのである。

第4に、彼らは自己中心的・非社会的・自閉的傾向が強く、特に人間関係は拙劣であるので、デイケアで多くの人たちと付き合いながら、人間関係のルールを学び、社会生活の仕方を体験学習し、訓練していくのである。

第5に、社会のさまざまな催しや場（展覧会や音楽会や観劇等）、あるいは他のグループに出かけて行って参加し、体験学習しながら社会的常識を身につけ、社会性を養っていく必要がある。

第6に、当たり前の社会生活を送る（normalization）ことが長期的にできるようにするのである。

第7に、デイケアに集った仲間たちは小さな社会を形成し、メンバー相互の影響力は大きく、良いことも悪いことも学習していくこととなる。

最後に、セルフヘルプであるが、メンバー同士が「わかちあい」を通じて人間的に成長し、「ひとりだち」していくことである。そして、自尊の感情を取り戻して社会参加し、抑圧された自己意識を「ときはなち」、社会に対して異議申し立てをすることであるが[4]、ここまで成長することはかなり困難であろう。

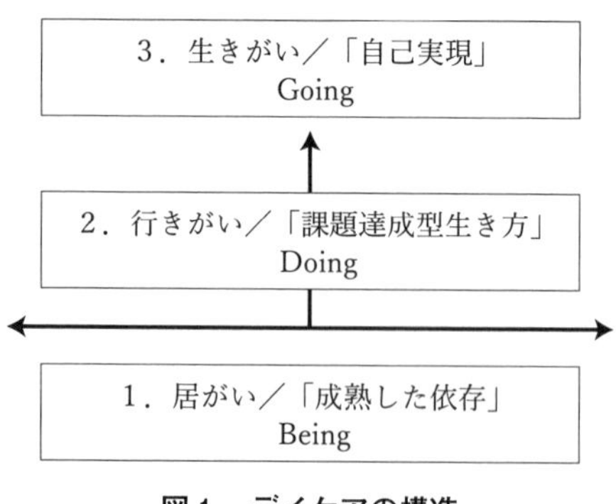

図1　デイケアの構造

3．デイケアの構造[3)]

デイケアを構造的に見ると（図1参照）、世の中から疎外され、どこにも居る所がなくなった彼らに「居場所」(Being) を提供し、そこに①「居がい」を見出せるようにすることである。つまり、「溜り場」「交流の場」をつくり、そこで当たり前の生活を送ることによって、人間性を回復し、自立して、新たな人間関係をつくり、成熟した相互扶助の依存関係をつくっていくことが必要である。デイケアは現実社会から一歩距離をおいたアモルフ（無構造）で受容的な場所（アメ・母性原理・愛情）である。

しかしながら、あまり居心地が良すぎると、積極的自発性の乏しいメンバーはぬるま湯から出られなくなってしまい、いつまでも居ついてしまうことになる。「デイケアづけ」といわれ、批判の的となってしまう。人間は「アメ・保護」ばかりでは成長しないから、「ムチ・父性原理・厳しさ・社会のルール」も必要である。新しい人生に向かって出立を促していかなければならない（Doing)。

つまり、課題達成的生き方、②「行きがい」を促すのである。しかし、これもメンバーの病状と志向性と意欲をしっかり見極めないと、すぐ挫折し、症状が再燃悪化してしまうので慎重に推し進めねばならない。また逆に、病識欠如のアルコール依存症者はすぐ働きに行くと言い出して働きに出るが、デイケアに来なくなり、まもなく飲酒して舞い戻ってくることが多い。

そして最終的には、レクチャー、ミーティング、SST、職業訓練等を通じて社会復帰・自立へ促す（Going）。自立には「精神的自立」「経済的自立」「社会的自立」の３つの側面があり、自己実現に向けて③「生き甲斐」（モデル）を達成すべく旅立っていくように支援するのである。

しかし、実際には③自己実現にまで達するのは少数の者である。ほとんどの者が、①「溜り場」に居ついてしまう。そして、①と②との間を行きつ戻りつしているのが実状である。

4．デイケアの専門分化

最近では、疾病構造の多様化とともに、デイケアの多様化・専門分化が必要となってきている。病気の症状・特徴が異なれば、アプローチも違ってくる。また、年齢が違えば、関心の対象も、行動も異なるので、その年齢層にふさわしいプログラムを工夫する必要がある。異質の集団を１つにまとめてデイケアを運営しても、集団の凝集性は生まれてこない。たとえば、統合失調症とアルコール依存症、統合失調症と認知（痴呆）症のメンバーを１つのグループとしてデイケア運営しても、うまくまとまらない。また、若者のメンバーと中高年のメンバーを一緒にしては、デイケア運営はスムーズにいかない。たとえば、カラオケやスポーツ等のプログラムではまったく異なる。デイケアおよびプログラムの多様化が求められている（表２参照）。

十数年来、榎本クリニックでは、現代社会のニーズに応えるべく、表２のようにデイ（ナイト）ケア運営を展開してきている。シルバー（２・３階）、アルコール（４・５階）、ミドル（統合失調症）（６階）、ヤング（思春期・青年期）（７階）、薬物・アディクションフロア（８・９階）で専門的に機能分化したデイ（ナイト）ケア運営をしている。

デイ（ナイト）ケア治療は包括的医療を基盤にしているが、デイ（ナイト）ケアだけで自己完結しているわけではない。デイ（ナイト）ケアは地域の中の拠点として機能し、さまざまなサポートのネットワークをつくっていくのである。

表2　専門デイ（ナイト）ケアの比較

	統合失調症	思春期・青年期	認知症	アルコール	薬物・アディクション
目標	生活の改善・自立 社会復帰	人間関係の訓練 社会生活の訓練 自立	寝たきり・痴呆 車椅子の予防・防止 日常生活の維持	断酒一回復 社会復帰	断薬一回復 社会復帰
医療方法	服薬 生活リズムの改善 グループ活動 SST 職業訓練	規則正しい生活 個人・集団精神療法 SST 職業訓練 職業リハビリテーション	生活指導・管理 健康管理 グループ活動	抗酒剤服用 ミーティング 金銭管理	ミーティング 金銭管理 規則正しい生活
フロアの雰囲気	不活発	不安定	穏やか	不安定	不安定
問題	服薬中断 再燃・悪化	アクティングアウト 依存と攻撃	迷子 不慮の事故	隠れ飲み 来所せず	隠れ乱用 社会性欠如
家族	家族全体の病 共生か拒否 心理教育的家族教室	家族全体の病 親子相互依存 過保護・過干渉 心理教育的家族教室	家族全体の病 介護家族教室	家族全体の病 共依存か離婚 断酒家族教室	家族全体の病 共依存か拒絶 心理教育的家族教室
自助グループ	精神障害者家族会		ボケ老人をかかえる 家族の会	断酒会 Alcoholics Anonymous	Narcotics Anonymous Gamblers Anonymous

表3　年間行事予定

月	行事
1月	餅つき大会
2月	豆まき
3月	カラオケ大会
4月	花見
5月	大運動会
6月	旅行・ハイキング
8月	盆踊り大会
10月	海外旅行・ハイキング
11月	バザー・秋祭り
12月	クリスマス大会

5．統合失調症のデイケア

デイケアといえば、ほとんどが統合失調症のデイケアである。入院治療に代わる社会療法として登場してきた。まずは、日常生活の改善である。部屋に閉じこもり、孤立しがちな彼らに基本的な日常生活のリズムをつくっていくことを援助するのである。そして、仲間と交流をはかり、生活をエンジョイできるようさまざまなプログラムを用意する必要がある。お遊びゲーム、料理、体操、スポーツ、ヨーガ、カラオケ、コーラス（音楽療法）、手芸、書道、茶道、俳句、絵画（療法）、散歩、デパートのウィンドーショッピング、奉仕活動、国内旅行、海外旅行等々、日常生活に変化と潤いを与えるプログラムが必要である。

さらに、クリニック全体の年間行事予定は表3のとおりである。最近ではSSTや就労前訓練の職業リハビリテーション、心理社会教育的家族療法等の新しい技法がプログラムに採り入れられるようになった。また、地域社会および関係機関との交流もはかり、就労援助のためのハローワークにも同行する。つまり、社会復帰への促進と自立への援助および社会経済活動への参加の促進のために必要な援助を行なうようになってきている。

6．思春期・青年期デイケア

現代若者の特徴は、①未熟であり、②体験学習に乏しく、③現実感覚が希薄である。つまり、世間知らずの若者達である。④悩む力が不足しており、⑤自己愛的で、⑥小児的万能感をもち、⑦生き甲斐を喪失しており、⑧人間関係障害をもち、⑨自分のことしか考えず（私事化）、⑩公的感覚が欠如し、⑪全般的に無気力で依存的である。

そして、さまざまな問題・病的行動をとっている。無気力・社会的引きこもり、不登校、高校・大学中退、家庭内暴力、摂食異常、リストカット、恋愛依存、セックス依存、非行・犯罪、アルコール依存、薬物（覚醒剤、ブロン、シンナー等）依存、ギャンブル依存、統合失調症、人格障害、気分（感情）障害等である。

それらは入院するほど重症ではなく、外来通院で治療するほど軽症ではなく、中等の症状である場合、デイケア治療に通うことになる。思春期・青年期デイケアの目的は「歪んだ家族関係や学校でのいじめ、喪失と拒絶の体験から生じる不安や抑うつを緩和し、非適応的な誤った社会学習からくる逸脱行動を訂正し、他者と安定した良好な関係を築き上げる能力を育て、衝動的・攻撃的な感情や行動を統制することを学習させ、社会に適応し自立していく力を身につけさせることである。そのためには多様な人間関係、十分な情緒的相互作用、新たな学習や体験の機会を提供する環境が必要であり、プログラムはこのことを意図して組み立てなければならない」[5)]。

プログラムは若者が興味を示すように創意工夫して、ヒップホップダンス、ボディマネージメント、よさこいソーラン踊り、和太鼓、コミュニケーショントレーニング、SST、音楽療法、絵画療法、心理劇、英会話、創作文芸、スポーツ、料理、国内旅行、海外旅行等々である。「同年代の他者との年令相応の情緒的交流をもつことが困難で、定期的な通院精神療法ができないか、それだけでは不充分な若者達に、主に集団活動による働きかけを行ってその精神的な発達と積極的な社会参加を援助・促進するのである」[6)]。

7．シルバー（認知症）デイケア

日本の老人介護[8]は「寝たきり老人」「認知症老人」をつくる文化である。老人を大事に安静に寝かせてしまえば（家や病院で）、わずか一週間～十日間で「寝たきり老人」「認知症老人」になってしまう。また自力歩行が少しでも困難になると、すぐ車椅子に乗せてしまい「車椅子老人」をつくってしまう。

このデイケアのはじめの目標は「寝たきり老人」「認知症老人」「車椅子老人」の予防と防止である。シルバーフロアにはベッドや畳はなく、椅子に坐って過ごしている（以前、炬燵をつくったら、みんなゴロリと横になってしまうので止めた）。そして、自力歩行も可能な限り（スタッフの介助のもと）続けさせ、可能な限り車椅子には乗せないようにしている。そのうえで身体機能の維持向上と残存能力の活用をはかるのである。

ゲートボール、ヨーガ体操、風船バレー、フラダンス、グループゲーム、茶道、手芸・工作、カラオケ、絵画、おしゃれ教室、衛生教室、散歩等のプログラムは午前・午後・夕方と行なわれ、日常生活に活動と潤いをもたらしている。年１回は国内旅行、海外旅行も行なっている。毎日、送迎によって通所し、規則正しい健康的な生活を送ることができ、社会的孤立感を解消することができる。

そして、服薬管理、健康チェック、衛生指導、金銭管理・指導、独居老人の住宅確保・維持・管理、生活相談、関係機関との連絡・相談・調整等々、日常生活の維持管理をはかるのである。これまでの人生で培われた趣味・能力を生かしながら、みんなで一緒に楽しく和やかな時間を過ごす「居場所・生活の場」を提供し、より豊かで活力に富んだ日々を過ごすようにしている。

このデイケアは認知症の高齢者が中心であるが、統合失調症およびアルコール依存症の高齢化したメンバーも少数ながら入って、共に過ごしている。混合の場合のほうが少し活気が出てよい。さらに、デイナイトケア参加により、家族は外出も勤務も旅行も可能となり、家族の身体的精神的経済的負担も軽減される。

8．アルコールデイケア

アルコールデイナイトケア[7]はミーティング（集団精神療法）が中心である。毎日、午前と夕方に行なっている。心の奥底から突き上げてくる飲酒欲求と闘いながら、毎回、飲まないで素面の日常生活を送るには、心の治療として自己のすさまじい飲酒体験を洗いざらい語る（告白する）こと（カタルシス）が必要である。さまざまなテーマについて語るのである。「飲みたいとき」「酒を飲んで（やめて）どうなったか」「酒の魔力」「家族」「異性」「先の不安」等々である。どのように飲まないでいられるか、素面の状態で現実的にどのように生活していくのか等語るのである。

毎週1回医師のアルコール依存についてのレクチャー、看護師および精神保健福祉士による健康についてのレクチャーがある。さらにナイトケアでも、先輩の断酒会員やAAの仲間の司会でミーティングが行なわれる。

ミーティングは、今、ここで思ったこと、考えたこと、体験談を語るのである。そして、他のメンバーの話を黙って聞くのである。ここでは決して議論をしたり、反論したりはしない。いわゆる「言いっぱなし」「聞きっぱなし」である。議論・反論したりすれば喧嘩になってしまうからである。このミーティングがアルコール依存症の「心の治療」となるのである。はじめは聞く耳をもたないが、数カ月〜数年経つと、その話が心の中に飛び込んでくるようになる。そしていつか、アルコール依存症であることを自覚し、断酒の気持ちが次第に芽生えてくるのである。

外来における週1回のカウンセリングや精神療法では、ほとんど治療効果は期待できない。なぜなら、彼らは人前では立派な言葉を並べ、「ええ格好しい」の態度をとるが、彼らは「言葉と心と行動の乖離」、言行不一致で、それだけでは決して断酒できないからである。予後調査と考え合わせると、「石の上にも3年」といわれるように、3年以上、デイケアおよび自助グループ（断酒会やAA）に通い続けないと回復できない。

午後はリラックスタイムである。少し身体を動かしてレクレーションをする。雨の日はゲートボール、卓球等をしたり、娯楽ビデオを見る。茶道や俳句や書道はどうも好まないようである。

彼らが毎日デイ（ナイト）ケアに通ってきて、抗酒剤を服用し、プログラムに参加することは、今日１日断酒することである。無断欠席の場合はイエローカードで家庭訪問すると、飲酒していることが多い。何とか連れてきて、点滴をして、抗酒剤を服用させ、断酒すると回復する。単身者の場合、数日～１週間も来ないとレッドカードで、家庭訪問してみると、床の中で死亡していることがときどきある。

９．薬物デイケア・アディクションデイケア

平成10年ごろから薬物（覚醒剤等）依存症の相談が増えてきた。覚醒剤乱用は「司法モデル」で処罰されているが、刑務所でも警察署でも収容者の半数が覚醒剤関係事例であるという。覚醒剤乱用で９回刑務所に入退所し、人生の半分を「ムショ暮らし」をしたというメンバーがいた。司法モデルで対処しても（以前のアルコール依存症同様）再犯率66％で、回転ドア現象のように入退所しており、司法モデルだけではもはや限界にきている。米国では司法モデルから医療モデルに移行しようとしている。薬物依存症治療の現状は、30～40年前のアルコール依存症治療の状況と相似している。

薬物依存症のデイケアはアルコール依存症のデイケアに準じて行なっている。はじめ、一緒にして試みたが、両者の年齢（薬物のメンバーは20～30歳台が多く、アルコールのメンバーは40～60歳台が多い）、生活歴、犯罪歴、病態像等がかなり異なっているので、ソリが合わず、平成12年５月、わが国ではじめて薬物依存症のデイケアを立ち上げたのである。始める前は、さぞかし刺青の入った、すごいヤクザ者か暴力団員が来るのではないかと戦々恐々であったが、いざオープンしてみると、実に気が弱く、情緒不安定で、アウトロー的で、依存的で攻撃的な若者達が連れて来られたのである。彼らはあまり飲酒できない者が多く、素面のクリーンなときは（アルコール依存症同様）非常識で、「依存と攻撃」の自己中心的言動が多いが、おとなしく、毎日デイケアに通ってきている。このデイケアをはじめて７年になるが、いろいろ問題はあったが、医療のデイケアとしてまとまりをみせてきており、バイトに行ったり、職業訓練校を卒業した者もいる。

さらに最近ではギャンブル（パチンコ、パチスロ等）依存症の相談も増え

てきて、「ギャンブル依存症のデイケア」を数年前より実施している。さらに子どもの相談（不登校、引きこもり、家庭内暴力、広汎性発達障害等）が増えてきたので子どものための「エデュケーションデイケア」も実施している。また、「痴漢（性嗜好障害）」の相談も多く、昨年より性依存症の治療グループを実施している。その他、われわれは実施していないが「うつ病のデイケア」を実施しているクリニックもある。

10. まとめ

現在、入院治療中心から地域ケア中心の精神医療への転換が模索されている。精神科デイケア治療は外来通院治療では困難な（入院する程重症ではない）中等症状の患者や生活が乱れ、非（あるいは軽い反）社会的行動をとる者あるいは一人では生活できない者等を対象として、入院治療に代わる包括的な治療プログラムとして行われている。

精神科診療所デイケアは平成17年6月30日現在[9]（調査協力の2,470カ所の診療所中）391の診療所が実施している（ちなみに全国では精神病院等を含め1,400カ所のデイケア施設がある）。診療所デイケアは100㎡前後の狭くて少人数（10～30人くらい）のデイケアが圧倒的に多く、1,000㎡上の広くて大人数（50～100人以上）のデイケアは6％くらいである[10]。

診療所デイケアの特色は、統合失調症のメンバーが約半分で、気分障害、神経症性障害、パーソナリティ障害、小児・青年期の行動・情緒障害（不登校、家庭内暴力等）等多岐にわたり、若年者が多いため活動的行動的で、グループが若年者のエネルギーに引きこまれるといった問題もみられる。中高年層はゆったりとした穏やかな、和気藹藹とした家族的な雰囲気をかもしだしている。施設が街中にあることが多いために近くの社会資源の施設を利用して活動が組まれている。

今後、デイケアで採り入れることは、①SSTなど、心理教育的なプログラムや疾病教育の導入、②地域的な活動、作業所・デイケアなど他施設との交流、③就労援助のプログラムの導入、④利用目的別、グループ別のプログラムの多様化・専門分化、⑤外部講師、ボランティアの導入、⑥家族援助のプログラム、⑦自助グループへの導入等々である。

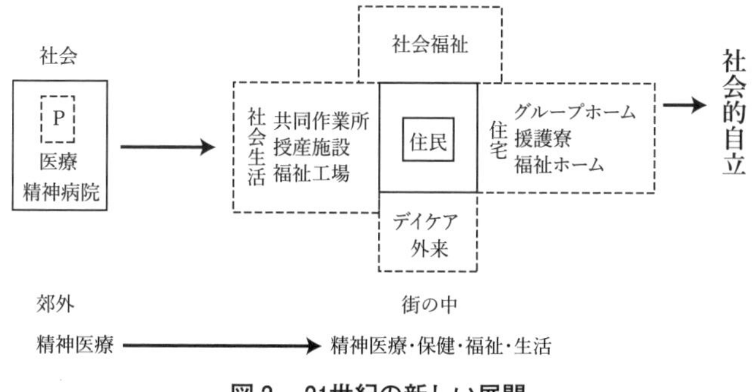

図２　21世紀の新しい展開

デイケアは包括的医療を基盤にしているが、デイケアだけで自己完結しているわけではない。図２のようにメンバーを街の中で精神障害のハンディキャップをもった「住民」〈精神障害の患者ではない〉としてサポートしていく視点をもたねばならない。基本的に、外来あるいはデイケアで「住民」の医療を継続し、グループホーム等で世話を受けながら、安定した社会生活が送れるようにするのである。さらに社会経済活動の前段階として、共同作業所でさまざまな軽い作業に従事しながら、徐々に生活力と社会性を身につけていくことになる。いつか実力がついたら、現実の社会経済活動について、社会的、経済的、精神的に自立していくことになるのである。

このようにデイケアは地域の中の拠点として機能し、さまざまなサポートのネットワークをつくっていくのである。

〔引用・参考文献〕

1）吉川武彦：デイケアの機能．加藤正明他編：精神障害者のデイケア．36-51，医学書院，1977.

2）望月美和子：デイケアおよびナイトケア．臨床精神医学講座20，松下正明総編集：精神科リハビリテーション・地域精神医療，127-138頁，中山書店，1988.

3）榎本　稔：デイケアセンター──精神医療・福祉・生活への新しい展開．Tomorrow，榎本クリニック年報，1995.

4）岡　知史：セルフヘルプグループ（本人の会）の研究─「わかちあい」「ときはなち」「ひとりだち」第五版．六甲出版，1995.

5）Hersov L, Bentovin A.: 入院ユニットとデイホスピタル．In Rutter M. Hersov L. (Eds.): Child Psychiatry, Modern Approaches, Chapter 37. Blackwell Scientific Publications, Oxford, 1977（高木隆郎監訳：最近児童精神医学，870-891頁，ルーガル社，1982.

6）浜田龍之介他：思春期デイケアにおける現状と諸問題．臨床精神医学，30巻２号，149-157頁，2001.
7）榎本　稔：アルコール依存症治療におけるデイケアの位置づけ．臨床精神医学，30巻２号，159-166頁，2001.
8）大熊由紀子：「寝たきり老人」のいる国　いない国．ぶどう社，1998.
3）竹島　正他：わが国における精神科デイケア等の利用者の現状．精神科臨床サービス，７巻３号，302-309，2007.
10）精神科デイケア全国現状調査報告．日本精神神経科診療所協会，７巻１号，156-166，2001.

多機能を生かしたデイケア医療の在り方

——現代社会のニーズに応える必要がある

1．はじめに

演者は昭和36年東京医科歯科大学を卒業し、翌年、精神科に入局した。40～41年、国立精神衛生研究所（国府台）に勤務し、わが国で初めてのデイケア試行に参加した。当時は、入院中心、閉鎖病棟での精神医療だったので、デイケアが果してどうなっていくのか、将来、何かの新しい展開をとげていくのか、新人の医者にはよく把握できなかった。42～44年都立精神衛生センター（下谷）に勤務して、デイケア（週半日）を主宰した。49年に精神科デイケア料（60点）が新設された。50～56年、山梨大学保健管理センターに勤務し、「大学におけるデイケア」を試行した。55年から都内Ｎ病院でアルコールデイケアを始めた。昭和56年～平成４年、東京工業大学保健管理センターに勤務し、「ゼミ形式のデイケア」を試行した（表１）。

2．社会変動と精神医療の変化

戦後、日本は不死鳥の如く復興した。神武景気、岩戸景気、東京オリンピック等を経て、高度経済成長を遂げ、経済大国になった。そしてバブル経済となり、日本国民は高揚し、マニー状態となり、豊かな社会における社会病理現象が噴出した。平成期に入り、バブル崩壊とともにデプレッション（経済的には不景気、社会心理的にはうつ病）の時代に陥り、自信を喪失し、先行

表1　著者の略歴

昭和36年	東京医科歯科大学医学部卒業
昭和37年	同大学神経精神医学教室に入る
昭和37年～39年	雲雀ケ丘病院(福島県)に勤務
昭和40年～41年	国立精神衛生研究所(国府台)デイケアに参加
昭和42年～44年	東京都立精神衛生センター(下谷)デイケアを主宰
昭和44年～50年	成増厚生病院副院長
昭和49年	同病院アルコール専門病棟開棟
昭和49年	精神科デイケア料(60点)新設
昭和50年～56年	山梨大学保健管理センター　助教授 「大学におけるデイケア」を試行
昭和55年	成増厚生病院においてアルコールデイケアを始める
昭和56年～平成4年	東京工業大学保健管理センター　助教授・教授 「ゼミ形式のデイケア」を試行

不透明の霧の中に、日本社会は迷いこんでしまったのである。多様化した価値観の中でかえって生き甲斐を喪失し、疎外され、空洞化した心をもち、心のバランスを失ってしまっているのである。

社会変動とともに、精神医療・疾病構造も大きく変化してきている。かつては統合失調症中心の入院治療の精神医療であったが、現在では外来通院治療、デイケア治療へと転換をとげてきている。統合失調症も定型例から境界例・人格障害・行動障害型へと推移してきている。さらにさまざまなタイプのうつ病圏や神経症圏の病態像が増えてきた。そして子ども・思春期・青年期と老年期の相談が増加し、それぞれの患者が増えてきている。最近の傾向として、不安と抑うつ傾向、強迫的傾向、自己愛的傾向の主訴・相談が増え、その結果、アディクションの精神病理としてのアルコール依存症、薬物依存症、ギャンブル依存症、性依存症（痴漢、露出症、盗撮、下着泥棒、小児性愛等の性犯罪の加害者（男））、摂食障害、リストカット、児童虐待やDV、さらには自殺願望等々の受診が目立って増えてきた。そして人間関係の葛藤（会社内、夫婦間、異性間等）を自分で解決できなくなった人々の「人生相談」も増加してきている。現代社会の（光と）陰の部分が大きくクローズアップされてきているのである。

表２　榎本クリニックの沿革

平成４年	榎本クリニック「デイケアセンター」開設 新都心池袋、ホテルメトロポリタン前 1F　診療室 2F･B1F　アルコール・デイケア 3F　ヤング・デイケア 4F　メンタル・デイケア 5F　シルバー・デイケア 6F　会議室・院長室
平成６年	デイナイトケア開始
平成８年	共同作業所オーク開設
平成10年	医療法人榎本クリニック新築・移転 山手線池袋駅前
平成16年	トータルケア池袋
平成18年	新大塚榎本クリニック
平成23年	飯田橋榎本クリニック
平成25年	御徒町榎本クリニック
平成28年	大森榎本クリニック

３．沿　革

演者は平成４年に東京工業大学を定年前に退職して、東京・池袋のホテルメトロポリタンの前に、地下１階、地上６階のビルを借りて、デイケア中心のクリニックをオープンした。地下１階と２階にアルコールデイケアをつくった。当時はアルコール依存症が増えてきていたが、アルコールデイケアはほとんどなかった時代であった。３階に若者の問題がクローズアップされてきた頃なので、ヤングデイケアをおいた。４階にメンタルデイケア、５階には、当時、今の介護保険がなく、老人が家に保護されていた頃で、そういう老人が訪れるようになり、シルバーデイケアを始めた。このように、時代の流れに沿って、デイケアを専門分化して始めたのである。平成６年にデイナイトケアが新設されたので、すぐに始めた。８年に、近くのビルの２階に共同作業所オークを開設した（表２）。

クリニックはJR山手線の池袋駅の近くの至便の場所にあり、都内・近県のどこからでも容易に来られるという交通アクセスは、デイケアの運営にとって重要である。初めは60人位のメンバーだったのだが、その時代と社会のニーズに応えた専門分化したデイケア治療が、彼らの生活の「居場所」「居がい」を提供したためか、来所するメンバーは増えて一杯になり、平成10年に池袋の駅前に10階建てのビルを建てた。16年、その隣りに、トータルケア池袋を建てて、クリニックではなく、図１のようにいろいろと展開している。18年にＹ先生が高齢で病気になり、後を引き継いで、新大塚榎本クリニックをオープンした。また23年には、Ｔ先生が高齢で急に入院し、亡くなられたので、引き継ぐことになり、飯田橋榎本クリニックをオープンした。地域社会のニーズに応えて、御徒町榎本クリニックと大森榎本クリニックもオープンした。

４．デイケアの専門分化

社会変動とともに疾病構造も多様化し、社会のニーズに応えて、デイケア治療も疾病別・年齢別に専門分化した構造を展開してきた。治療目的も明確となり、デイケア運営も適切に運ぶことができ、治療効果も合目的的に果たすことができるようになった（図２）。統合失調症の受診は東京では少なくなり、池袋クリニック（Ｉ）、新大塚クリニック（Ｓ）、飯田橋クリニック（Ｄ）で、メンタルデイナイトケアは１フロアずつである。高齢者・認知症のシルバーフロアも１つずつあり、毎日無料で door to door の送迎をしている。豊かな社会になるとともにアルコール依存症は増えつづけ、３クリニックで150人以上のメンバーがアルコールデイナイトケアに通所している。

平成10年以降、薬物依存症（覚醒剤）、ギャンブル依存症の受診が増えた。18年頃から性依存症（性犯罪の加害者の男性）の相談・受診が増えつづけ、アディクションのフロアを、（Ｉ）につくっている。最近では、うつ病圏の受診が多く、うつ・リワークのフロアを、各クリニックに設けている。また、思春期・青年期の受診も多く、（Ｓ）にエデュケーションフロア、（Ｄ）に発達障害のフロアを設けている。さらに高次脳機能障害の受診もあり、（Ｓ）にリハビリテーションフロアをつくっている。そして、トータルケア池袋には矯正・一般歯科診療所もあり、地下１階に NPO 法人オーク共

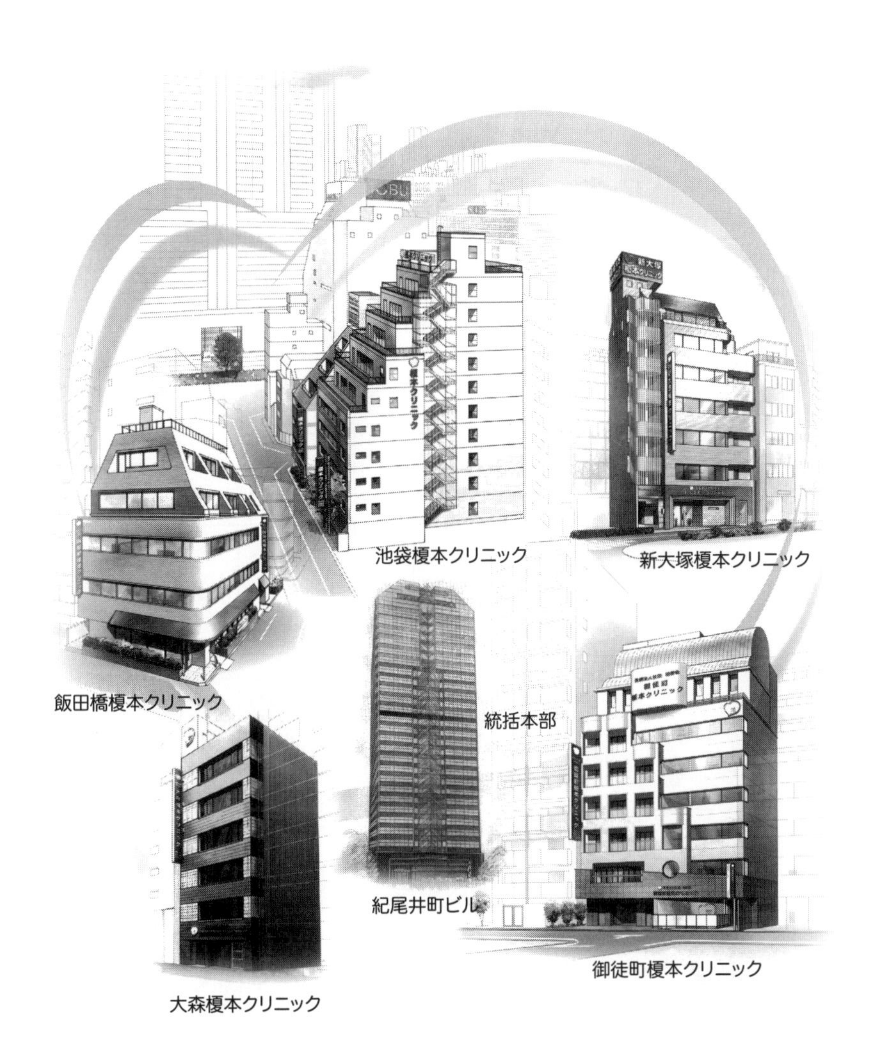

図1　榎本グループ 各院外観

池袋　榎本クリニック

10F	うつ・リワーク デイナイトケア
9F	
8F	アディクション デイナイトケア
7F	アディクション・ヤング デイナイトケア
6F	メンタル・ミドル デイナイトケア
5F	アルコール デイナイトケア
4F	
3F	シニア デイナイトケア
2F	シルバー デイナイトケア
1F	診察室・薬局・ 相談室・事務室

トータルケア池袋

7F	応接室
6F	会議室
5F	理事長室・ 院長室・会議室
4F	統括本部
3F	会議室
2F	榎本クリニック 矯正・一般歯科
1F	*Café Bonafé*
B1F	NPO法人　オーク

新大塚　榎本クリニック

7F	エデュケーション デイナイトケア
6F	うつ・リワーク デイナイトケア
5F	アルコール デイナイトケア
4F	メンタル デイナイトケア
3F	シルバー デイナイトケア
2F	リハビリテーション デイナイトケア
1F	診察室・薬局・ 相談室・事務室

飯田橋　榎本クリニック

5F	発達障害 デイナイトケア
4F	うつ・リワーク デイナイトケア
3F	メンタル デイナイトケア
2F	シルバー デイナイトケア
1F	診察室・薬局・ 相談室・事務室
B1F	アルコール デイナイトケア

図２　専門分化した構造で展開

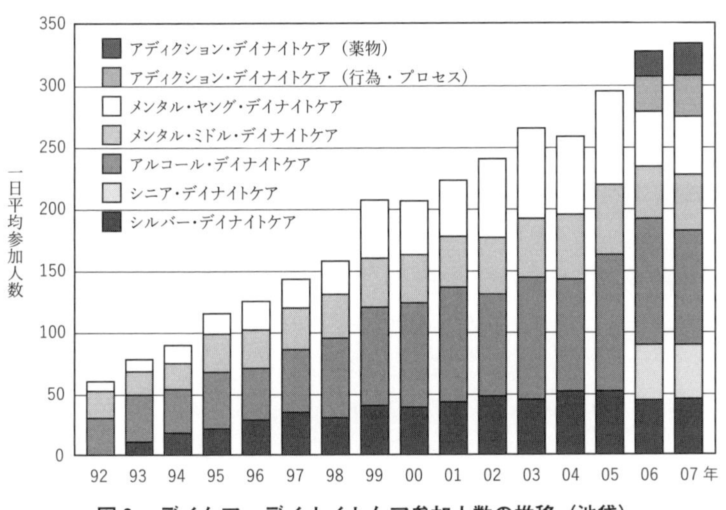

図3　デイケア・デイナイトケア参加人数の推移（池袋）

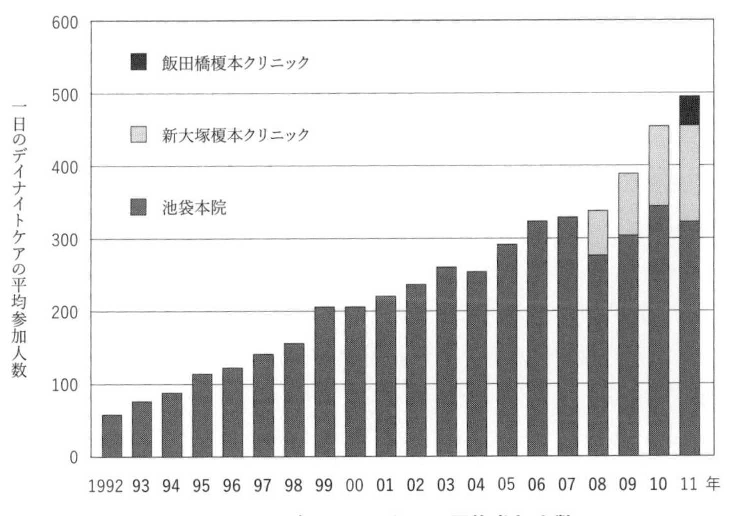

図4　1日のデイナイトケアの平均参加人数

同作業所が入っている。１階はカフェボナフェを開いて、毎日ピアノの生演奏をしており、多少は文化的な香りをかもし出している。このように地域社会の中に溶けこむように努力している（図２）。

5．専門デイナイトケアの治療と運営の機能分化

デイナイトケア（DNC）の多様化・専門分化が必要となってきている。疾病の症状・特徴が異なれば、アプローチも違ってくる。また年齢が違えば、関心の対象も行動も異なるので、その年齢層にふさわしいプログラムを工夫する必要がある。異質の集団を1つにまとめてDNC運営をしても、集団の凝集性は生まれてこない。たとえば、統合失調症とアルコール依存症のメンバーを1つのグループとしてDNC運営しても、スムーズにはいかない。DNCおよびプログラムの多様化が求められている（表3）。

(1) 統合失調症

DNCといえば、ほとんどが統合失調症のDNCである。入院治療に代わる社会療法として登場してきた。まずは日常生活の改善と服薬管理である。彼らの基本的な生活リズムをつくり、仲間との交流をはかり、生活をエンジョイできるようさまざまなプログラムを用意する必要がある。体操、スポーツ、ヨーガ、ゲーム、音楽・絵画療法、手芸、書道、散歩、デパートのウィンドウショッピング、奉仕活動等。最近では、心理教育的生活療法、SSTや就労前訓練の職業リハビリ、就労への援助のためハローワークにも同行する。

つまり、社会復帰への促進と自立への援助および社会経済活動への参加の促進のために必要な援助を行なうようになってきている。国内および海外旅行も行っている。

(2) 思春期・青年期

思春期・青年期DNCの目的は「同年代の他者との年齢相応の情緒的交流を持つことが困難で、定期的な通院精神療法の使用ができないか、それだけでは不十分な若者達に、主に集団活動による働きかけを行って、その精神的な発達と積極的な社会参加を援助・促進するのである」[2)]。プログラムは若者が興味を示すように創意工夫して、ヒップホップダンス、コミュニケーショントレーニング、SST、音楽・絵画療法、英会話、創作文芸、スポーツ、

表3　専門デイナイトケアの比較

	統合失調症	思春期・青年期	認知症	アルコール	アディクション・薬物・性依存症	うつ・リワーク
目標	生活の改善・自立 社会復帰	人間関係の訓練 社会生活の訓練 自立	寝たきり・痴呆 車椅子の予防・防止 日常生活の維持	断酒―回復 社会復帰	断薬―回復 社会復帰	社会復帰
医療方法	服薬 生活リズムの改善 グループ活動 SST 職業訓練	規則正しい生活 個人・集団精神療法 SST 職業訓練 職業リハビリテーション	生活指導・管理 健康管理 グループ活動	抗酒剤服用 ミーティング 金銭管理	ミーティング 金銭管理 規則正しい生活	健康管理 ミーティング 皆出席
フロアの雰囲気	不活発	不安定	穏やか	不安定	不安定	静か 時々イライラ
問題	服薬中断 再燃・悪化	アクティングアウト 依存と攻撃	迷子 不慮の事故	隠れ飲み 来所せず	隠れ乱用 社会性欠如	無気力 無断欠席
家族	家族全体の病 共生か拒否 心理教育的家族教室	家族全体の病 親子相互依存 過保護・過干渉 心理教育的家族教室	家族全体の病 介護家族教室	家族全体の病 共依存か離婚 断酒家族教室	家族全体の病 共依存か拒絶 心理教育的家族教室	共依存家族 心理教育的家族教室
自助グループ	精神障害者家族会		ボケ老人をかかえる家族の会	断酒会 Alcoholics Anonymous	Narcotics Anonymous Gamblers Anonymous	

料理、国内および海外旅行等々を行なっている。

⑶ シルバー（高齢者）

日本の老人介護は「寝たきり老人」「認知症老人」をつくる文化である。

シルバーDNCの目標は「寝たきり老人」「認知症老人」「車椅子老人」の予防と防止である。フロアにはベッドや畳はなく、椅子に坐って過ごしている。自力歩行は可能な限り（スタッフの介助のもと）続けさせ、可能な限り車椅子には乗せないようにしている。その上で心身機能の維持向上と残存能力の活用をはかるのである。

ゲートボール、ヨガ体操、風船バレー、ダンス、グループゲーム、手芸・工作、カラオケ、絵画、おしゃれ教室、衛生教室、毎日午後のウォーキング、散歩等々、日常生活に活動と潤いをもたらしている。

毎日、door to doorの車による送迎（無料）によって通所し、規則正しい健康的な生活を送り、皆で一緒に和やかな時間を過す「居場所」を提供している。さらにDNC参加により、家族は外出も勤務も可能となり、家族の身体的精神的経済的負担も軽減されている。

⑷ アルコール依存症

アルコールDNCはミーティング（集団精神療法）が中心である。心の奥底から突き上げてくる飲酒要求（これは一生涯つづく）と闘いながら、毎日、飲まないで素面の日常生活を送るには、心の治療として自己のすさまじい飲酒体験を洗いざらい語る（告白する）ことが必要である。さまざまなテーマについて語るのである。「飲みたい時」「酒を飲んで（やめて）どうなったか」「酒の魔力」「家族」「先の不安」等々である。どのように飲まないでいられるか、素面の状態で現実的にどのように生活していくか等を語るのである。さらにナイトケアでも、先輩の断酒会員やAAの仲間の司会でミーティングが行われる。ミーティングは、今、ここで思ったこと、考えたこと、体験談を語るのである。他のメンバーの話を黙って聞くのである。いわゆる「言いっぱなし、聞きっぱなし」である。議論・反論したりすれば喧嘩になってしまうからである。このミーティングがアルコール依存症の心の治療になるのである。

初めは聞く耳をもたないが、数カ月〜数年たつと、断酒の気持が次第に芽生えてくるのである。外来における週1回のカウンセリングや精神療法ではほとんど治療効果は期待できない。彼らは人前では立派な言葉を並べ「ええ格好しい」の態度をとるが、彼らは言行不一致で、それだけでは決して断酒できないからである。

その他のプログラムでは、健康レクチャーもあり、ゲートボール、卓球、娯楽ビデオ、カラオケ等々がある。最近の傾向では、低社会経済状態で生活保護受給者が多くなり、毎日、DNC に通い、抗酒剤を服用し、金銭管理をして、素面での生活管理を続けるように指導することが多くなってきている。

(5) アディクション

薬物（覚醒剤）依存症、性依存症（性犯罪）、ギャンブル依存症の3つのグループに分けて、デイナイトケア治療を運営している。基本的にはアルコール依存症の治療方法、DNC 運営を基盤にして、それぞれの依存症の特徴を考慮して、治療・運営している。彼らの心には、一生涯、その行為をしたいという欲求は持ち続けている。

①薬物依存症

薬物依存症者は、機能不全家族・崩壊家族のもとで生育し、家庭生活も躾も教育も社会生活訓練も不十分なまま成長し、孤立化した不適切な社会環境のなかで、low-teen から薬物乱用に走って、乱用をくり返しながら成長している。彼らは罪悪感に乏しく、刑務所入所者も少なくなく、数回から10回も入所した者がいる。再犯入所者は3分の2と多く、「司法モデル」一本槍の取り締り、処罰ではもはや限界に達しており、心の病気（F1）として「医療モデル」で対処せざるを得なくなってきているのである。彼らは情緒不安定で切れやすく、依存と攻撃、自己中心的で社会性の欠如した言動をとる者が多い。薬づけの生活を送って、正業の職業に就いたことのない者が多く、人間関係も拙劣である。

素面でクリーンなときは、無気力で意外とおとなしい。DNC 運営は心の治療としてのミーティング（集団精神療法）が多い。薬物乱用に関するテーマで告白し語るのであるが、同病相憐み、同憂相救うのである。他のプログラムはスポーツやカラオケ等、また後述の年間行事や芸術行動療法に参加するが、気に入るプログラムや行事があると熱中する。DNCに通っている期間は（ときどき隠れ乱用があり、尿検査を頻繁に行なっている）薬物乱用は止っているが、来所せず、中断すると、間もなく乱用が始り、逮捕され、刑務所に行くことになる者もいる。NA（Narcotics Anonymous、薬物依存症の自助グループ）やDARC（Drug Addiction Rehabilitation Center）とも連携しているが、なかなかそちらには行かないようである。

②性依存症（性犯罪）

最近、歪んだ性意識・性欲による、歪んだ性行動が増え、相談受診者が急増している。満員電車の中での痴漢行為、女性の下着泥棒、公共の場所における男性器の露出、女性トイレの中でののぞき見、スカートの下からの盗撮、少女に対するわいせつ行為等々の性嗜好障害（F65）（性犯罪行為）である。彼らはセルフコントロールができず、何回も繰り返すアディクションである。また、強迫的な自慰行為、サイバーセックスへの耽溺、風俗店通いがとまらない等の法に触れない行為等の主訴もある。

平成18年ごろから性依存症治療グループ（Sexual Addiction Therapeutic Group, SAG）を立ち上げた（8）。現在（月）（火）（木）の夜7～8時に開いている。出席者は年々増加して、毎回、20人以上が参加している。出席者は高学歴で、20歳代～50歳代の男性で、職業も大学教授、医師、学校の教師、銀行マン、中級公務員、サラリーマン、立派な身分の人たちである。

そのうちに軽度知的障害、発達障害（低学歴）の受診者も急増してきたので、性依存症のDNCグループをつくった。毎日通所して、性犯罪の防止、性依存症からの更生・回復をはかっている。グループミーティング、教育プログラム、認知行動療法を中心に治療・運営している。その他のプログラムではスポーツ、カラオケ、後述の芸術行動療法のプログラムに参加している。SSRI（ジェイゾロフト）剤の薬物療法を施行しているが、効果は不定である。

また、家族教室（妻と母親の会、父親の会）をつくり、家族の相談・支援・教育をしている。

③ギャンブル依存症

ギャンブル依存症（病的賭博F63.0）の主流はパチンコで、競馬、競輪、競綻は少ない。パチンコ店は街のどこにでもあり、誰でもが簡単に入り楽しむことができるが、パチンコのもたらす強い興奮が、心を刺激し魅了し、パチンコ依存症へとのめりこんでいく。彼らは飲酒を好まない。そのうち3千万円～5千万円それ以上に借金を重ね、経済的・社会的・精神的に破綻していく。彼らの人間関係は孤立して、パチンコのみが救いである。家庭は崩壊寸前となる。家族は困惑し、やっと相談に来るが、本人はなかなかDNCに参加しない。家族の強い決意と、本人も追い込まれてやっと参加する。

DNC運営は、やはり心の治療としてのミーティングが多い。ギャンブルに関するテーマで語り、告白するのである。同病相憐み、同憂救うのは同様である。他のプログラムはリクレーションとしてスポーツやカラオケ等、また芸術行動療法や年間行事に参加する。来所している期間はギャンブルは止っているが（ときどき、こっそりやっているが)、来所しなくなると、再び始っている。GA（Gamblers Anonymous；自助グループ）とGam-Anonと連絡をとっている。

(6) うつ・リワーク

豊かな時代となり、急速な社会・文化変動ととも、最近、新しいタイプのうつ病が急増してきた。100万人以上の人々が「うつ病」として医療機関を受診している。比較的若年層で、過保護に育てられ、未熟で自己愛的自己中心的言動を示し、他罰的で逃避的で、人間関係が拙劣の人が「社内うつ」状態となり、自ら「うつ病」と訴えて受診してくる。抗うつ薬を服用するが、なかなか回復しない。「うつ病」の診断書を提出して、家で休んでいる。友人からのメールで、食事やスポーツには出かける。気分転換にと海外旅行に出かけたりする。復職の時期が近づくと、再びうつ状態が強くなり、再び診断書を提出して休職する。このようになかなか復職できない新型うつ病の人が、うつ・リワークDNCに参加して復職可能にする（毎日遅刻しないで通い、心理教育プログラム、集団認知行動療法、テーマトーク、オフィスワーク、コミュニケーション・プログラム、ミニクッキング、リワーク卒業生によるプログラム、個人カウンセリング、快復チェックノート等々のプログラムに参加して、職場復帰を可能にしていくのである)。

⑺ 発達障害・エデュケーション

発達障害の相談・受診も増えて、（D）に発達障害DNC（サンライズ学園）と、（S）にエデュケーションDNCを設けている。

⑻ 高次脳機能障害

（S）にリハビリテーションDNCを設けている。

6．芸術行動療法

各フロアがそれぞれの疾病別・年齢別に適するプログラムを行なっているが、さらに専門分野のプログラムをつくるため、芸術行動療法として、下記のプログラムを（月）（水）（土）の午後に、全フロア共通に各人が好きなプログラムに参加している。

音楽療法は、外来の講師（ピアニスト）が来て、コーラスを中心に、各種の楽器を使って、楽しく歌っている。ときどき、いろいろな所で発表会を催している。

アート・ものづくりでは、絵画、塗り絵、書道、もの作り等に精を出し、ときどき外のギャラリーに展示会を開いている。よさこいソーランは若者に人気があり、ソーラン節に合せてよさこいを踊っている。ときどき派手な衣装を着て、年間行事で、あるいは外部の老人施設を訪問し、美しく演舞して拍手を浴びている（写真1）。

いろは太鼓は、プロの和太鼓の講師の指導を受けて、あざやかな撥さばきで、腹にずずんとくる勇壮な太鼓音を響かせている（写真2）。たまに近隣から苦情がくるのが玉に瑕である。ときどき専用の衣装を着て、外の施設に演奏に出かける。

ボクシングはフロア内に四方にロープを張ったリングを作り、プロボクサーのコーチを受けて練習し、ボクシンググローブをはめて、顔面ガードをつけて、本当にスパーリングで打ち合うのである（写真3）。若者に人気があり、数人の女性も参加している。

卓球も盛んである。ゲートボールは年配の人たちが参加して和気藹藹として動き回っている。フットサルは若者に人気があり、少人数で、外のグラウ

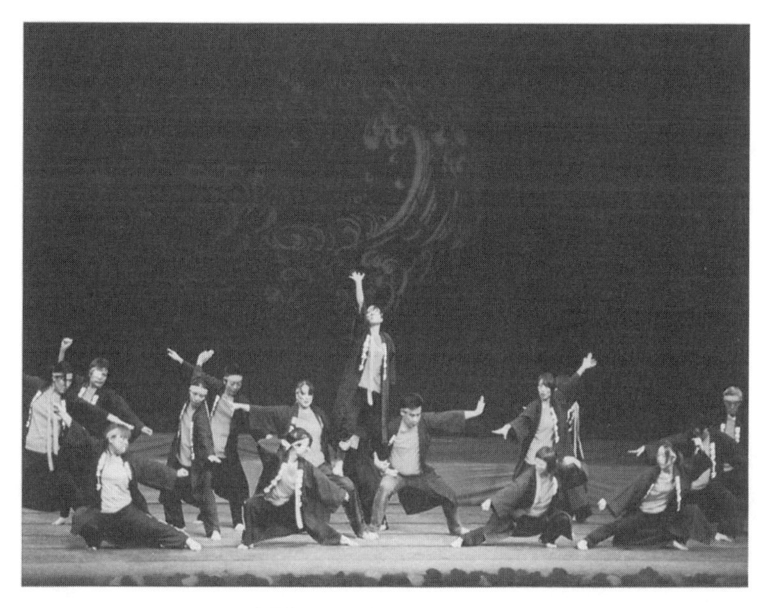

写真１　よさこいソーラン

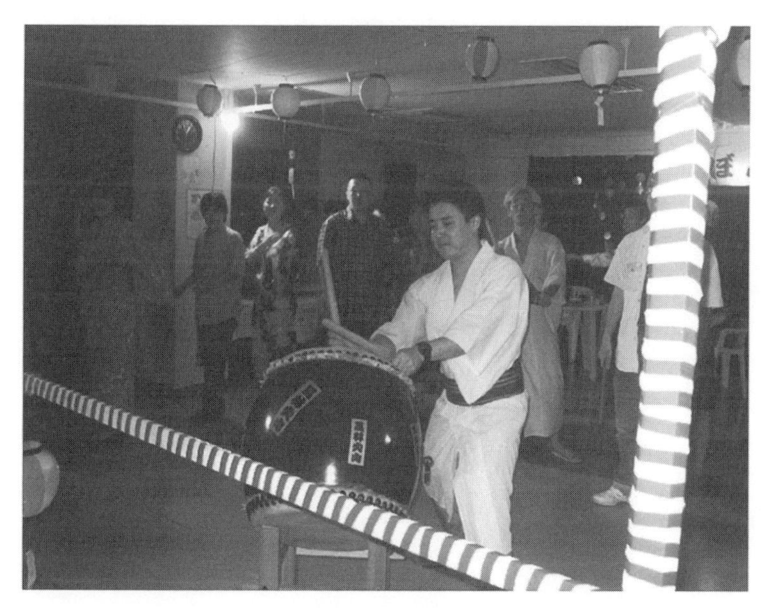

写真２　和太鼓

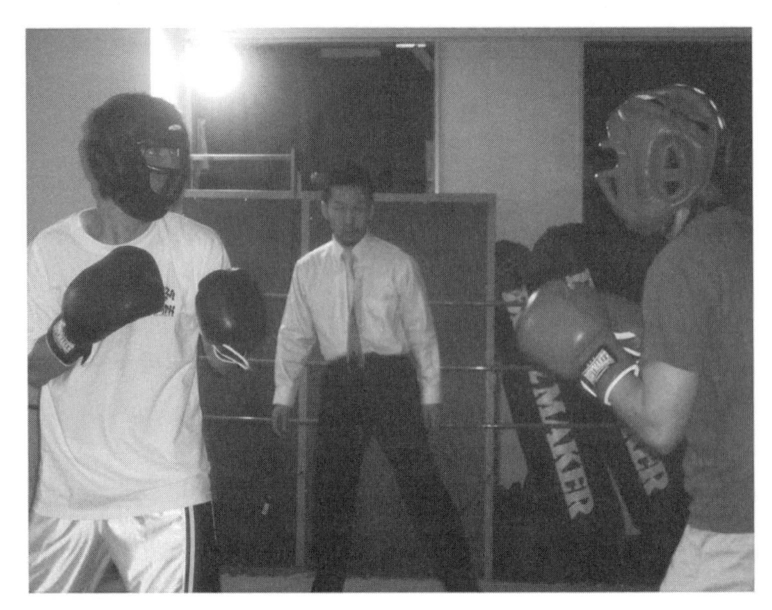

写真3　ボクシング

ンドで、雨天には室内で練習し、専用のユニホームを着て対抗試合にも出場している（写真4）。

囲碁・将棋・トランプ・UNO（ウノ）は好きな者同士を相手に盤を囲んでいる。賭け事は禁止している。麻雀と花札は賭け事に通じる印象があるので、希望があっても採用してない。

このような芸術行動療法の多彩なプログラムは、メンバーの参加意欲を高め、デイケア運営を楽しく盛り上げ、彼らの単調な日常生活に張りと潤いを与え、専門デイケアの治療効果を有効に高めている。

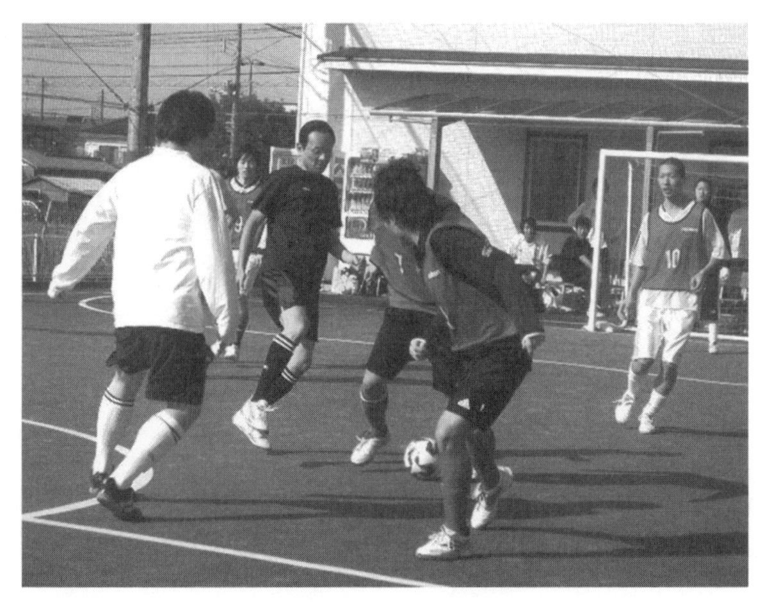

写真4　フットサル

7．年間行事予定

榎本グループ全体の年間行事は前掲19頁表3の通りである。みな季節に合った行事を、世間並みにエンジョイしている。各行事には準備・練習にメンバー全員とスタッフも熱中して盛り上っている。1月の餅つき大会（写真5）は臼と杵がなくなり、最近は獅子舞囃連中に来てもらい、演舞を見て、正月気分を味わっている。3月は芸術文化祭（写真6）。5月の大運動会は都立障害者スポーツセンター（板橋区）で大々的に行ない、全員がハッスルして汗を流し、楽しんでいる（写真7）。3月の芸術文化祭、8月の盆踊り大会（写真8）。秋の芸術文化祭はバザー中心ではあるが、各フロアで模擬店をつくり、販売を競い、明るい元気な声を出して楽しんでいる。12月のクリスマス大会は豊島公会堂で、各フロアチームがそれぞれ構想を練ったアトラクションを演じて、優勝をめざして競い合っている。

また、春と秋には国内のバス・ハイキング旅行を行ない、伊豆、房総や日

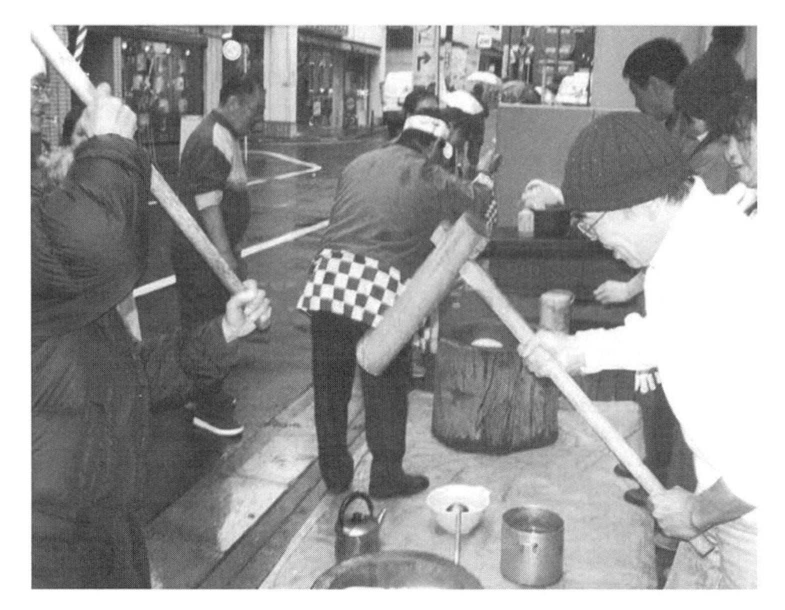

写真５　餅つき大会

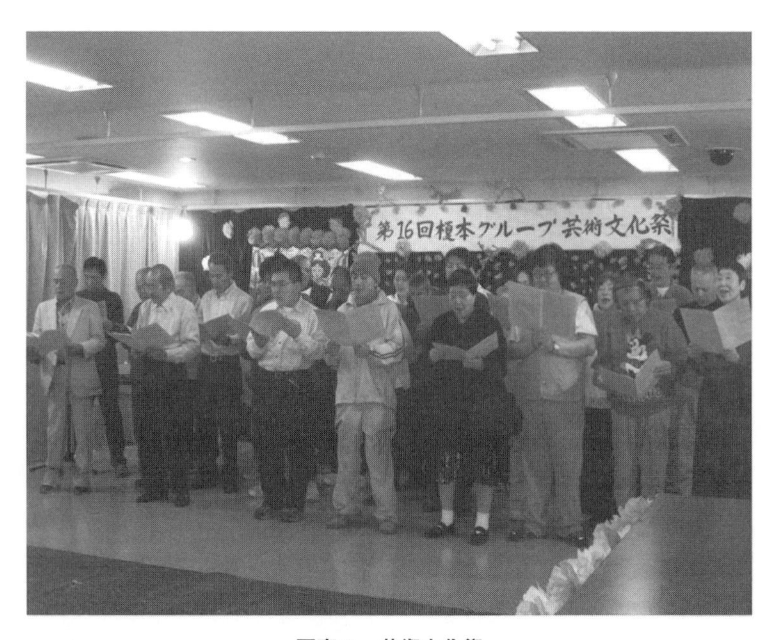

写真６　芸術文化祭

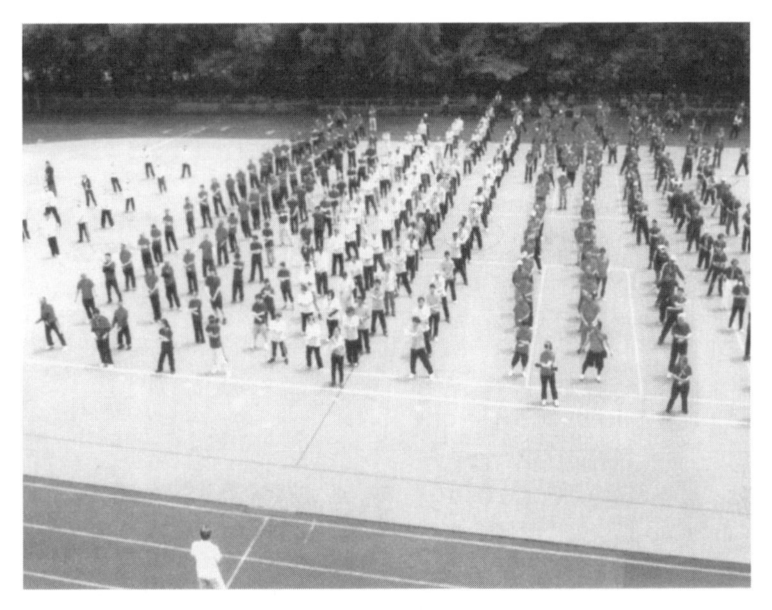

写真７　大運動会

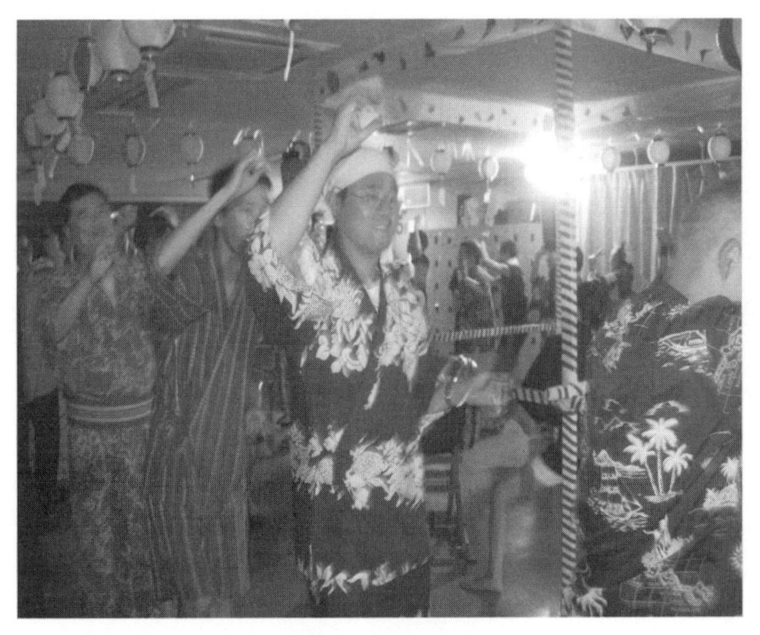

写真８　盆踊り大会

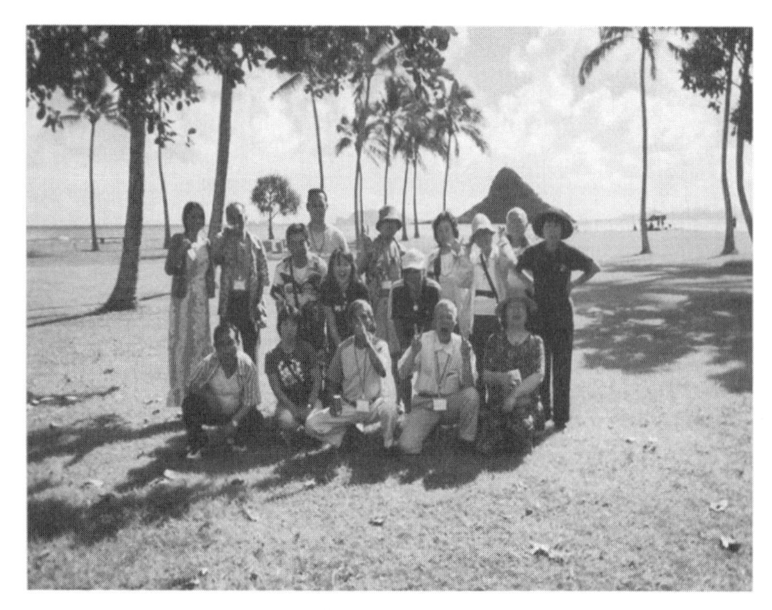

写真9　ハワイ旅行

光方面に出かけている。そして、毎年の外国旅行は、われわれの最も誇りとする最大の行事である。あるヤングメンバーが「パリに行きたい」と希望したことから始まったのである。最初から、ヨーロッパ旅行を企画するのは躊躇した。まずはじめは香港に行って、つづいてハワイ（写真9）へ、3年目にやっとヨーロッパ（パリ〜ローマ、9日間、全員20人）に行くことができた（写真10)。つづいてアメリカ（サンフランシスコ〜ロサンゼルス）(写真11)、中国（写真12)、韓国（写真13)、台湾（写真14)、タイ国（写真15)、シンガポール（写真16）へ海外旅行をした。

一時中断したが、今度はベトナムへ行く予定である。何回も参加したメンバーもおり、帰国後は、もな感動して思い出話を延々と語り、日常生活にも自信をもって行動するようになった。国民の1割以上が海外旅行に行っている。デイケアメンバーも海外旅行に出かけ、人生に潤いを与えることがあってもよいのではないかと、心ひそかに思うのである。

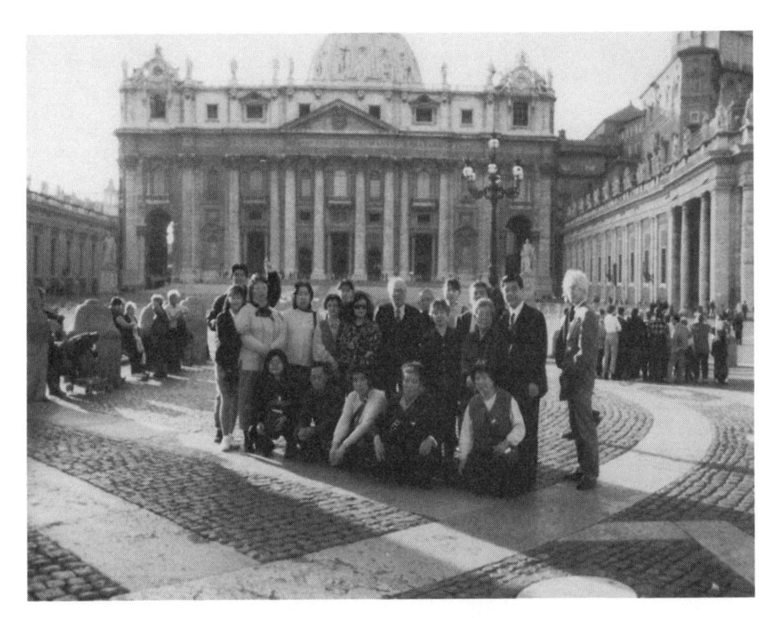

写真10　ヨーロッパ旅行

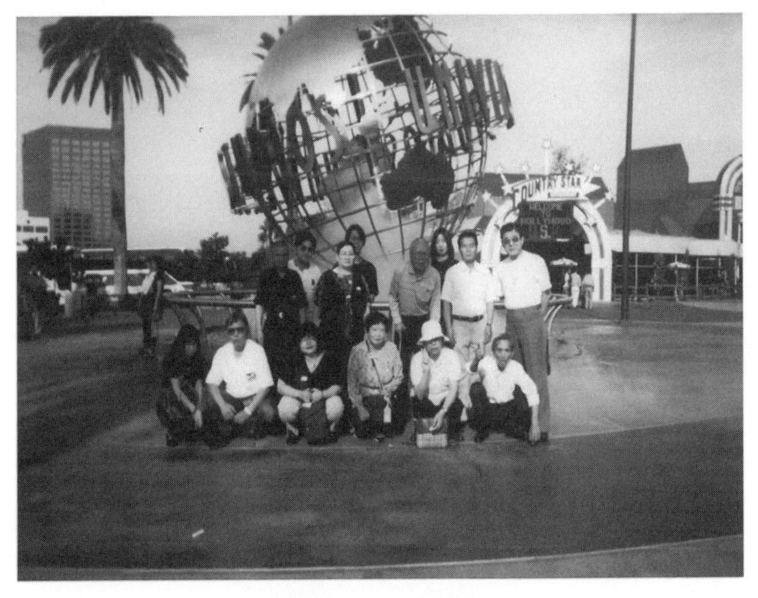

写真11　アメリカ旅行

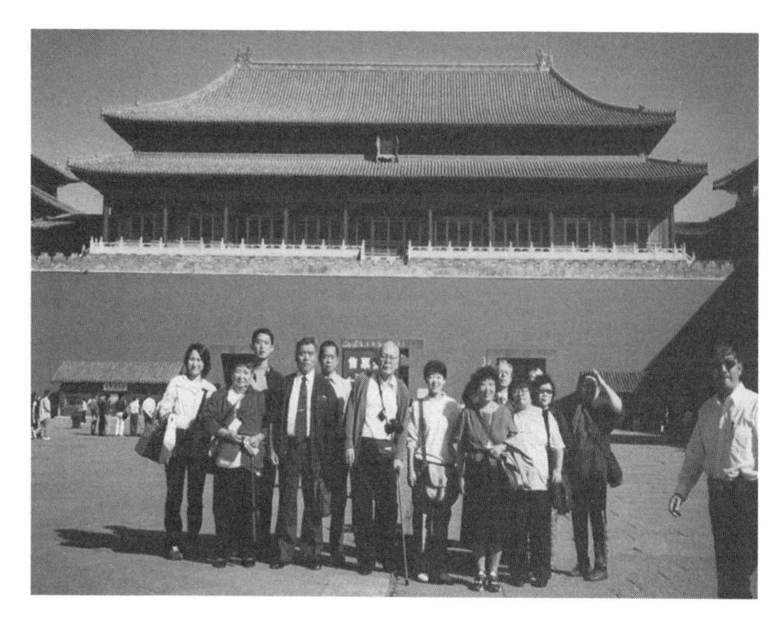

写真12　中国旅行

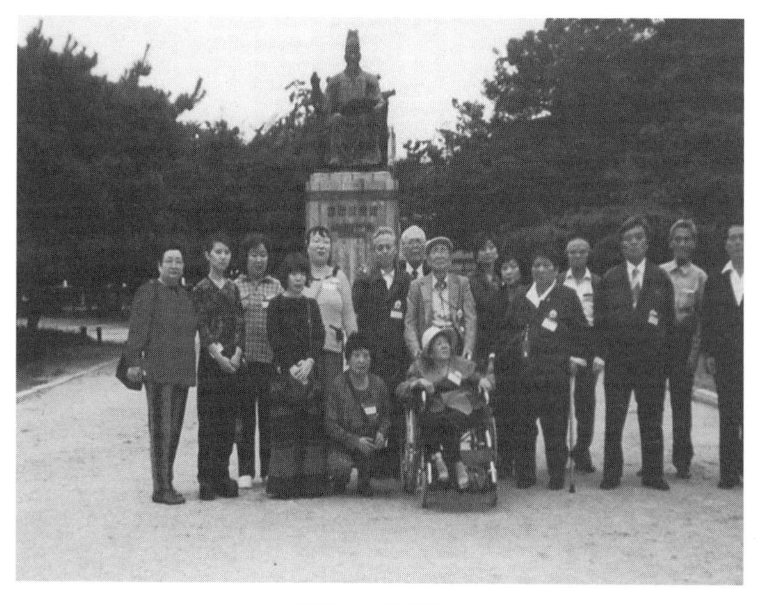

写真13　韓国旅行

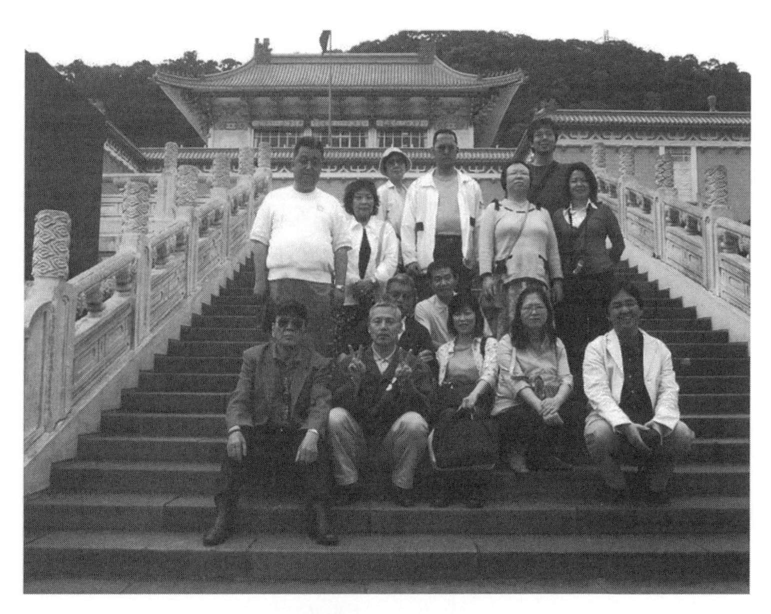

写真14　台湾旅行

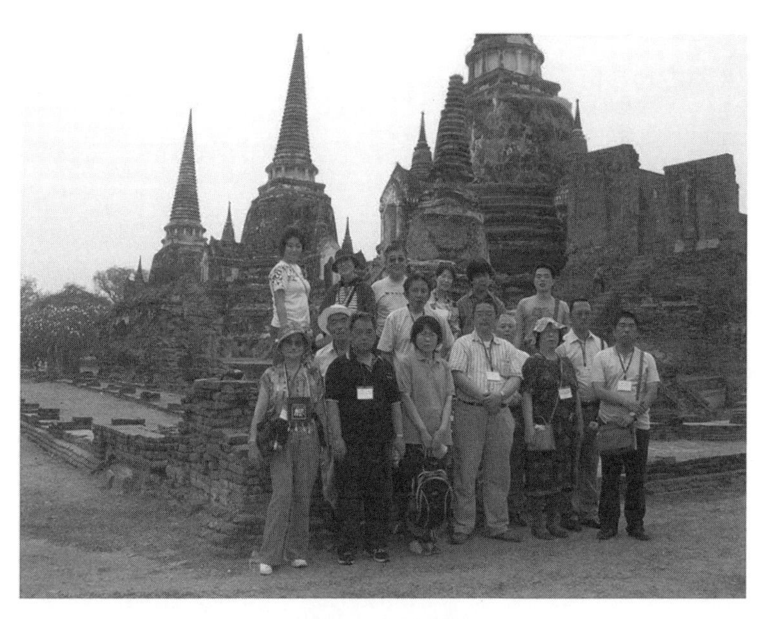

写真15　タイ旅行

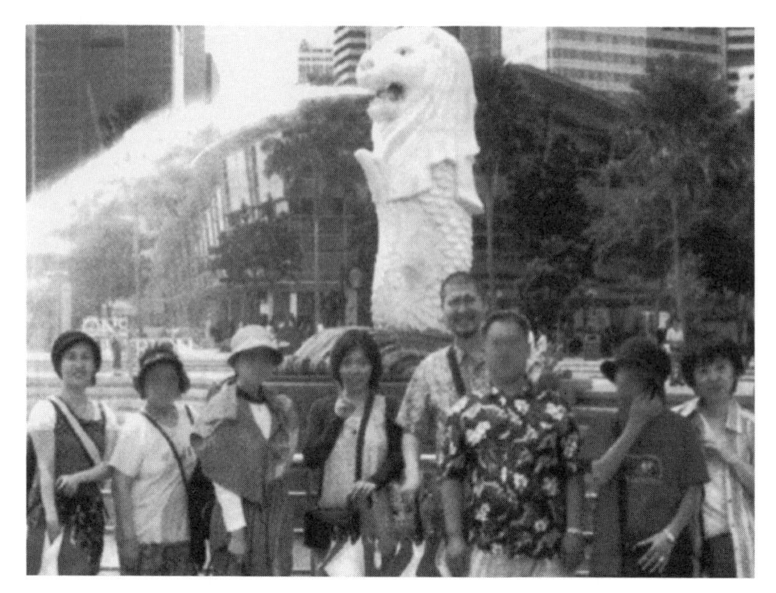

写真16　シンガポール旅行

8．おわりに

社会・文化変動とともに、精神疾病構造の多様化が進展してきている。現代社会のニーズに応えるべく、それぞれの精神疾病に適した、専門分化したデイナイトケア治療が必要となってきている。特に、パーソナリティ障害、アディクション障害、発達障害や新型うつ病等の現代病をもっと積極的に受け容れて、治療・相談することが望まれる。

最後に、デイナイトケア治療は入院治療の次のステップの治療過程と考えられる傾向にあるが、もはや、入院治療をさせずに、専門デイナイトケアで治療することが望ましい。デイナイトケア治療は独立した精神治療体制であると考える。

メンタルヘルス

グローバル化社会の心の問題

——鬱病にならないために

ただいまご紹介いただきました榎本です。

最初に映画をちょっと見ていただきます。有名なチャップリンの「モダンタイムス」です（図１。DVD 観賞）。

これは1936年に上映されたもので、僕は1935年生まれですので、ちょうど77年前にこの映画ができたわけです。当時、アメリカは産業が盛んになってきまして、T 型フォード車などがつくられ、機械化が進んできた時代です。それに対して、チャップリンはこういう映画をつくって文明批判をしたわけ

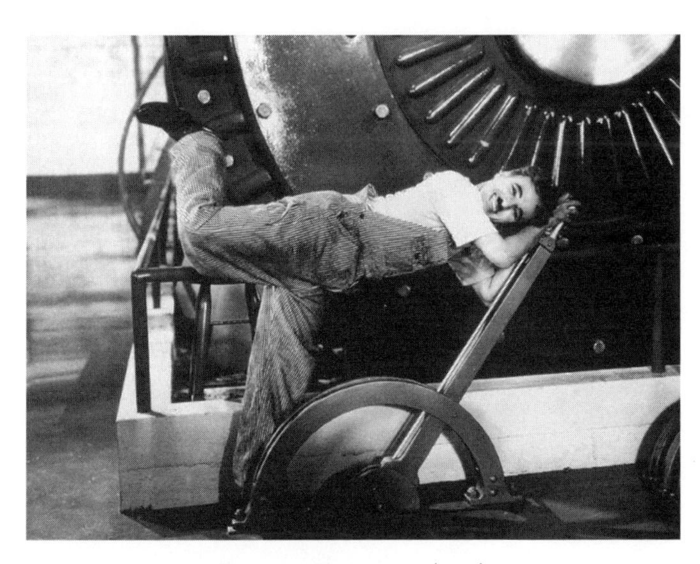

図１　Modern Times（1936）

です。80年前と今とそう変わらないだろうと僕は思っています。

そういうことから、きょうのテーマに入っていきたいと思いますが、この映画のことをちょっと覚えておいてください。

1．人間の社会意識の歴史的変遷

今日のテーマは「グーロバル化社会の心の問題」です。副題として「鬱病にならないために」というお話をしたいと思います。

56～57頁の図2をご覧ください。社会はどんどん変わっていくということを示しています。前近代社会、近代社会、それから現代社会へと変わっていくのですが、それに伴って人間の社会意識も、人間像も変わっていきます。昔は、集団の中に埋もれて個人というものはほとんど存在しなかったわけです。ところが、近代社会になって、産業革命が起こり、産業化・機械化が進んできて、さらに宗教から解放され、人間は近代人として個を確立していくのです。

家族も、かつては大家族でした。3世代、4世代の家族が同居して、おじいちゃん、おばあちゃんがいて、そして男系社会でした。ところが、戦後、あっという間に核家族化が進んで、今はもう家族もバラバラ家族です。家族とはいえないんじゃないかと思います。ホテル家族、あるいは孤族、家族とはいえない一人がただ居るだけという、そういう形態の家族になってしまったわけです。

そして、現代人は自分自身が何か透明な存在みたいになって、自分自身というものを自覚できない、他の社会的ないろんな刺激によって、自分自身が常に揺らいでいってしまっているという、そういう社会になってきました。

2．グローバリゼーションの近代以降の歴史的展開

58頁の表１は「グローバリゼーション」について説明した表です。要するにグローバリゼーションは大航海時代から始まります。コロンブスがアメリカ大陸を発見したのは1492年です。そして、ヴァスコ・ダ・ガマがアフリカの喜望峰を回ってインドまで到着したのが1498年、それからマゼランが世界一周航海をしたのが1522年といわれています。このころからヨーロッパの版図はどんどん広がっていったわけです。

種子島に鉄砲が伝来したのが1543年、桶狭間の戦いがあったのが1560年です。日本はまだまだ小さな国で、日本という国もあるかどうわからなかった時代です。ところが、ヨーロッパはどんどん版図が広がっていく。そして、大体1569年に世界地図ができあがったといわれています。つまり、世界地図ができたということは、そういう地域があることが認識されたということで、そこへヨーロッパ世界は進出して行こうと考えたのです。

そして、イギリスやオランダは東インド会社をつくって、どんどん貿易を進めていったわけです。この東インド会社は国の経営する会社じゃなかった。民間、今の大企業みたいなものです。それができて、アフリカの喜望峰を回ってインドに到達し、香辛料を持って帰る。中国まで行ってお茶を持って帰る。日本まで来て日本の陶磁器を持って帰る。ヨーロッパからは綿織物などを持ってくるというふうにして世界がどんどん広がっていったのです。

皆さんご存じのように、関ヶ原の戦いがあり、徳川家康が日本国を制覇するのが1600年です。そのころには既にオランダ人が日本に来ていました。織田信長は非常に進取の気風がありましたので、外国のそういうものをどんどん取り入れて、キリスト教なんかも取り入れて、かなり洋風の鎧・兜を着けたりしています。そういう時代ですが、1618年に鎖国令を出し、日本はほとんど自国に閉じこもってしまったのです。

ヨーロッパでは30年戦争、宗教戦争がありました。これはカソリックとプロテスタントの戦いだといわれています。プロテスタント側が勝ちましたが、その前は中世の時代で、神聖ローマ帝国だとか、中華帝国だとかがありましたが、ほとんど国境というものがなかった。とにかく帝国として広がっ

	前近代社会	近代社会	現代社会
社会	産業：第一参産業 経済：自給自足 財産は土地 人口：固定的で移動なし 身分は固定的，保守的，差別的 １～２の集団に全面的に所属 人間関係：特定少数の人間と直接的，全人格的 **農村社会**	第二次産業 商品生産・販売・消費 資本 都市形成，移動・大 身分の廃止，平等化，個人の確立 多数の機能的集団に分属 不特定多数の人間と一面的，表層的、一時的市民社会の形成 資本主義社会 **市民（産業）社会**	集三次産業，豊かな社会 大量生産，大量消費 学歴，知識，情報 人口の大都市集中化．流動的，過密，過疎 肩書，学歴主義 集団・組織に依存（逃避） 極度の専門分化．非人格化 マス・メディアの発達，映像による認識 準社会 **大衆社会**
精神医学	精神の外在化・預託化 精神医学未誕生 精神科医の不在 魔女狩り 非人間的処遇	狂気の医療化，精神科医の登場 精神医学の台頭 自然科学主義，疾患単位理念 大学精神医学 治療ニヒリズム 精神病院の出現 隔離・収容 非治療的治療	疾患概念の混乱 病院精神医学，地域および社会精神医学 さまざまな治療論，治療論の混乱 精神病院の増加・肥大―縮小 収容と開放 入院と外来（デイケア）と社会復帰
精神衛生	心の問題．悩みは潜在化 家長，長老，司祭，巫女に相談 ○精神衛生の必要なし	心の問題，悩みの表面化 ヒステリー，ノイローゼ等が研究される 社会との関連 自己の責任において解決 ○精神衛生の台頭	心の問題，悩みの氾濫 社会的・心理的問題の錯綜 専門的研究分野の確立 相談専門機関の設立 専門家による相談 ○精神衛生・相談の必要性大
社会心理	伝統保守的，権威的 一元的価値（神，家長，等） 家族主義的 情緒的，没個性的 タテ系列の人間関係 社会・家からの重圧，抑圧	個人主義，合理主義 新しい価値の確立 市民意識 合理的，個性的，楽天的 ヨコ関係 人間関係の複雑化 ……からの自由	機能主義，超合理主義，組織主義 価値の多様化，価値基準の転換 組織，機関主義，原子化，非人格化 無感動，無気力，受動的，孤独 無関係，無関心，疎外，人間の空洞化 脱サラ，脱体制，生きがいの喪失，父親像の喪失，……への自由（の喪失），豊かな社会

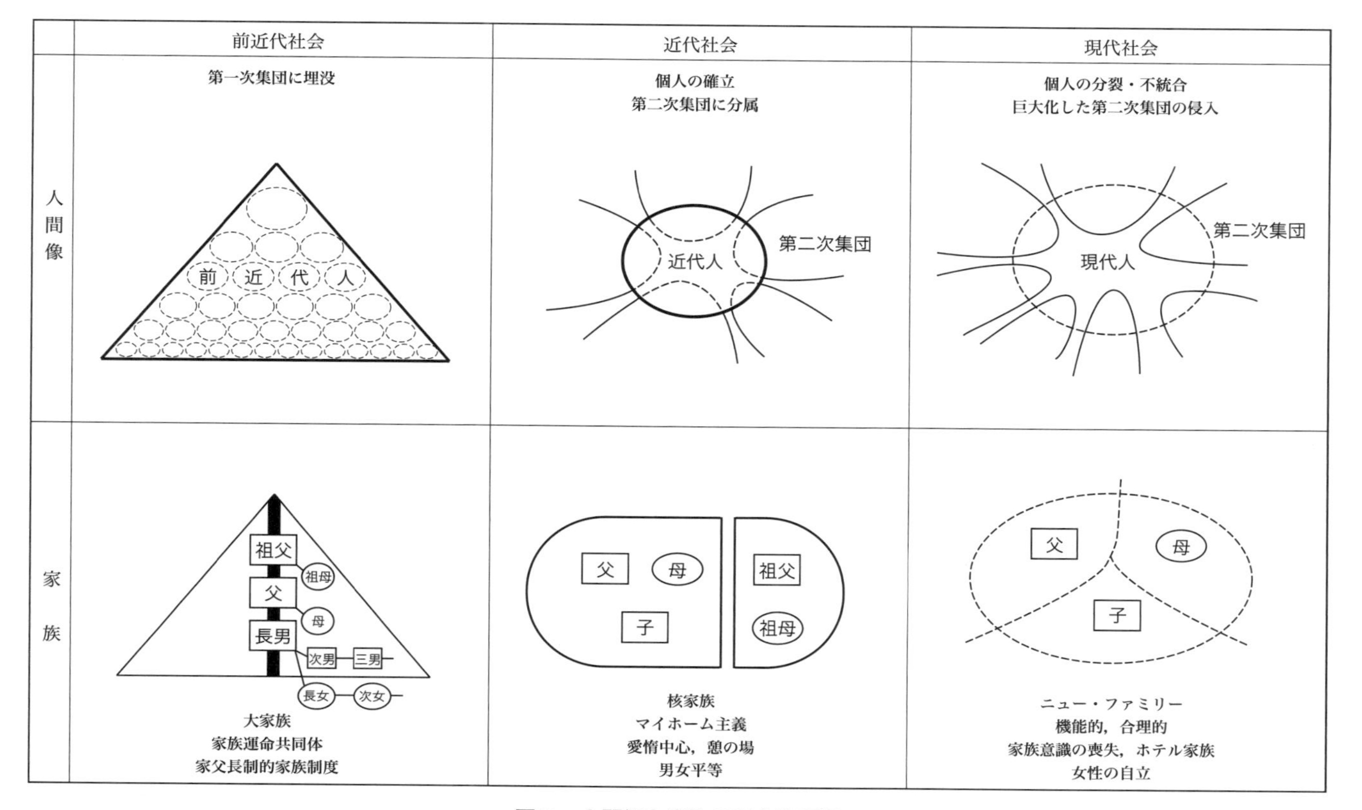

図2　人間観と家族の歴史的変遷

表1　グローバリゼーション　近代以降の歴史的展開

大航海時代	
1492	コロンブス　アメリカ大陸発見
1498	ヴァスコ・ダ・ガマ　インド到着
1522	マゼラン　世界一周
1569	世界地図の作成（メルカトル図法）
1600･1602	東インド会社（英国・オランダ）
1618～48	三十年（宗教）戦争　ウェストファリア条約
	神聖ローマ帝国の有名無実化
	政治と宗教の分離（世俗化）
	主権国家・絶対主義国家
1760代～1830代	産業革命　産業資本主義の進展
1789	フランス革命
	国民国家として自主独立
1860～70	帝国主義時代、新たな植民地獲得
	政治から経済の分化→世界経済の形成
	経済から政治の分化→政治的支配・被支配を含む国際関係
	ヒト（人口移動）、モノ（世界貿易）、カネ（資本輸出）

てはいるのですが、国境なんていうものはなかった。

ところが、この30年戦争以降、各国が独立するようになり、そして国境というものを確定するようになってきたわけです。そのことによって、宗教から政治が独立しました。そして、人間は宗教のくびきから解き放され、個人というものを確立してきたといわれています。

神聖ローマ帝国が有名無実化して、小さなヨーロッパの国がそれぞれ国境を決め、自分の国をつくっていったと同時に、人間の個人の考え方、あるいは意識が変化し、個人というものができあがったといわれています。

宗教と政治の分離、世俗化によって、主権国家、一つの国ができあがった。絶対主義国家、有名なブルボン王朝だとか、いろんな国家ができあがってきたわけです。そして、以前は戦争をするときは傭兵だった。皆さんがローマのバチカンなどに行きますと衛兵が立っていますね。あれは中世的な服装をしていて、当時は、国は戦争をするときにはいろんな国から傭兵を集める。兵隊を雇って、それで戦争をしていた。

ところが、国家ができあがると、自分たちの軍隊をつくるようになってきたのです。自分たちの国を守るために国境もきちっとできている。そして、そのころからいわゆる民主主義というものが徐々に定着して、国家という形態を構成してきたといわれています。

ところが、国家ができあがってくると、その国家の版図（領土）を拡張していこう、どんどん成長していこうということになります。そうして、お互いに国同士の戦争が始まったわけです。

これは日本の戦国時代とまったく同じです。小さな勢力ができあがってきて、自分たちの国ができると他国の領地を侵略していく。織田信長なんかは小さな美濃の国から勢力を拡張していって、そして豊臣秀吉が後を継いで一つの統一国家をつくったわけです。それと同じように、軍隊を持って、それから政治システムができあがって、一つの近代人の意識というものができあがってきたといわれています。今、われわれは、そのヨーロッパの意識構造を引き継いで、個人というものを重視するようになってきました。

3．現代のグローバリゼーション

そして表1に見るように、産業革命が起きます。それまでは前近代社会の農村社会で、自給自足で、ほとんど人口移動がなかったのです。今のような交通手段がなかったからです。みんな歩いて行くしかない、あるいは馬に乗って行くしかなかったのですから、そんなに人間が移動することはなかったわけです。

自給自足の生産形態から、今度は物資の生産、まず綿織物をつくっていく。さらにそれらに対して、いろいろ発明・発見がなされて、自動織機がつくられ、蒸気機関が発明されます。そして、それが機械化されて大量生産へと向かっていったわけです。また、そのことによって機関車ができあがったり、だんだん人間の移動範囲が広がってきた。国家というものの枠から少しずつはみ出して行くわけです。そこで、産業資本主義といいましょうか、政治から経済が独立して、発展していくようになったのです。

1789年にフランス革命が起きて王政を打ち倒します。そして、今度はいわゆるブルジョワジー、産業資本家たちが実権を握っていくわけです。そして、フランスという国家をつくったのです。

つまり、絶対王政、昔の教皇やキリスト教教会が支配していたものから分離して国家体制、王政ができあがった。次はそれを倒して、国民国家としての近代的な民主主義、投票によって代表を選んでいく、いわゆる民主主義国家ができあがってきたのが、近代です。

そして、1860～70年ごろになりますと、それだけの実力をつけてきた、とくにイギリス、スペイン、ポルトガルなどがどんどん力をつけて海外に乗り出していく。その後、オランダ、英国が軍備を整え、軍艦をつくって、スペイン、ポルトガルに代って世界航海に乗り出していったわけです。そうすると、いわゆる領地をどんどん拡張していこうという、いわゆる帝国主義時代に入っていくわけです。

今のイギリス、僕も最初はイギリスはちっぽけな国だけだと思っていました。そうしたら、パスポートをもらうときにいろんなことを書かされますが、イギリスは正式には United Kingdom だそうで、UK と書く。

今、イギリスはあんなちっぽけな島だと思いますけど、とんでもない。イギリスは世界各国に植民地をたくさん持っているわけです。カナダもそうでしたし、オーストラリアもそう、インドもそう、ビルマもそう、南ア連邦もそうでした。世界に約43だったかな、植民地をつくって、それを王国連合として統治していたわけです。

日本も1853年に黒船が来て、初めてヨーロッパの力を思い知らされます。薩英戦争があったり、馬関戦争、下関に４国連合艦隊が攻めてきて長州藩と戦ったのですが、みんな負けたわけです。そこで、日本もやっぱり統一した国家をつくらなきゃいけない、小さな藩同士が対立していたってしょうがないということになりました。いま NHK 大河ドラマで「八重の桜」をやっていますが、ちょうど会津戦争の場面ですから、その時代にマッチするわけです。日本の国もやっと各藩を全部潰して、明治国家というものをつくっていったわけです。

その後、世界の帝国主義にはちょっと遅れますが、日本も満州へ進出していくということになるわけですが、そういうふうに帝国主義時代には領土を拡張していく。そのためにはどんどん他国の領土を占領していく、そういう時代だったわけです。

それが19世紀の大状況です。政治から経済が分離して、経済がどんどん発展していく、貿易が発展していく。そういう力をつけた国が世界に覇権を伸ばしていったわけです。その典型的な国がイギリスでした。

そういう発展を経て政治から経済が分化し、世界経済が形成されていくわけです。そして経済から政治も分化して、政治的な支配・被支配関係ができあがっていって、今度は国同士が衝突するものですから、それを調整する国際法みたいのができて、いろいろ介入していくことになっていくわけです。

それと同時に人口移動、例えばアメリカ大陸をコロンブスが発見したのが1492年です。当然少数のピューリタンが何百名行ったところで、とても統治できないから、ヨーロッパからどんどんアメリカ大陸へ移民が進んでいったわけです。

それでも足りなくて、今度はアフリカから奴隷として、恐らく2,000万人ぐらいの黒人が奴隷としてアメリカに連れて行かれた。ヨーロッパにもどんどん黒人が奴隷労働力として移動していったのです。ですから、アメリカはもう完全な移民国家です。オバマ大統領のように黒人の大統領が出るぐらいになっているのです。

このようにして、人口移動が激しくなってきた。当然、中国、あるいはインドの人たちもどんどん世界各国へ散っていった、移動していったわけです。そして、物、つまり貿易がどんどん進んできた。さらに、次にお話ししますお金ですね、金融がどんどん進んでいきました。

4．新自由主義・市場原理主義・金融自由化の時代へ

先程お話しましたが、イギリスは世界に大英帝国を築いていった（表2）。ところが、ちょうど第二次世界大戦後、チャーチルが退いてイーデンか出てきて、「ゆりかごから墓場まで」という、いわゆる福祉国家をつくっていったわけです。それが全世界のモデルになったわけです。ちょうど60年前、まだ僕が学生のころ、イギリスの「ゆりかごから墓場まで」ということにずいぶん踊らされ、イギリスはいい国だと言っていました。

ところが、あまり福祉が進みますと、人間が働かなくなってしまう。これは中国も同じです。つまり、人間はスタートラインでは平等であっても、その後は自分の力で伸びていけという考え方に立つか、それとも働いても働か

表2　現代のグローバリゼーション

英国 （連合王国）	19世紀　「世界の工場」として世界に君臨 第1次世界大戦・第2次世界大戦、福祉国家（揺りかごから墓場まで）「英国病」 サッチャー首相（1979～1990） 「社会などというものは存在しない。存在するのは、男・女という個人と家族だけだ。」 レーガン大統領（1981～1988） 新自由主義・市場原理主義・規制緩和・民営化→ 金融の自由化と国際化　金融工学―金融派生商品、金融リスクの回避 情報化―メディア革命、インターネット、コンピュータ・ネットワーク 経済・企業―多国籍企業の台頭―経済帝国主義 労働の非正規化と不安定化 生産から金融へ　短期的収益へ 社会・国家をコントロールする 主権国家―国家の地域統合（EU）、国家の分裂（ソ連、ユーゴスラビア等） 国際テロリズム、多国籍企業、国境横断的機構、世界的な技術の統一 グローカリゼーション―ローカル、ナショナル、グローバリゼーション 国家システム希薄化―超国際化、機能不全社会・国家 人間観―個人化→機能不全人間

なくても結果は全部平等だという考え方かに立つかです。結果が平等であるならば別に働かなくたっていいわけです、全部国がしてくれるのですから。

ということで、英国病といわれたのです。中国もそうです。毛沢東の時代には結果平等ですから、働いても働かなくてもみんな平等に飯が食えるから、だれも働かない。そこに英国のサッチャー首相、有名な鉄の宰相といわれた女性、マーガレット・サッチャーです。この間、サッチャーを描いた映画がありました。僕も見ましたが、なかなかおもしろかった。われわれには、アイアン・レディー、鉄の宰相として宣伝されていましたが、あの映画の中では決してそうでもなかったようです。女性としての面をかなり強調して、自分の家族を思ったり、自分の息子が行方不明になると軍隊を総動員して探させたなどというエピソードが描かれています。でも、われわれに伝わってくるのは、アイアン・レディーとして、鉄の宰相として、そしてフォークランド戦争です。アルゼンチンのちょっと東のところにフォークランド島があります。あそこは英国領なのです。それをアルゼンチンが占領したから、サッチャーは戦争を起こすのです。アルゼンチン軍を破って、かえって人気が出たわけですが、そのくらいサッチャーは英国病を、徹底的に福祉国家をぶっ壊したわけです。つまり、国が保護してしまうとだんだん人間は働かなくなります。日本もだんだんそうなりつつあります。

続いて登場したのが米国のレーガン大統領です。ここでも、やはり国家があまり大きな政府をつくって保護してしまうとだめになってしまうという主張でした。日本も、どちらかというとそうでしたね。やっぱり近代国家をつくるにあたっては、国鉄にしろ、郵政省、電電公社にしろ、ばかでかいものができあがってしまうと停滞する。国鉄は民営化してJRとなった。大きな政府じゃなくて小さな政府でいいんだと考える。これも一つの大きな転換です。

そして、新自由主義、やっぱり自分で考えて、自分で判断し、自分で行動する、責任はすべて自分の問題だというふうになってきたわけです。そして規制緩和をする。国営を全部、民営化に移してしまう。

これは中国もそうです。全部国営企業だったのですが、ちっとも生産性が上がらないし、だらだらと仕事しているわけですから、世界から取り残されてしまった。そこで、鄧小平がそれを打破して資本主義経済を取り入れることでがらっと変え、今のような中国ができあがってきたわけです。

つまり新自由主義、そして市場原理主義は、すべて市場の動きに任せる。それを政府が規制しちゃいけない。日本でそれをやったのが小泉首相です。竹中平蔵金融担当大臣がこれを押し進めたわけです。国営企業を民営化し、どんどん規制緩和を進めていったのです。

次に金融を自由化させます。われわれはあまりお金に縁がないのですが、この間アベノミクスによってどんどん株価が上がり、円安になっていったわけです。この4月、5月ごろから株価の乱高下がありました。われわれはわけがわからなかったのですが、あとで新聞を読んでみて驚きました。そのことは、もう1週間前にアメリカのヘッジファンドがちゃんと考えていたというのです。つまり、日本国の株価を、アメリカ国にいるヘッジファンドが操作していたのです。これは恐ろしいことです。自分の国の政治ができなくなるわけです。タイ国も韓国もそうでしたが、ヘッジファンドが全部資金を引き揚げたら国の経済が破綻してしまうわけです。そのように金融がどんどん自由化されていく。そして１国の政治が成り立たなくなってしまうのです。つまり、経済が社会や国家をコントロールするようになってきたのです。

金融の自由化によって、いわゆる金融工学が発達して、いわゆるサブプライムローンという住宅政策がとられ、あれはアメリカの低所得階層に住宅を与えようというので、どんどん住宅をつくったわけです。あれは最初は低金利なんだそうです。ところが、何年かたつとすごく高金利になってしまうというリスクがあるのですが、そのリスクを証券化して世界にばらまいたわけです。それが破綻したのがリーマンショックで、リーマン・ブラザーズの破綻によって2008年に大騒ぎになったわけですが、そういう金融派生商品が出てきて、金融リスクを回避しようとするようになってきた。

５．情報化の進展と多国籍企業の展開

もう一つは、情報化が進んできたことです。つまり、情報がどんどん進んできて僕などはついていけない。せめて携帯電話ぐらいは何とかやれるようになりましたが、時代おくれでだめなのです。

ところで、iPhone ですか、いろんな機種があって、それこそ世界各国と通信ができるようになっているわけです。若い方はみんなそうしているのでしょうね。これは大変いいことではあるのですが、そのために今度は人間と人間とのコミュニケーションが、本当はマンツーマンで顔を合わせてするものだと僕は思うのですが、今はそうじゃない。インターネットによってつながりができている。瞬時に世界の裏側のことがわかってしまう。アメリカの同時多発テロを、僕はそのときにテレビを見ていたのですが、そうしたらぱっと画面がかわって、ツインタワーに１機目が突っ込み、つづいて２機目が突っ込む。それでビルが崩れていくさまをずっと見ていました。でも、これは画面の向こう側のことなんですよね。それが瞬時にわかるわけです。情報が行き交いして、そのためにわれわれの生活はいろんな意味で影響されていくことになりました。

そして、国家という国境があります。皆さんは日本人だと思っているでしょう。どうしてそう思っているのでしょうか。われわれは日本人だと想像し

て、日本という国家を想定して、日本人だと思っているだけです。日本の国なんてどこにあるのですか。目に見えないじゃないですか。でもわれわれは、そういう日本という国があって、そしてそこに住んでいる日本人として認識しているわけです。国境があるといいますが、国境線なんて見えやしない。ところが、その国境を越えて情報はどんどん飛び交っていきます。金融もどんどん飛び交っています。だから国境なんて、あってないようなものなのです。

例えば、ヨーロッパなどは100年間、戦争に明け暮れたわけです。それで第二次世界大戦後、それではよくないということで、今、EUをつくろうとして、ヨーロッパ全体を何とか地域統合していこうということになってきています。

また、これからは国家が分裂してしまうでしょう。ソ連なんかそうですね。それからユーゴスラビアもそうです。さらに国家ということではなくて、いわゆる国際テロリズムが国境を越えて支配するようになっています。

それから多国籍企業があります。今の企業は日本の国だけでやっていてはだめなのです。どの大企業でも、トヨタにしたって、あっちこっちに工場つくります。そして、例えば自動車を１台、日本から輸出したとします。これは日本からの輸出だといいますが、あの自動車１台つくるのにかれこれ１万ぐらいの部品を組み立ててつくるのです。その部品はどこでつくられているかというと、すべてが日本国内じゃないのです。中国でつくられたり、あるいはベトナムでつくられた部品を持ってきて組み立て、製品として日本から輸出しているだけなのです。

ですから、国境というものが実際には薄れてきたわけです。国境横断的な機構がどんどん生まれています。そして技術もどんどん進歩していく。例えば、日本で新製品をつくり、これを中国へ輸出すると半年後にはもう同じ製品が中国でできてきてしまうのです。ですから、大企業はどこでも技術輸出するのを嫌がるわけです。

グローバリゼーションといいますが、ローカルの問題、それからナショナル、そういうものをひっくるめた「グローカリゼーション」と言ったほうがいいのじゃないか、と指摘する人もいます。要するに国家システムそのものが稀薄になっているのです。

6．進行する国家意識の稀薄化

まだ日本は多くの移民を受け入れていないからいいのですが、アメリカはたくさんの移民を受け入れています。ヨーロッパもそうです。フランスはアルジェリアからどんどん受け入れたし、ドイツは産業が盛んなときはトルコからどんどん移民を受け入れ、実際にはもう二世、三世となって住み着き、定住している。不景気になったからもう国へ帰れと言っても帰らないわけです。イギリスもいろんな黒人が入っている。文化というものが、あるいは人種というものが本当に混合してしまっているのです。

つまり、国家システムそのものが非常に稀薄化してきている。それから超国際化、社会そのものが機能不全に陥っている。日本国家だって一体、これからどうなるのでしょうか。アベノミクスと盛んに言われていますが、その先はどうなるのか、誰もわかっていないのです。

振り返ってみますと、例えば司馬遼太郎の『坂の上の雲』、あの本を読むと本当に日本人だと思います。明治時代の国家というのは、本当の小さな国だったわけです。遅れて国家体制をつくり、日露戦争のころは国内で軍艦をつくることすらできなかったのです。それだけの産業基盤を持っていなかった。だから、ほとんどが外国に発注して、あるいは軍艦を買い取って、海軍を編成して日本海海戦を戦い勝ったわけです。あのころは欧米に追いつけ、追い越せというのでみな日本国中が湧きに湧いていたわけです。そういう目標があったのです。

今はどうですか、日本の国は確かに経済大国といわれいますが、中国に抜かれて世界３位となっています。でも考えてみますと、中国は日本の10倍の人口がいるのです。13億人とか15億人です。日本は１億2,600万人ぐらいです。韓国が大体5,000～6,000万人ぐらいですね。フランス、ドイツも大体6,000万人です。福祉の国といわれているスウェーデンは何と1,000万人もいないのです。だから、あのような福祉国家がつくれたのかもしれません。

日本も今、だんだん少子高齢化となって、老人が増えてきた。昔は人口はピラミッド型で、その時代に社会保障制度がつくられたわけです。昭和36年には国民皆保険もつくられました。それは１人の老人を９人ぐらいの働き手が支えていたといわれています。ところが今、人口構成も提灯型になってきた。ですから今は、１人の老人に対して４人か５人の働き手が支えているというようになっています。恐らくあと30年もたつと、日本の人口は逆三角形になるのです。そうなると、一体どうなるのでしょうか。老人の１人に対して働き手が１人で老人を支えていかなければならなくなるのです。80何歳の人が人口構成の中枢を占めるようになるといわれています。

日本は今、老人が多くて、僕も今78歳ですが、大変なわけです。福祉に回すお金がないのです。中国は今現在１億3,000万人の要介護老人がいるそうです。日本の人口ほどいるのです。あと10年もすれば３億の介護老人になるだろうといわれています。向こうは一人っ子政策を取っていましたので支えられないのです。だって１人の子どもに両親がいる、その上に祖父母がいる、１人の子どもが６人の老人を支えなきゃいけない。中国の経済はまだ勢いがあるからいいのですが、将来はどうするんですかね。

大体一つの国が栄えるのは30年だといわれています。16世紀、17世紀のころはフランスが栄えていた。その前はスペイン、ポルトガルです。それから今度はイギリスが栄え、アメリカが栄えていく。戦後、日本は高度経済成長を遂げたが、今は右肩下りになっています。現在は中国が右肩上がりになっているといわれていますが、中国だっていつか右肩下りになるに決まっています。その次はどこだろうというと、多分インドじゃないかという気がします。

50年後には恐らくアフリカが伸びてくるでしょう。アフリカはまだまだ貧しいといわれていますが、ナイジェリアあたりはものすごく高度経済成長しているし、南ア連邦、そういう国がどんどん栄えてきています。恐らく50年後にはアフリカ諸国が高度経済成長を遂げ、世界を支配するのじゃないかと予想されます。日本は一体どこに進んで行くのでしょうか。

７．戦後の日本と「幸福のパラドックス」

人間の考え方も、われわれは自分でやっているんだ、自分は個人なんだというふうに考えていますが、ちょっとそれが揺らいできています。機能不全人間というとちょっと言い過ぎですが、人間自身が機能不全に陥っているのじゃないでしょうか。

手前みそになりますが、僕は精神科のクリニックをやっています。今、池袋と大塚と飯田橋と御徒町にビルを取得し、デイナイトケアというのをやっています。心を病んだ人たちは、昔は精神病院に閉じ込めていました。そういうのはよくないというので、在宅のままで面倒を見ようということになってきています。

精神科の治療には、昔の精神分裂病、今の統合失調症の人はほとんどいません。どういう人が来るかというと、アル中の人たちです。まあ、アル中の多いこと、多いこと。それから覚醒剤、薬、脱法ドラッグが今、流行っています。それからギャンブルです。パチンコ、スロットルで１億円すっちゃったとか、そういう人が出てきました。

日本は、昭和20年８月15日に敗戦になりました（表３）。僕が10歳のときですからよく記憶しています。軍国主義から急に民主主義に変わった。かつての軍国主義で威張っていた人が、がらっと変わったのです。どうやって当時の大人が生きていたのか僕にはわかりませんが、混乱と再建の時代だったわけです。

1960年の安保は大変でした。日米安保条約反対で、国会の周りをみんなで取り囲み、毎日のようにデモに行きました。大学の中ではメガホンで安保反対とアジったり、立て看板があったり、そのころの学生たちは勉強なんかろくにできなかった、毎日デモだった、そんな時代でした。いまの学生さんはとてもおとなしいですね。

昭和30年代から日本は高度経済成長を遂げて、このころからモータリゼーション、マイホームブームが起こります。これはすごかったのです。ちょうど僕が結婚して間もないころでしたから、家を買うために毎日のようにバスを仕立てて、東上線沿線だとか西武線沿線で見学ツアーがあるのです。賃金もどんどん上がっていくし、オイルショックなどもありましたが、それはもう本当に日本全体がマニーの状態、躁状態になっていたのです。

このころは幸福のインフレーション、つまり人間はもっともっと幸せになるんだと夢見ていたわけです。僕もマイカーを持ったり、それからどこかに別荘を買いに行こうとか、それもまたツアーがあるのです。伊豆の山奥に連れて行かれ、ここは何億の土地だというのですが、こんな山の中の土地で何

表3　第Ⅱ次世界大戦後の日本の歴史

昭和20年８月15日	敗戦・価値観の転換
昭和20年代	混乱と再建の時代
昭和30年代	高度経済成長と安全化の時代
昭和40年代	激動と多様化と国際化の時代
昭和50年代	バブルと不確実性の時代 ──幸福のインフレーション
平成期に入り	バブル崩壊と不景気（デプレッション）の時代 ──幸福のパラドックス グローバリゼーションの時代

億円って冗談じゃないと思い、もちろん買いませんでした。そのように幸福のインフレーションということで、日本の社会は湧きに湧いていたのです。

ところが国際化の時代になり、平成に入ってバブルがはじけた。そして急にデプレッション、デプレッションというのは鬱病のことで、不景気となったのです。

本当に僕は貧乏でした。終戦直後なんか６畳１間に親子５人が住んでいたのですからね。しかし、これは当たり前なんです。僕なんか寝るところないから押入れの上に寝ていた。弟は押入れの下に寝て、兄貴はお勝手に寝ている。その押入れの中で僕は勉強をしたわけです。皆さんのように勉強部屋が与えられて冷暖房完備のところで勉強したことはないのです。僕はお金がなかったから予備校も行けなかった。でも、猛勉強したおかげで何とか東大に入りましたけれども、その後、医科歯科大学の医学部に行ったのです。

親は一生懸命働いているのですが、貧乏であることはわかるのです。となると、子どもたちはどうしますか。親は頼れないとなれば、子どもたちは自分で何とか生きる道を探すしかないわけです。だから、僕の兄貴と弟は勉強が大嫌いで、兄貴はさっさと学校をやめて自衛隊へ行った。弟もさっさとやめて寿司屋へ行った、そういう時代だったのです。

親は子どもに何もしてあげられない。僕が大学を受けたいと言ったら、おやじは「金ないよ」でおしまい。やるなら自分でやれって言うのです。しょうがないから国公立に行くしかないという時代だった。だから、貧乏であるからこそ、ハングリーであるからこそ、一生懸命頑張ってやってこれたわけです。そして、努力すれば何とかなるという夢を抱いていた。ところが、バブルがはじけたら逆なんです。

人間というのは物質的に豊かになればなるほど、かえって欲望が膨らんできて、もっと何かできるはずだと思っても、何もできない。いわゆる幸福のパラドックスです。豊かになったがゆえに、逆に自分の心が満たされない、不満に満ちている、そういう精神状態になってしまったのです。

8．社会組織の制度疲労と日本的気風の崩壊

日本社会が、日清・日露戦争に勝って軍国主義となり、第二次世界大戦の敗戦によって個人主義に移ってきた。学校制度も変わりました（表4）。戦後第三の拡張期として6・3・3・4制になって教育が過熱し、どんどん大学に進学するようになった。

僕が東大に入ったのは昭和29年ですが、当時の大学進学率は10％程度だったのです。そのころは中卒が中心で、東北地方で中卒の子らが集団就職列車に乗って出てきて都会で働き、「金の卵」と言われたのです。

ところが、現在はみんなが大学に進学するようになりました。予備校だとか専門校もいっぱいできた。こんなに大学ができて、じゃあみんな勉強するかというと、あまりしないんですねえ。

僕は前に山梨大学や東京工業大学の保健管理センターにいましたが、東工大の学生たちは理系だからみんな頭はいいのですが、人間関係がうまくいかないのです。それで学生たちがだんだんと不登校を起こすようになってきた。不登校というと小学校だと思っていたのですが、大学生までが不登校を起こすようになってきたわけです。引きこもりの学生も増えてきて、全国に200万人ぐらいいるといわれています。これを、みんな親が面倒見ているのです。30、40歳になった子どもたちが親のもとに引きこもっている。引きこもって何もしない。毎日毎日コンピュータゲームをやっているのです。

大学そのものも変貌してきました。高学歴社会になって少子高齢化になっ

表4　日本の学校（制度）の歴史

日本の社会	日本の学校
明治維新 日本社会の近代化(西欧化・文明開化) 近代国家の確立・産業革命 天皇制公教育(忠良な臣民) 富国強兵	I期(創設期　明治～大正初期) 明治5年「学制」の公布 小学校(義務教育)4年 中学校・高等学校 師範学校 明治10年　東京帝国大学 (エリート養成) 明治23年　教育勅語 明治36年　固定教科書制度 明治43年　小学校6年 就学率90% 複線型学校体制
日清・日露戦争 第一次世界大戦 軍国主義化	II期(学校拡張の時代) 大正新教育運動 大正6年　昭和2年 中学校　329校 → 531校 153,891人 → 331,651人 高等女学校 395校 → 895校 高等学校　8校 → 31校 大学　4校 → 37校
第二次世界大戦 終戦(価値の転換) 日本国憲法 (主権在民・基本的人権の尊重・平和主義) 経済復興(神武景気、岩戸景気) 産業化　(軽工業→重化学工業) 都市化　(大家族→核家族化→バラバラ家族) 高度経済成長・社会福祉の促進 大衆化・情報化社会 価値の多様化 高学歴社会 疎外 生きがい喪失 甘え・四無主義 低成長経済社会　バブル崩壊 男女共同参画型社会 グローバリゼーション 個人主義化	○専門的技術者の養成 III期(膨張の時代　昭和20年～現在) 6・3・3・4制の新学校体制 複線型→単線型学校体制 教育過熱　進学率 ↗ 受験戦争 民間教育(予備校・塾・専門学校)の台頭・拡大 制度疲労 教育病理(不登校・いじめ・校内暴力・中途退学・学力低下) 犯罪・非行の低年齢化 大学の大衆化→無気力・留年・休退学 ○未熟練労働者の生産 →ニート・引きこもり 教育改革の幻想 大学への全員入学・大学の変貌

て、そして男女共同参画社会になってきて、女性たちがどんどん大学に行き、働くようになったのは大変いいことだと思います。しかし、その女性たちはどうなっているのか、結婚できない女性が増えているわけです。子どもをなかなか産めないという幸福のパラドックスができあがってしまっているのです。

日本社会が、社会組織が制度疲労を起こしているのだと思います（表5）。確かに敗戦から復興して、社会保障制度もできた。老齢年金も出るようになった。僕のおやじは76歳で、今から30年ぐらい前に亡くなりましたが、ちょうどその直前に老齢年金ができた。おやじが「いやー、ありがたいね。国が年寄りに小遣いをくれるようになったよ。ありがたいもんだ」って言っていました。今はもう権利として主張できますから、そこら辺の意識が変わってきています。おばあちゃんは家にずっと92歳までいましたが、おふくろが最期まで面倒を見ました。ところが、今のお嫁さんはちっとも面倒見てくれない、損な世代だって言っています。

このように価値観、考え方が変わってきた。グローバリゼーションといわれるようになってて、格差社会がどんどん進んでくるようになりました。スタートラインは平等、ここから先は自分でやれ、あとは責任を持たないよという社会になってきたわけです。

昔は見合結婚だったのが恋愛結婚になり、今は結婚できない男女が500万人もいるといわれています。もう結婚なんかいいや、事実婚で一緒に住むという形態も流行っています。でも、女性は結婚したいという願望を持っているのです。

家族そのものも、かつての大家族から核家族になって、核家族もだんだん崩壊してバラバラ家族となり、今や孤族です。これでは家族とはいえないと思います。それから家族という意識はあまり持たない。昔はおやじの言うことをちゃんと聞いたものですが、今は親の言うことを子どもは聞かない。それから昔の親は自分たちが年とったら子どもに面倒を見てもらおうと思って子どもを育てたのですが、今の子どもは親の面倒など見てくれないのです。何のために子どもを育てたのだということになりますね。

昔は、うちのおやじとおふくろは明治の夫婦ですから、結婚したら子どもができて、家族を育てていくのは当たり前だった。一夫一婦制として家族を

表5　日本社会組織の制度疲労

敗戦・復興	高度経済成長・バブル		バブル崩壊	現代
	社会保障制度 社会福祉制度 価値の多様化		グローバリゼーション 新自由主義・市場万能主義 自己決定・自己責任	格差社会 非正規雇用 リスク再配分
見合い結婚	恋愛結婚	結婚神話解体	事実婚・共同生活 LAT カップル	結婚願望
大家族	核家族	家族神話解体	バラバラ家族・個族	専業主婦願望
	一夫一婦制 （永遠性・貞節）	性の解放	オープンマリッジ グループマリッジ スワッピング	子供願望

つくっていく。ところが、昭和40年以降、大学紛争とともにいわゆる異議申し立ての時代ということになって、性の解放が叫ばれるようになってきました。性の自由化が叫ばれるようになって、オープンマリッジ、スワッピングとか、それから4、5人の男女が一緒になって生活して毎日セックスを交換しようというのがアメリカにはあるという話です。

オープンマリッジというのは、夫婦ともども、結婚したらずっとセックスを共にしなきゃいけないという約束のもとに成立している。それでは性の解放にならないというので、夫婦ともども別々の愛人をつくって、公認でセックスするというふうな、そういうオープンマリッジがあるといわれています。

「文化的遅滞」というのは、オグバーンが言っている言葉ですが、物質文明や制度は急速に変化する、どんどん変化していきます。ところが非物質文明、社会観念とか心というのは、遅れてゆっくり変化する。その変化の度合いにずれが生じてきて、社会生活にさまざまな不適応や混乱が起きてくる（表6）というのです。まったくそのとおりだと思います。人間の心はそうそう時代についていけるものじゃないわけです。

そして、自立ということが盛んにいわれています（図3）。自立というものを考えてみますと、日本で最初のサミットがあったのは確か大平首相の時代だったと思いますが、大平首相が「いや、成功だ。何もなかった。これは

表6　文化的遅滞

オグバーン（社会学者）

・物質文明や制度は急速に変化するが、
　非物質文明（社会観念や心など）は遅れてゆっくり変化する。
・その変化の度合いにズレが生じ、社会生活や心にさまざまな
　不適応や混乱がおきる。

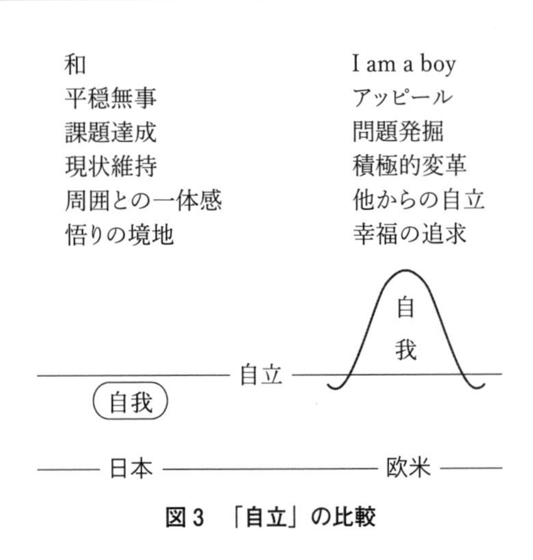

図3　「自立」の比較

成功である」と言ったんだそうです。外国から言わせれば、何もないということは何もしなかったことだというふうにとられるわけです。つまり、日本は聖徳太子がいうように「和をもって貴しとなす」という17条の憲法があるように、農耕民族ですから、みんなで共同体で生活している。ところがヨーロッパは騎馬民族ですから、積極的にアピールしなきゃいけないのです。何があった、だからこうなんだ、人と同じことをやっちゃいけないわけです。そこは日本とまったく逆です。日本は目立っちゃいけないわけです。そして、積極的に変革していかなきゃならないときに、日本はどちらかというと現状維持が多い。そして周囲との一体感、みんなと仲よくやっていきましょうとなる。ヨーロッパは他から自立してやっていかなきゃいけないんだという意識が非常に強いわけです。

それから、幸福は自分で追求していくものだ、自分でかち取っていくものだという考え方があります。ところが日本はどうですか、どちらかというとそうじゃなく、悟りです。平穏無事にまあまあやっていけばいいんだ、余り欲を持つと、かえって悩みが多くなるという仏教のように、欲望を捨てて、そして平穏無事に過ごしていくのがいい、それが涅槃の境地だというふうに言われるわけです。

ヨーロッパの人間は自我といって目立たなきゃいけないわけです。日本は目立っちゃいけない。そこに大きな違いがあります。どちらかというと、日本人の考え方は、根底には和の精神を持っていて、上のほうでは自己主張・アッピールの精神を持たなきゃいけない、つまり二重構造になっているわけです。ところが、なかなかそうもいかないというのが現状です。

もう1つは、労働環境の変化があります（表7）。昔は太陽とともに生活をしていたのです。朝、日が出たら働いて、日が沈んだら帰ればいいのです。そういうサーカディアンリズム、覚醒睡眠リズムがあるわけです。自給自足の農村社会ですから人口移動もない。毎日毎日、平凡に、同じことをやっていればよかったわけです。世界のことなんか何が起きたってわからない、コンピュータも、テレビも何もないのですから、自分の村のことしか知らなかったのです。

ところが産業革命によって、都市に工場ができて、労働者がどんどん都市に集まってきて、労働者として働くような社会システムがつくられてきました。先程の「モダンタイムス」がこのことを批判しているわけです。

そうなったら人間はどうなるか。あんなにベルトコンベアに追い立てられて働き、間に合わなければ機械の中に吸い込まれていってしまう。しかも、仕事は正確に、規則正しく、几帳面に、秩序正しく、厳密にやり、失敗は絶対に許されない。まあまあというのは許されなくなったのです。日本のいいところは、まあまあというところだと思うのですが、それが許されなくなってきました。仕事は全部コンピュータ管理されており、生産性がどんどん向上し、どんどん仕事をやらなきゃいけないのです。

日本も、かつてはそうだったのです。アメリカより日本の賃金は安かった。日本の賃金高くなってきたから、今度は中国へどんどん工場を移転する。中国も今だんだん高賃金になってきたから、今度は東南アジアへとシフ

表7　労働環境の変化

太陽と共に大自然の中で生活していた 陽が昇ると起きて働き、陽が沈むと帰って寝る 覚醒・睡眠リズム（サーカディアンリズム） 自給自足の農村社会から 　→産業革命の進展　都市に集まり、工場や会社組織で働く労働者 （モダンタイムス） 仕事は正確に、規則正しく、几帳面に、秩序正しく、厳密に、失敗は絶対に許されない 職場のコンピュータ管理 生産性の向上・競争力の激化 正規・非正規雇用 長時間労働、24時間労働 睡眠時間の減少 家族生活の減少 家族の人間関係の軋轢 　→生きる力の搾取・疲弊

トしている。ベトナムだとか、ミャンマーだとか、バングラデシュへというふうに、ものづくりの工場を全部移してしまいましたから、日本は空洞化してしまって、日本人が働こうといっても工場がない。そういう時代になってきたのです。

しかも、コンピュータ管理で24時間連続操業です。そのため睡眠時間が短くなる。大体、課長・部長クラスになると10時間労働は当たり前といいます。徹夜になることもあります。そうすると家族との生活がうまくいかなくなり、生きる力を奪われてしまうことになるのです。

では、現代人はどうしているのか（表8）。スポーツを楽しみ、グルメを楽しんで、健康食品を求めています。日本人は薬が好きですね。あんな薬を飲んだって別に大して効き目はないと思いますがね。そして、ギャンブルにのめりこむ、酒を飲むからアル中が増えていくわけです。それから人に依存する、べたべたと人に依存するようになっています。

表8　現代人は心の癒しを求めて

スポーツに励み、 グルメを楽しみ、 健康食品を求め、 喫煙し、 酒を飲み、 ギャンブルにのめり込み、 大衆薬を服み、 人（親、子、異性）に依存し……

9．現代若者の特徴

現代若者の特徴（表9）は、非常に過保護である、未熟な若者が多い、そして学習体験が乏しい、社会体験が非常に乏しいといわれています。

うちのクリニックも200人以上の職員がいますが、今年も30〜40人採用しました。精神科ですからときどき乱暴をする患者がいますので、男手がいなきゃいけない。それで若い男が面接に来たから、「お前、けんかしたことあるか」と聞いたら、一人っ子で育ったから「いや、したことがない」と言うのです。「お前、後ろからこうやってやる羽交い締めを知っているか」と聞いても、それも知らない、やったことがないと言う。

僕は3人兄弟で育ちましたから、けんかしたり仲よくなったり、お互いに助け合ったりして、それで社会性が育っていったわけです。今の子はそれがないのです。

現実感覚が稀薄で、悩む力がない。それから、子どものように何でもできるように思うけど実際にできやしない。それから自分のことしか考えない。公的感覚が欠如して生き甲斐がない。もっとも大事なものは生き甲斐ですが、それがないのです。精神的にひ弱である。無気力でハングリー精神がないのです。

皆さんは非常に豊かな社会に住んでいるのですよ。われわれの学生時代、60年前は、本当に木造校舎でした。歩くとぎしぎし床が鳴って、ひどいものだった。今どこの大学行っても、みんなきれいな学生ホールがあります。

表9　現代の若者の特徴

- 過保護で未熟な若者達
- 体験学習の乏しさ
- 現実感覚の稀薄さ
- 「悩む力」の不足
- 自己愛的人間関係
- 小児的万能感
- 私事化──公的感覚の欠如・生きがいの喪失
- 人間関係障害
- 精神的ひ弱・無気力・ハングリー精神の欠如
- 依存的
- 他罰的
- 棚からぼた餅──お金・愛情・幸せは天から降ってくる

非常に依存的になって、他罰的、いつも人のせいにする。いつも親が悪い、社会が悪い、誰が悪いと言う。それで、棚ぼた式。お金と、愛情、幸せは天から降ってくるものだと思っている。僕も昔、勤務医していたときは、給料が少ないとボヤいていたのです。今度は逆に、僕が経営者になりましたから、何千万円という給料を払う立場ですので大変です。前の院長が言っていたのは「金は天から降ってくるものじゃない、自分で稼げ」と。今それを僕が言っているのです。でも、金は天から降ってきません。

今の学生たちは、愛情は施してくれるのが当たり前、施してくれないのは親が悪い。自分を幸せにしてくれないのは国が悪い。俺の成績が上がらないのは大学の先生せいだ、教え方が悪いんだと言います。冗談じゃない、勉強は自分でするものです。

これは余談ですが、東大は優秀な生徒をつくる。ところが京大は教育をしないということで有名なんです。天才をつくるためには教育しちゃいけないんです。放っとけばいいのです。やる奴はやるし、やらない奴はやらない。教育をしたら、そういう考え方にはまってしまうじゃないですか。そうしたら新しい発想なんか出てこない。だから教育などしないほうがいいのです。大学というのは教育をするところじゃないと僕は思っています。自分勝手にやらせればいいのです。わからなければ指導教官に聞きにいけばいいのですから。

ところが今はそうじゃない。大学の先生の教え方が悪いという。しかも、就職まで斡旋してもらう。僕は医学部でしたから就職の斡旋なんてなかった、どこでも引く手あまたでしたから。今の医学部もそうです、就職に苦労することはないのです。

先程言ったように産業の空洞化が起こって、ほとんど国内には産業がない。だったら大学卒業と同時に国外に行っちゃえばいいのです、向こうはいっぱい就職先がありますからね。この間 NHK でも紹介していましたが、「アジアで花咲くでしこジャパン」と言って人気があるようです。日本人はまだまだ外国へ行くことが非常に少ないのですが、外国ではどんどん雇ってくれますからね。

それから、昔は就職戦線は日本人同士の競争だった。今は留学生との競争です。企業も、例えばベトナムに進出しようと思えばベトナム人の留学生を雇ったほうがいいわけです。だから留学生も今、中国だって大学卒といったって仕事がない。となればどんどん外国行くしかない。ですから日本に進出してくる。そうすると、日本人の学生だって、就職難のところにさらに留学生が来て競争となるわけです、そういう時代になっています。

10. アディクション（依存症）とは何か

アディクション（依存症）とは何かというと、つい目先のことにおぼれてしまうことです（図４）。お酒が一番いい例です。お酒が飲める人はお酒を飲みます。タバコもそうです。それからドラッグ、これも流行っています。それからコーヒーも流行っている。女性は食べ物で、拒食、過食、ダイエットが流行っている。それからリスカ、リスクカットがあります。今はこんなことが当たり前になっていますが、リスカは一時、女子学生の流行のようになっていました。

それから買い物依存症です。お金がある人はいいのですが。それから男の場合はワーカホリックです。それにスポーツ依存症、スポーツ依存症でわれわれのところに来ることはないですが、例えばマラソンだって東京のマラソンで３万人が走るということは、30万人ぐらいのランナーが申し込みをするのでしょう。さらにトライアスロンだとか、何であんなきついスポーツをや

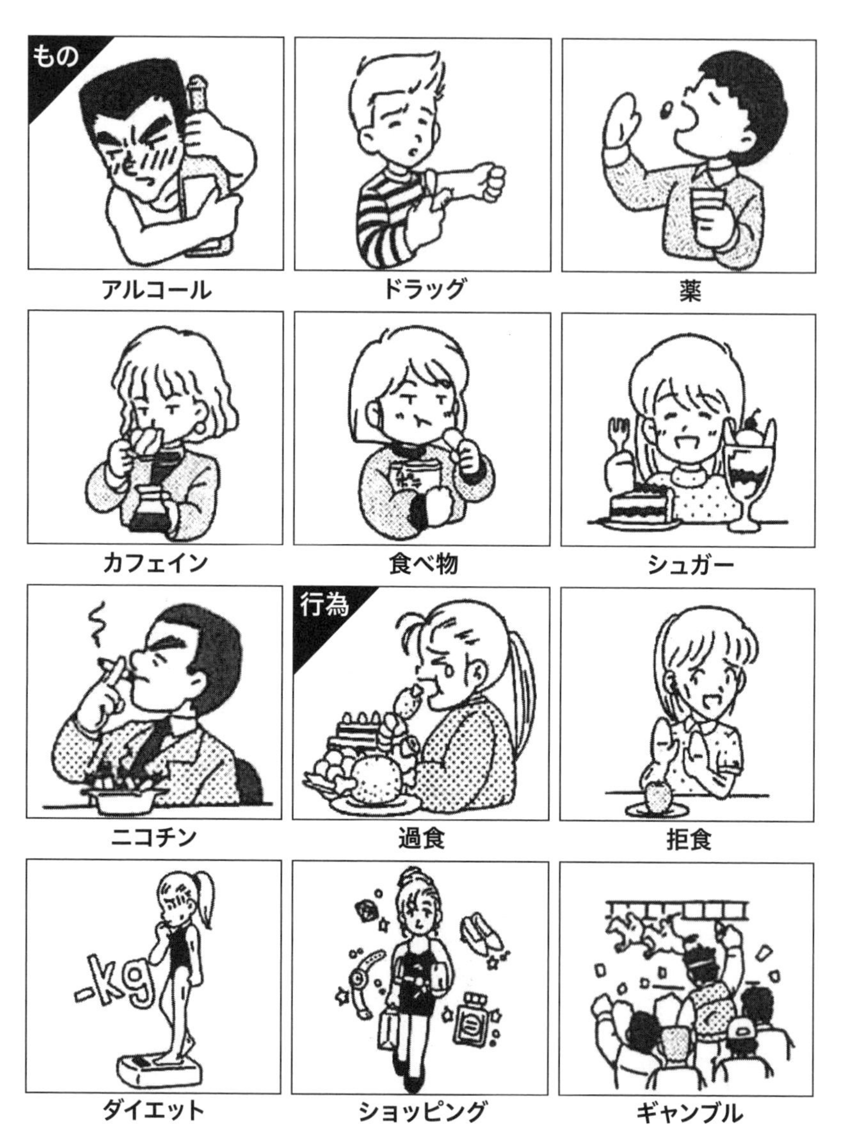

図４　依存症（アディクション・嗜癖）の対象となるもの

★「もの」「行為」「関係」の境界はあいまいで，両方にわたっている場合が多い。

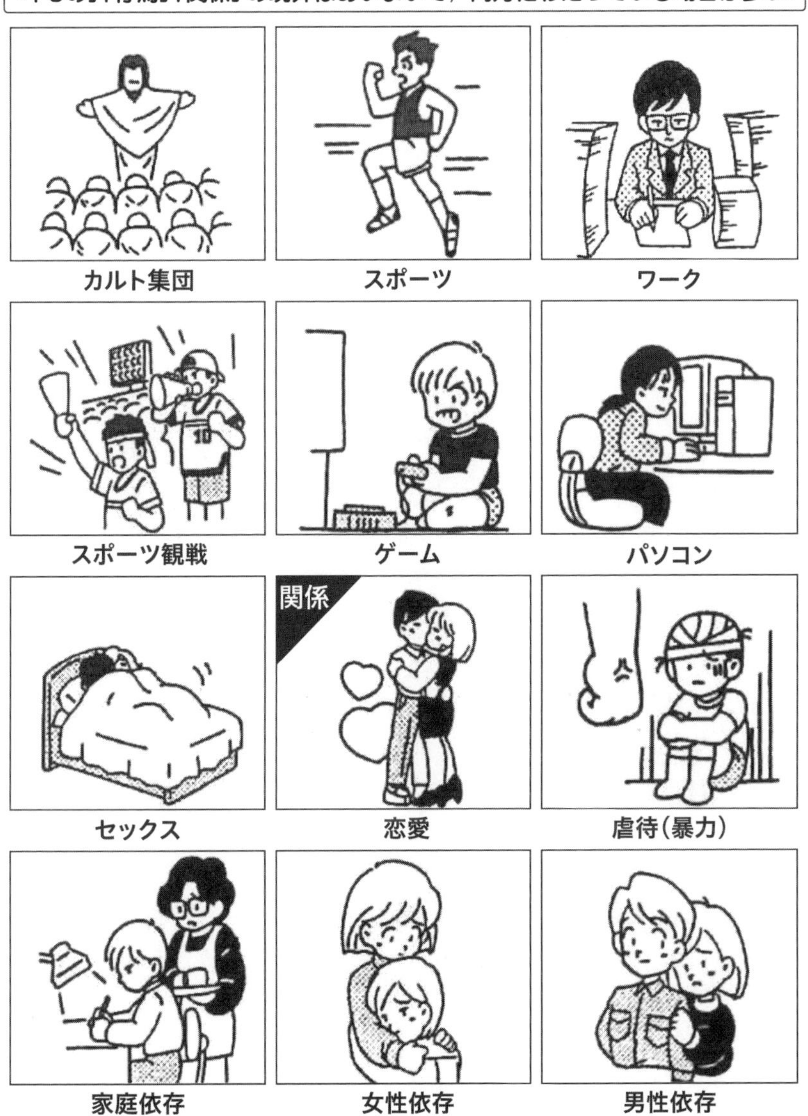

るのか、そういうことにのめり込んでしまう。

次にギャンブル。またスポーツ観戦、野球やＪリーグ、どんどん世界にまで追っかけて行って観戦する。オリンピックがあればどこへでも追っかけていく。さらに今、問題なのはパソコン、ゲームにのめり込んで大変な事態となっています。携帯から手が離せない、１日中やって眠れなくなってしまう。こういう依存症の人が増えてきて、これからが大変です。

それから児童虐待、これは親のほうの病気です。それにセックス依存症、恋愛依存症、家族依存症、お母さんが子どもをかわいがってしまい子どもを自立を阻害しています。それから男性の女性依存、女性の男性依存というように、どんどん人に依存するようになってきています。

セックス依存症でわれわれのクリニックに最近増えてきたのは性犯罪、痴漢が多いのです。痴漢だとか、盗撮だとか、のぞきだとか、露出だとか、これをやるのが大学の先生だとか、医者だとか、公務員だとか、裁判官だとか、警察官、そういう人がやってしまうのです。それも何度も繰り返します。一度注意しても治らない。本当に困ります。今それらの治療をしているのですが、非常に悪戦苦闘しています。

11. 鬱病にかからないために

最後に、鬱病が急増しています（表10）。今、精神科にかかっている患者は大体320万人ぐらいいるそうです。そのうちの100万人ぐらいが鬱病なのです。僕は、典型的な鬱病と、社会文化的鬱病と分けているのですが、典型的鬱病のほうは昔からある鬱病、躁鬱病です。真面目で、一生懸命やって、徹底的に何かをやって、秩序を重んずる、そういう人たちが燃え尽きて鬱病になってしまう。これは生物学的鬱病といって、昔からありました。これは患者の半分ぐらいそうだろうと思います。

最近増えてきたのが社会文化的鬱病、つまり自称鬱病です。自分から鬱病であると言って来院するのです。これも大企業や公務員なんかが多い。学校の先生なんかもそうです。そういう人たちは過保護で、依存的で、自己愛的で、自己中心的で、責任転嫁する、逃避、逃げて仕事に熱心ではない。ちょっと何か言うとすぐパワハラだと言って、コンピュータで検索すると鬱病と

表10　悲観的、希望の無い将来、無価値観、自殺念慮、食欲低下

［典型（生物学）的うつ病──中高年層］
真面目、几帳面、責任感・正義感が強い、徹底的、完全主義
秩序を重んじる

［自称（社会文化的）うつ病──若年層］
過保護、依存的、自己愛的、自己中心的、自分の趣味に没頭
責任転嫁、逃避的、仕事に熱心ではない

書いてあるので、自分は鬱病です、診断書を書いてくださいと言って来るのです。企業も鬱病と診断され、自殺されたら怖いですから、じゃあ休みなさいと言って休職させる。これは抗鬱剤を飲んでも治りっこないのです。やはり人格の成長、その人自身が人格的に成長していくしかないわけです。

治療（表11）としては、世間が非常に鬱病に関しては同情的です。アル中と言うと絶対だめですが、鬱病と言うと、それは大変ですね、じゃ、お休みくださいと、すぐに休ませてくれます。だから、社会文化的鬱病と依存症は同じようなものだと僕は思っています。似て非なる鬱病、セルフコントロールができないのです。アル中もそうですね、もうやめられないのです。それから性犯罪もやめられない。痴漢行為を10年間に何百回、何千回とやるのですからね。

もう一つ大事なことは、昔は悩みを悩みとして解決する医療がなかった、それから精神科医療も敷居が低くなかった。だから医療にかかることはお金がかかって大変だったのです。それから自分の悩みは、今だったらすぐ鬱病ですと来院しますが、昔は行くところがなかった。となれば、自分で悩みをどうするかを考えなきゃいけないわけです。そういうことが文学作品にあらわれたり、芸術にあらわれたり、音楽にあらわれたりして、優秀な作品として残っているわけです。

悩みのない人なんて、昔はいなかったし、悩みがあるのが当たり前でした。それを現代人はすぐ病気として捉え、「先生、病気です」と言ってくる。そんなものは治りっこない、薬なんか飲んだって治りっこないと言うのですが、そうすると「先生は冷たい、人の気持ちをわかってくれない」と言われる。

表11　治療経過

- 心の病気に対する世間の認識の変化
- 「社会文化的うつ病」と「依存症」は同根の病気
- セルフコントロールが出来ない
- 悩みを「悩み」として向かい合わず、「病気」と捉える現代人
- 自分と向き合うことをしなければ薬も効果が無い
- 自ら、体験し、学習し、洞察・自覚する
- 家族の支援・自助グループ

自分と向き合わなければいけないのです。自分自身というものをよく考えてもらわなきゃいけない。それから自ら体験し、学習し、洞察し、自覚しなきゃいけない。それから家族も、もちろん支援しなければいけません。そういう自助グループもあります。

ここが大事なことですが、「アメとムチとモデル」（表12）と僕は言っているのですが、ぜひ覚えておいてください。アメというのは優しくすることです。母性原理です。これは絶対必要です。愛情は優しくて保護的じゃなきゃいけない。昔は慈母という言葉がありました。

そして、父性原理としては、つまり甘えさせてばっかりだったら、ぬるま湯に浸かって人間は自立できなくなってしまう。昔は、獅子は千尋の谷に子どもを突き落として、そこからはい上がってきた子だけを育てるという伝説がありました。つまり、その厳しさを教えるのは父性原理です。ところが、今のお父さんはみんな若いし、優しくて、なんでも話を聞いてあげるのです。いつも子どもを過保護にしてしまうから自立できなくなった。だから、突き放さなきゃいけないのです。30、40歳にもなって親元にいるなんておかしいでしょ、そう思いませんか。親は年金生活しているのに、そのお金で平気で食っているのです。そしてパチンコをやったり、性犯罪をやったりしているのです。

モデル、つまり自分の生きがい、それは自分で見つけるしかありません。だって急に、医者になれ、弁護士になれと言っても無理です。やはり自分の身の丈に合った自分の生き方を自分で見つけていくしかないのです。

うちの兄貴と弟はさっさと学校をやめて自衛隊に行ったし、弟は寿司屋へ

表12

・アメ	—	母性原理	愛情、やさしさ、保護	慈母
・ムチ	—	父性原理	厳しさ、突き放す、規律	厳父
・モデル	—	自己原理	生き甲斐、規律、独立	個人

行って寿司屋を経営しています。目的がはっきりしていれば、僕はそれでいいと思うのです。

アメとムチとモデル、この3つがそろわないと人間は成長しないのです。日本はまだアメが多い。大学もアメばっかりです。もっと厳しく突き放してもいいと思います。今の世の中はムチとモデルが欠如しています。これがなきゃ成長しないと思います。

12. 101歳の日野原重明先生の生き方に学ぶ

このまえ、帝国ホテルで日野原重明先生の講演を聞きいてきました（表13）。日野原先生は101歳ですが、1時間立ってお話しされました。あれにはびっくりしました。どうぞ椅子に坐ってくださいと司会者が勧めても、いや結構ですと言って、立って1時間お話しされたのです。

日野原先生が講演の最後に言ったのは「愛し、愛されること」でした。これは人間関係が大事だということです。それから、チャレンジ精神が必要であり、創造する意欲がなければいけないということです。これは僕もそう思います。そして最後は「忍耐が必要である」ということでした。今の子どもは忍耐がないですよね、すぐ音を上げてしまう。

それどころか、101歳の日野原先生が10年先のスケジュールまで決まっていると言いました。考えられますか、皆さん。そんなスケジュールを考えること自体が素晴らしいことです。大体人間は120歳ぐらいまでは生きられるそうで、最高齢の115歳の人がこの前お亡くなりになられました。ですから、日野原先生はまだまだ10年先まで生きるつもりでいらっしゃる。そこまでしっかり気持ちを持たなきゃいけないというのは、すごいことだと僕は感動しました。

表13　日野原重明先生—101歳（聖路加国際病院 理事長・名誉院長）

・愛し愛される

・チャレンジ、創造

・忍耐

10年先のスケジュールまで決まっている

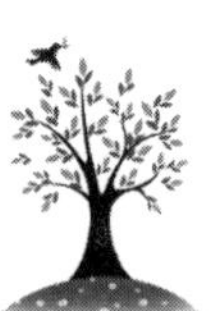

本日はご清聴ありがとうございました。

イタリア型と日本型の比較考察

ヒューマンファーストの
地域精神医療福祉センターへ

——イタリア型精神医療と日本型精神医療の比較考察を通じて

1．はじめに

精神医学・医療の体系は社会から超越した存在ではなく、社会構造、文化様式および歴史的時代思潮の基盤の上に強く規定されており、そして心の病を持つ者と、精神科医および関係するスタッフによってつくられたものである。精神医療の行為、および精神医学・医療の思想はグローバルな構造論的観点から把握・認識される必要がある。また現代に至って、著しい社会変動、社会構造—機能の複雑化、世界のグローバル化とともに、精神医学・医療と近接科学との協同作業が始められた。心の病いの発症、治療、予防と予後に関する家族的・地域的・社会的要因に眼が向けられ、また社会病理現象への精神医学・医療的接近もさかんになり、社会・文化精神医学が成立し、文化圏における心の病いおよび治療的アプローチの異同が調査・研究されるようになって、比較（あるいは超）文化精神医療の隆盛を見るに至っている。

(1) 日伊交流の歴史

まず、イタリアと日本との交流の歴史から説き起こしていきたい[1)]。

日本について最初に西洋に情報を伝えたのはイタリア人のマルコポーロ(1254-1324) が「東方見聞録」に「黄金の国ジパング」と記載したことは有名である。

その後、大航海時代にポルトガル人、イエズス会宣教師、フランシスコザビエル（1549）とルイス・フロイスが来日し（1563-97）、キリスト教を日本各地に布教した。

つづいて、イタリア人宣教師オルガンティーノ（1570-88）とアレッサンドロ・ヴァリニヤーノ（1579-82）が来日し、織田信長の信頼も厚く、安土にセミナリオを設立した。

また、ヴァリニヤーノは有馬晴信と高山右近と大友宗麟のキリシタン大名にすすめて、「天正少年使節」団をローマに派遣し（1582-90）、彼らはローマ教皇に謁見している。

その後、伊達政宗が支倉常長を外交使節として欧州（ローマ）に送った（1613-20）。この使節が日伊交流史上、また日欧外交史のうえでの意義は日本にとって大きなものであった（「侍」として、遠藤周作が描いている）。

鎖国の江戸時代に世界の情報を日本に伝えたのは、イタリア人宣教師ヴァンニ・バッティスタ・シドッチ（1668-1716）である。日本が禁教の国であることを十分承知の上で、1708年、屋久島に上陸した。翌年、江戸に護送され、新井白石の尋問に対して西洋の宗教、歴史、天文、地理、風俗等について話した。後に新井白石は「西洋紀聞」「采覧異聞」を著した（1715）が、鎖国下における世界認識に大いに役立った（シドッチは1716年に獄死した）。

(2) 『米欧回覧実記』に見るイタリア

次に岩倉使節団の「特命全権大使　米欧回覧実記」[2]を見てみよう。

明治4（1871）年、岩倉具視を大使とし、木戸孝允、大久保利通、伊藤博文らを副使とするエリート集団約50名からなる「岩倉使節団」が、アメリカ合衆国、イギリスをはじめ、ヨーロッパ10カ国に派遣された。明治維新期のリーダーたちは、近代国家の日本の将来の指針を求めて、世界を1年6カ月をかけて回覧したのである。

岩倉使節団はイタリアには、明治5（1873）年5月8日からバイエルンのミュンヘンを発って、オーストリアのインスブルックを過ぎ、ブレンネル駅（イタリア北部）に着いた。その後、フィレンツェ、ローマ、ナポリ、ベネツィアを経て、トリエステ（当時はオーストリア領であった）を6月3日に発って、オーストリアへ向かっている。

この「回覧実記」の中で、イタリアを総説として、詳細に述べているので、長いが、引用しておく。

「イタリアは地中海に突き出して東南に向かって斜めに横たわった半島である。北の境はアルプスの大山脈で、フランス、スイス、オーストリアと背中合わせになっている。西にはサルジニア島がフランスのコルシカ島を海峡を隔てて向かい合い、本土半島とこの両島との間に大きな湾（ティレニア海）を抱いている。南はエトナ（メッシナ）海峡の一衣帯水を隔てて三角形のシチリア島があり、東西に横たわっている。東側にはアドリア海が深く入り込み、この海の波涛をへだててオーストリア、トルコの領域と相対している」

「この国は1860年以前は数カ国に分かれ、連邦のかたちをとっていた。構成国の主なものを上げると南方にはナポリ王国とシチリア島で約８万5,000平方キロ、人口は706万余で、都はナポリである。北方にサルディニア王国、サルディニア島を合わせて面積は約５万8,500平方キロ、人口は408万で都はゼノアである。中央部分にはカトリックの法王が約１万2,000平方キロ、人口70万の法王領を持ち、ローマにいる。トスカーナ大公国は面積約２万2,400平方キロ、人口180万で、フィレンツェが都である。その他パルマ、モデナ、マルチェ、ウンブリアなどの公国があり、また西北にはロンバルディアが２万1,500平方キロの領域と114万の人口を持ち、東北のヴェネツィアは面積２万5,200平方キロ、人口245万である」

「12世紀頃から北イタリアの諸国は文化を競い合ったが、南の諸国はフランス、オーストリア、スペインの盛衰によって取ったり取られたりという状況となり、中部のローマは宗教的権威に押さえ付けられた。それでローマ以南の庶民はみな支配者の抑圧の災いを受け、生活程度は低くなっていった。18世紀の末にナポレオンの活動が始まり、まずロンバルディアとヴェネツィアを席巻、ついにはまるで朽ち木を倒すようにイタリア全土を征服してしまった。しかし、ウィーン会議の結果、ロンバルディアとヴェネツィアはオーストリアに属することになり、ほかの地域は協定してイタリア連邦を形成した」

「1848年にはオーストリアにも自由主義の論議が飛び火し、ロンバルディアの首都ミラノに駐留していたオーストリア軍も撤退、サルディニア王（カルロ・アルベルト）は機を逃さず民権保護を名義とする兵を挙げ、名高い勇将ガリバルディもローマで共和主義に基づく挙兵を行ない、両軍は連合してオーストリア軍に当たった。しかし、国力が疲弊したために敗北し、サルディニア王は退位するに至った。現イタリア国王ヴィットリオ・エマヌエレ二世は、この時にサルディニア王位を継ぎ、立憲政治の意向をつづけて人望を集め、フランスのナポレオン三世と同盟してオーストリア軍を破り、ロンバルディアを取り返した。これを見て北イタリア諸国（ボローニャ、パルマ、トスカーナ、モデナなど）はそれぞれの国王を追放してサルディニアに付いた。60年にはサルディニアはガリバルディを総帥としてナポリ王国と戦い、これに勝利してナポリ王国は滅亡に追い込まれた（1861年2月）。こうしてイタリアが国内を統一したのは、今を去ることわずか12年前である」

「この国の地形は、北にアルプス山脈が延々と続き、その余脈であるアペニン山脈を南に走らせて、地中海に至って尽きる、その山脈によって伸びている国土なので、北方諸国のようにひろびろとした平野が続くということはない。多くの場所で山岳がそびえ立ち、その間のところどころに湿った原野が散在している。東北にロンバルディア一帯の平野があるだけである。その地形の構造をざっと述べるならば、西北端にヨーロッパ随一の高山モン・ブランがフランス、スイス、イタリア三国にまたがって盤踞し、それを中心にアルプスの大山脈が走っている。その東に走る脈がモンテ・ローザなど4,000メートル級の高山をつらね、さらに東に伸びてチロルの山々となり、オーストリアとイタリアの国境地帯に広がっている。イタリアはまさにこれらの山脈の南を占め、そこに広がるミラノを中心としたロンバルディアやヴェネツィアの平野が東のアドリア海海岸にまで達している。モン・ブランから南西方向に走るアルプス（アルプ・マリティム）は、地中海に迫り、さらに海岸線に沿って連なった後、東に曲がり、もとサルディニア王国の範疇だった平野（ピエモント）を包み込むようにしてまたイタリア半島の背骨のように隆起し、アペニン山脈となる。この山脈は全国を縦断していき、南の方、地中海海岸で尽きるのである。フィレンツェ、ローマ、ナポリといった大都市は、このアペニン山脈の東（西）にある。シチリア島もまた複雑な山系を持っている。それに加えて、この国は大きな火山脈が伏在しており、ナポリのヴェスヴィオス、シチリアのエトナ、およびストロンボリ、「オールカ（ヴォルカーノ）」などの山々はいずれも常に噴煙を吐いてやむことがない。時には噴火して天を焦がすこともある」

「湖水はみな美しい。北の国境地帯のガルダ湖、コモ湖、マジョーレ湖をはじめ、中部のトラジメーノ湖、ボルセーナ湖などはみな山間に湛えられており、湖と山が作り出す秀麗な風景がすばらしい。スイス、イタリアの景色のいいことは、ヨーロッパでも名高い。観光客が群がって来る場所である」

「気候は、緯度のわりには暑い。これはその位置が地中海を隔ててアフリカの砂漠と向かい合っているために、夏になると砂漠の熱せられた乾燥した大気が送られてくるからである。しかし三面に海をめぐらしているので海の風が暑気を吹き払い、空気がよどむことがなく、健康的な風土である。ローマ、フィレンツェあたりまでは霜が降りることもなく、雪も年に1、2回降るだけである。北の方はいくらか寒いが、アルプスの南に位置しているので、北からの寒気は遮られている。われわれは立夏の頃にこの国にやって来た。そしてその暖かさのために春服さえもう重いと感じた。日はきらきらと輝き、肌に熱いと思うほどであった。ヨーロッパには梅雨がない」

「古語に『沃土之民惰（肥沃な土地の人は怠け者である）』と言う。この言葉は全世界的に見てもまちがいのない諺ともいえよう。アルプスを越えてイタリアに入るとすっかり雰囲気が変わるのを感じた。山も水も美しく、空気は澄んでいてやわらかく、土は肥えている。草木はどれもよく茂り、野の花々も鮮やかな美しさを競っている。ところが道端には雑草が生えたままであり、町中にはゴミが放置され、農民は畑の中でごろごろ昼寝をしており、あるいは道端にのっそりとうずくまっている。御者は車の中で居眠りをし、馬の行くままに任せている。市内ではだらしない服装でうずくまって、酒を飲んだりばくちをしたりしている。あるいは一家が集まって楽しげに会食などをしており、なりわいにおいては概して努力の気風が不足している。北方の諸国とはたいへん気風が異なっていると感じられるのである」

「イタリアの人々は過半が農業で生活している。農民にくらべれば都市生活者はたいへん少ない。英国と反対の状況だが、この国の穀物生産は6,950万ヘクトリットルに過ぎない。そのうちの1,600万余ヘクトリットルは米である。ヨーロッパは一般にみな麦を常食とするのでこれまで水田を見たことがなかったが、この国に入ってパドゥアの西の低湿地でたまたま水田に稲を植えてあるのを見た。そこから西にはたいへん水田が多いということである。ヨーロッパでも南の国々では稲を栽培する。トルコ、ルーマニア、ギリシャなどである。アフリカのエジプトも稲の産地である。しかし、ヨーロッパでは米は下層階級の食べ物とされ、あるいは加工品に使うだけで、利益率が低い。日本では豆や麦などの利益が少ないためにその畑を作らないのと同様、イタリアでは稲に適した湿地にも手を着けないところが多い。最近、上等な米はいくらか上流階級の食卓にも上がるようにはなっている」

「醸造品としては、葡萄酒はあるがビールはない。ローマでは米から淡い色の少し甘口の一種の清酒を醸造していて名物となっているそうである」

「工業や工芸は、国民の性質がたいへん器用なので、趣味のいいデザイン技術を発揮し、加工技術もすぐれ、精巧な製品を作る。機械を駆使しておおざっぱなものを大量生産して利益をあげようという考え方ではない。工業の中心地は北イタリアにあり、ロンバルディア、ヴェネツィアの両地域は特に進んでいる。最も有名なものは絹織物で、5,000万ドルあまりの絹織物を輸出している。輸出先は主としてフランスだという。ヴェネツィアのガラス製品、鏡、フィレンツェ、ローマの石のモザイクは、いずれもイタリアの特産である。麻、木綿の紡織製品も軽やかで繊細であり、独特の評価を持つ。油絵や石の彫刻では、この国が最もすぐれている。また麦稈を漂白したもので作る夏の帽子も名産品である。陶磁器はローマ時代から名声を博し、今日にもその技法が伝わっている。ナポリは珊瑚細工で有名である。ヴェネツィアには貝細工（カメオか？）がある。このほか繊細な美しさを持つ工芸製品の類は枚挙にいとまもないほどである」

「国内の諸都市で貿易が盛んなのは、トリノ、ミラノ、ゼノア、フィレンツェ、ローマ、ナポリ、ヴェネツィア、およびシチリア島のパレルモ、メッシナで、いずれも人口10万人以上の大都市である。都市の商店は客あしらいに長けているので、応接には気をつけたほうがいい。掛け値をすることははなはだしく、折衝しているうちに半額、三分の一の値段になることもある。これも沃土の怠け者たちの習慣から来たことなのだろうか」

「イタリア国民は古代ローマの子孫で、さまざまな種族である。つまりこの国は昔からさまざまな民族が雑居していたので、この土地のもともとの人種は何であったかわからなくなっている。それ以後もギリシャ人、ガリア人、ゴート族、チュートン民族、アラビア人などが混じり合って住んだ。貴族階層の人々は美しい風姿をしているが、下層階級の人々は肌が銅色で、服装は古びて粗末である。一般に気ままに楽しむことが好きで、芸事がうまい。音楽に秀でており、都市や地方の劇場で絶妙な演奏によって観客を楽しませ、町角でも音楽を奏でて通行人が足を止めて聴いている。ヴェネツィアなどでは歌い手が船を浮かべて演奏し、川の上をあちこちしている。いたるところみな音楽の里である」

「その国語はもともと移住して来たギリシャ人が使っていた言葉が、時代を経るに従って元の音を失い、『オ、ゴスチニス（アウグスティヌス、あるいはアウグストゥス？）』の頃にはすでにラテン語は全国の公用語となった。現在使用される温雅なイタリア語は最もラテン語に近いけれども、通俗的発音に変化している」

「宗教は一般にカトリックを奉じている。ローマ法王のおひざ元とて宗教の自由は行なわれていなかったが、現王は信仰の自由を許し、プロテスタントも４万人に達した。ユダヤ教徒もほぼ同数であるという。現在はローマの人々もイタリア政府に属することになり、宗教の自由を得たのであるが、まだ自由を云々する気配は微々たるものである」

(3) ヨーロッパと日本

ヨーロッパといえば、英・独・仏がイメージとして浮かんでくる。伊は何か域外のような感じに思われる。

1871-3年、明治維新後の国づくりのために、岩倉具視使節団が学んできた欧米のお手本は、米・英・独・仏の諸制度だった。憲法をはじめ、軍隊や教育、社会、経済システム全般がそれを範とした。以後、憧れをもって迎え入れた文化も、それら諸国のものである。

1861年、統一直後のイタリアには強力な国家像は見出せなかった。イタリアには政府派遣留学生は１人もいなかったし、お雇い外国人は美術関係の一握りに留まった。その後も御縁は薄いまま、わずか第２次大戦時、日・独・伊３国同盟にその名を見出すのみである。それも束の間で、イタリアは連合国と和し、レジスタンスと戦って自国を解放した。日本とは結局、はるかに遠いところで別の途と歩んだのである。

戦後、日本とイタリアの遠近構図に変化はない。アメリカの日本占領政

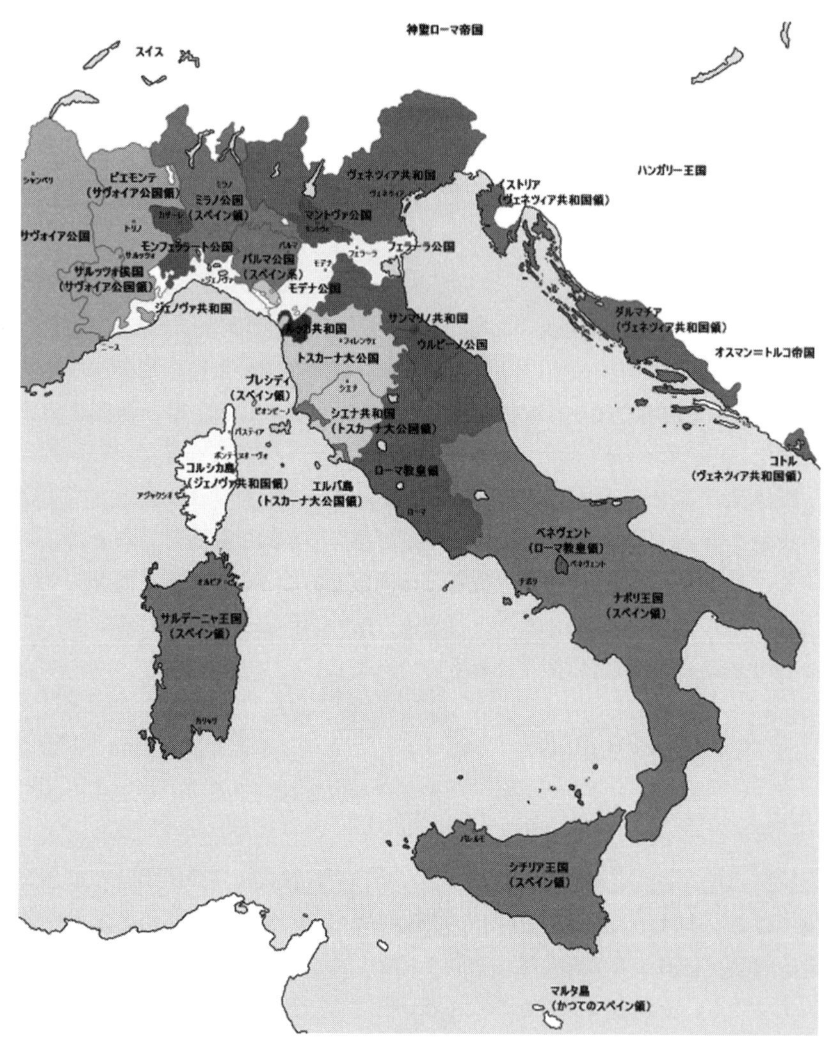

図１　1850年のイタリア

策、世界支配の下で、アメリカが余りに近く、ヨーロッパがその分遠くなっただけである。

イタリアはさらに遠くなった。追いつけ追いこせの目標となったのがアメリカで、視野に置いたのも英・独・仏などの国々に限られた。民主主義、経済合理主義、物資主義、能力主義が世を支配し、成長神話が蔓延した。

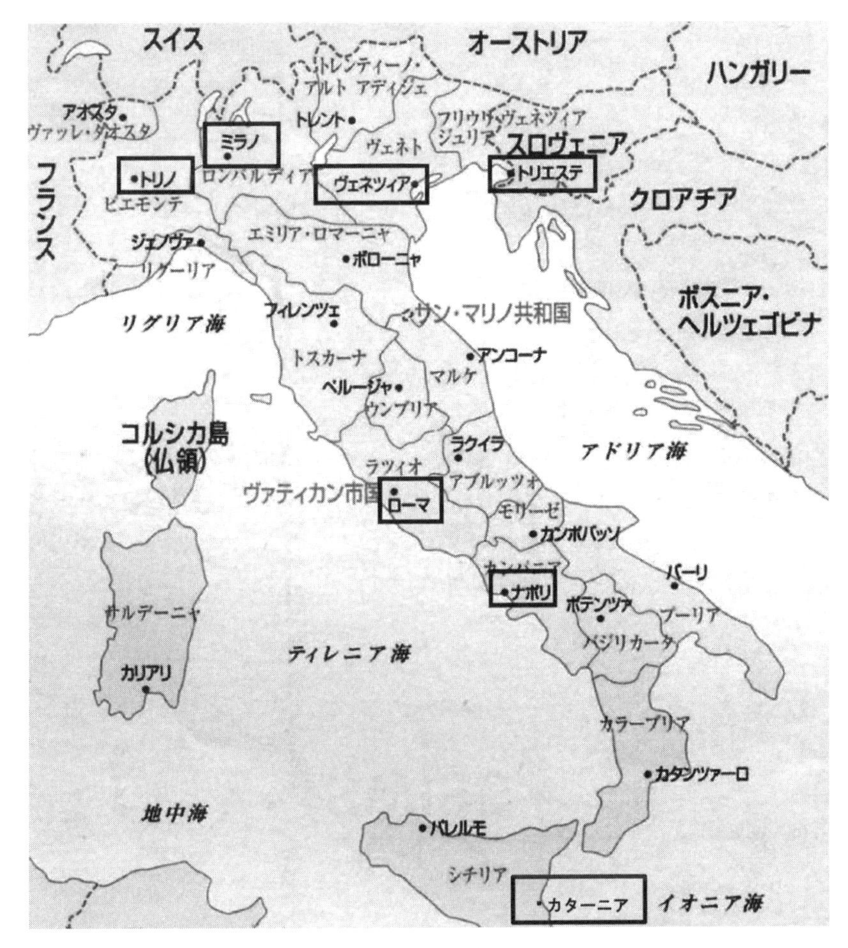

図2　現在のイタリア

イタリアは、小党分立の政治も、問題の経済も、テンポの違う社会も特有の開放的国民性もどちらかといえば軽く見られ、無視されたに過ぎない。要するにイタリアは終始、日本人の眼中にはなかったのである。

精神医療についても同様である。

2．イタリアと日本の近現代史

イタリアと日本の近現代史はきわめて似通った歩みをたどっていて、両者の間にはある種の並行関係ともいうべきものが存在していることがわかる。1861年のイタリアの国家統一と、1868年の明治維新に始まり、世紀転換期における本格的な重化学工業の勃発、20世紀初頭の議会主義の発展とその挫折、1920年代から30年代にかけての全体主義的な政治体制、同盟関係（日独伊３国同盟）のもとで行なわれた第２次世界大戦と敗戦、戦後の民主化と急速な工業発展、冷戦体制下での政権交代の存在しない議会政治、そして1990年代前半の政治改革といった具合いである。

もちろん、イタリアと日本はそれまでの歴史的背景や文化的背景を異にしており、両者の歴史の差異を指摘することは容易であるが、それでも両者の歴史はあたかも「合わせ鏡」のようである。

それゆえ、イタリアの近現代史は日本の近現代の歴史的経験を比較的・相対的に理解するうえで、大変参考になるものである[3)]。

表1　イタリアと日本の近現史

イタリアの近現代史	日本の近現代史
イタリアは中世以降、小国（サルディニア王国、ロンバウド＝ヴェネト王国、パルマ王国、トスカーナ大公国、両シチリア王国、モデナ公国、教皇国家）に分裂し、権力争いが行われていた。19世紀はじめ（1815～1861）イタリア統一を目的とした政治的運動（リソルジメント、Risorgimento）が起こった。統一国家の樹立という国民的要求はますます強まり、千人隊（赤シャツ隊）を率いた英雄ガリバルディの活躍によって1861年全国統一に成功し、イタリア王国が樹立され、エマヌエーレ2世が王位についた。しかし、イタリア国といっても、かつての都市国家、教皇領、帝国の属領の伝統が強く、各州ごとにバラバラの意識、あるいは独立志向を持ち、イタリアという国家的、文化的モザイクの連邦制の国である。現在でも、伝統意識の差異は持ち続けられている（今でも北部の人達はナポリと南部をアフリカだといっていると云う。）。	日本では、江戸幕藩体制末には、250有余の大小藩があたかも独立国のように存在していた。 1853年ペリーの率いる4隻の軍艦（黒船）の来航を契機に尊王攘夷運動が表面化して、討幕運動に転化した。　1868年、鳥羽伏見の戦いにはじまり、江戸城の無血開城、戊辰戦争を経て、明治政府が成立し、日本国として統一された。
1866年イタリアは普墺戦争に参戦し、戦勝国となりヴェネツィアを獲得した。さらに普仏戦争（1870～71）では、プロイセンに与して、戦勝国となり、ローマを併合、同市を首都として遷都する。この結果、ローマ教皇との政治的対立が発生し、これは1929年のラテラノ条約の締結まで続く。 1896年にはエチオピアに侵攻したが、敗北し植民地化に失敗した。1911年にはオスマン帝国領リビアに侵攻し、勝利し、リビアとデカネス諸島を獲得した。 第一次世界大戦（1914～1918）では連合国側として参戦し、戦勝国となった。国際連盟では常任理事国となった。総力戦となった大戦は、イタリア経済に過度な負担となり、戦後は深刻な不況へ突入した。街には失業者と復員兵が溢れ、1922年ファシスタ党が「ローマ進軍」を起こし、ムッソリーニが一党独裁体制をとり、バチカン市国が成立した。その後は膨張政策を指向して、イタリア領エチオピア帝国を建て（1936）、イタリア領東アフリカを築き、アルバニアを併合した（1938）。そしてついに「日独伊三国同盟」が締結された（1940）。	明治維新後、中央集権国家を成立させ、文明開化を取り入れ「脱亜欧入」（福沢諭吉）した。近代的軍備を整備し、富国強兵政策を進めて、日清戦争（1894～5）と日露戦争（1904～5）に勝利した。 日本は、欧米の帝国主義・列強のアジアへの植民地獲得に遅れて追従し、韓国を併合した（1910）。 第1次世界大戦（1914～18）では連合国側として参戦し、戦勝国となった。その後、日本は資本主義の飛躍的発展を遂げたが、アジア唯一の帝国主義国となり、中国大陸に出兵し、満州国（中国東北部）を建国した（1932）。 5・15事件（1932）、2・26事件（1936）を経て、ファッショ化が進み大政翼賛会が結成された。軍部は中国大陸に出兵し、日中戦争が拡大していった。ついに、1940年に「日独伊三国同盟」が締結された。

イタリアの近現代史	日本の近現代史
イタリアは第2次世界大戦では、ドイツに呼応する形で1940年にイギリス、フランスに宣戦した。フランス南部に侵入し、バルカン半島や北アフリカ戦線に攻勢をしかけるが、開戦前から疲弊していた経済では十分な軍備を整えることができず、国内資源に乏しいイタリアでは、一部の精鋭部隊を除けば、著しい戦果を挙げることができなかった。敗色が濃厚となり、ムッソリーニは逮捕された（1943）。新しく成立したバドリオ政権は連合国軍と休戦交渉をすすめ、無条件降伏に調印し（1943）、ドイツ軍に宣戦布告した。 一方、幽閉されたムッソリーニはドイツ軍の特殊部隊によって救出され、北イタリアのガルダ湖畔の町サロにイタリア社会共和国（RSI）を樹立した。これによりイタリアはドイツ軍と連合国軍、RSI軍とバドリオ政権軍、そして第3勢力ともいうべきパルチザンも加わった内戦状態となる。その後、連合国軍の北進と、ドイツの崩壊によってイタリア情勢は連合国軍側に傾き、RSIもレジスタンス活動によって打倒され、ムッソリーニはパルチザンに拘束され、裁判もなく、公開処刑された。戦争による被害者は南部イタリアにおいて甚大であった。 1946年、国民投票により、王政廃止が決定され、イタリア共和国が誕生した。イタリア共和国は、1947年のパリ講和条約により、フランス国境に若干の変更があったが、独立国家となった。1948年にイタリア共和国憲法は発効する。1949年にNATO同盟国およびアメリカ合衆国の同盟国となった。 1950～1960年代を通じて「奇跡的復興」とよばれる長期にわたる経済成長を遂げ、政情不安を抱えながらも、イタリアは先進国に返り咲いた。イタリア社会は農業国から本格的な工業国へと移行したのである。これからイタリア社会は大きく変貌していったのである。時代は政権の枠組みを変更することを求めていた。キリスト教民主党（日本では自民党に相当）、共和党、社会民主党の中道政党と左翼政党である社会党を含んだ中道左派政権（共産党を排除）への	1941年12月8日、日本はハワイ真珠湾（軍港）を奇襲攻撃し、大戦果をあげ、アメリカに宣戦布告した。太平洋戦争（第2次世界大戦）の始まりである。日本は、アジアを白人支配から開放する「大東亜共栄圏」構想をかかげて戦争に突入、マニラ、シンガポール、を陥落させ、南洋諸島を占領する。戦況は翌年6月のミッドウェー海戦の大敗北によって日本軍は劣勢におちいり、1943年2月ガダルカナル島を撤退、1944年サイパン島陥落と敗退を続け、制海権、制空権もうばわれ、本土は激しい空襲に見舞われた。東条英機内閣は辞職した。食糧不足、勤労動員が日常化し、国民生活は困窮をきわめた。米軍は沖縄に上陸し陥落した。広島と長崎に原子爆弾が投下され、1945年8月15日、日本は無条件降伏した。 連合国軍に完敗した日本は、アメリカが主体のGHQ（連合国軍最高司令部）による巧妙な間接統治により西側陣営へと導かれる。 非軍事化と民主化が強力にすすめられ、1946年1月、天皇の人間宣言、11月3日には、戦争放棄を定めた第9条を含む日本国憲法が公布された。日本経済はアメリカの強い主導により再建された。1950年、朝鮮戦争がはじまり、以降、軍需景気が続き、空前の輸出ブームによる神武景気、岩戸景気と経済は上昇一方で、高度経済成長を続けた。東海道新幹線開通、東京オリンピックや万国博覧会を開催し、世界第2位の経済大国へと発展をとげたのである。 政党も、左派と右派が統一した日本社会党が結成され、保守合同もすすんで自由民主党が結成された（1955年）。政権は自由民主党が独占し続けた。1959～60年には日米安全保障条約の改定めぐり、空前の全国的な反対運動がわき起こった（60年安保反対運動）。高度経済成長とともに産業構造も急速に変化し、都市化が進んだ。国民生活も電化製品がブームとなり、家族も核家族に移行した。工業化の急速な進展により、公害問題が年々深刻化した。 1967～8年においては、世界的にあらゆ

イタリアの近現代史	日本の近現代史
転換があった（1960年代前半）。 その後1967～8年においては、世界的に一種の社会革命や文化革命の時代であった。あらゆる領域の権威や既成秩序に対して「異議申し立て」が頻発した。1968年5月にはフランスで「五月革命」が炸裂した。特に大学では学生運動に火がついた。イタリア、ドイツ、日本等で大学占拠の狼煙があがった。大学生の闘争や青年労働者の運動が盛り上がり、さまざまな権利が獲得された（1970年前後）。 70年代に入っても社会改革の気運は続き、離婚や人工妊娠中絶のようなカトリックの規範と衝突する選択をも権利として保障する法整備がなされた。1973年共産党がカトリック勢力との共存・協力関係を唱える「歴史的妥協」路線を打ち出し、キリスト教民主党が共産党を含めた4党から閣外支持を取りつけた「大連合」政権を樹立した。 1978年5月には極左テロ組織「赤い旅団」によるモーロ元首相の殺害事件という悲惨な事件が起きた。その直後、精神科医フランコ・バザーリアが提唱した精神病院を閉鎖し、地域支援による精神病者の社会復帰を促進するという革命的な第180号法（バザーリア法）が制立された。70年代は「鉛の時代」と呼ばれた。 1980年代は反乱と混乱時代から、豊かな社会へと進行していった。1990年代は第一共和制から第二共和制へ移行し、大きな政治変動を経験した。戦後体制をつくってきた政党の多くは消え、新たな政党が国政を担った。政権交代も実現し、中央集権主義から連邦主義への移行と併せて、安定したデモクラシー国家へ移行した。しかし、2006年以降、短命な政権が続き、不安定な政治に戻ったかに見える。	る領域の権威や既成秩序に対して「異議申し立て」が頻発した。特に大学では学生運動に火がついて、日本、ドイツ、イタリア等で大学占拠の狼煙があがった。1969年、国家と社会の要請によって精神病院は粗製濫造され、精神病院の密室の中で不祥事件が続発した。その中で、金沢における第66回日本精神神経学会は若手精神科医たちの造反・異議申し立てによって、「学会」は開かれず、精神医学・医療に対して根元的な問いかけをした。これら一連の学会闘争と、精神病院の内部の告発のマスコミ等を契機として、患者の人権尊重という世論（と行政指導）を背景に病院改革に手をつけ、病院開放化を次第におし進めていった。 世界にも類のない高度経済成長と工業化の急速な進展によって国民生活は大きく変わり豊かになったようにみえた。しかし、人口の都市集中化と地方都市の過疎化現象がおこり、石油危機とともに物価は上昇し、バブル経済に突入した。狂乱物価のため国民生活を圧迫した。それでも日本株式会社は拡大し成長していった。 冷戦の終結とともにベルリンの壁は崩壊し、昭和時代は終わった。平成期に入り、バブル崩壊とともにデプレッションの時代に陥った。マスメディアとパソコンと携帯電話の異常な発達により、情報が氾濫し、情報化社会を現出した。 世界一の長寿社会となり「少子高齢化社会」が進み、高齢者が国民の4分の1を占めるようになった。

3．精神風土

人間の文化や社会と自然との間に密接な関連があることは、古今東西すでに指摘されてきたことである。この視点に立って展開されたのが、和辻哲郎の『風土』[4]であるが、ここでは「風土」の3種類を簡潔にした表（表2）を掲げておく。

また谷嶋[5]は、「人間と自然的条件（自然的風土）とのかかわりの場において、人間の世界の側に形成されるところの、一種の生活基盤的な条件を『精神風土』と名づけて想定することができる」と述べながら、「精神風土」の構造を図示して、その機能を次のように説明している。①いわゆる狭義の文化（たとえば高度の精神文化）と、②広義の生活型としての文化と、③精神風土と、④自然的条件（自然的風土）という4つのものの相互的な関連を比喩的に示せば、図3のようになる。この図のうち、円錐型の部分を人間の主体的存在にかかわる部分と、そのそこにあたる平面の部分を人間存在の自然的環境条件とみるならば、精神風土はまさしく、それら2つのものが切り結ぶところにおいて成り立つものであるということができる。したがって、それは自然科学的存在としての自然界ではなく、人間の主体存在の中にとりこまれたかぎりでの客体的・自然的世界であり、和辻の表現を借りれば、主体化された環境なのである。そして、このような精神風土を基盤として、独自の文化が形成されているということができる。

人間の主体的態度と自然的風土との因果関連をどのように考えるかという問題につぃて、Max Weber[6]は次のように述べている。「人間の行為を直接に支配するものは、理念ではなくて利害である。しかし理念によってつくられた『世界像』は、きわめてしばしば転轍手として軌道を決定し、そしてその（理念が決定した）軌道に沿って利害のダイナミックスが人間の行為をおし動かしてきた」。大塚[7]によれば「つまり、人間諸個人の行為を、したがって歴史の動きをおし進めていくものは、ほかならぬ彼らのおかれている利害状況、なかんずく経済的利害状況だ。それにもかかわらず、その過程で、とりわけ宗教的理念は、推進の方向を決定するという形で作用するというわけです。この場合『宗教』理念といってわかりにくければ、『理想』といい

表2　「風土」（和辻著）の3類型（谷嶋による）

	地　　域	自然的特性	人間的特性	思想・宗教
モンスーン	南アジア 東アジア	湿潤	受容的忍従的	非人格的原理 ヒンドゥ教 仏教
砂　　漠	西アジア （イスラム圏）	乾燥	対抗的戦闘的	人格神への服従 ユダヤ教 イスラム教
牧　　場	ヨーロッパ	湿潤と乾燥	理性的合理的	学問と芸術

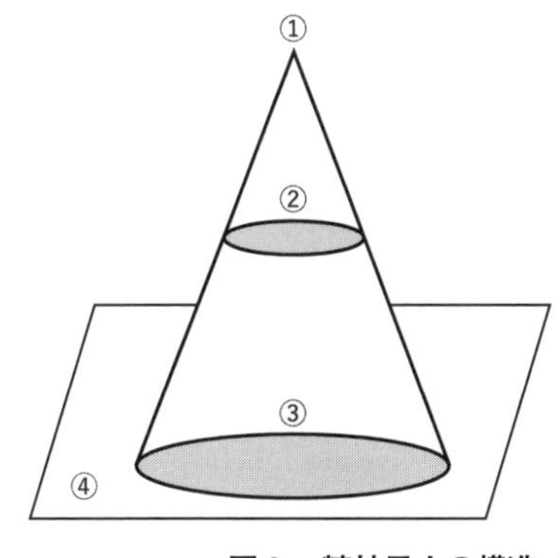

図3　精神風土の構造（谷嶋による）

かえてくださっても結構です」というのである。そしてウェーバーは「……宗教という視角から、その宗教を支えている社会の基本構造をとらえていく。それぞれの宗教に特有な宗教倫理、それに密着しているエートスをとらえ、それを通してそれぞれの社会の構造を見究めていこうという方法をもとる。「彼の社会理論の中では、人間観というものがいっそうはっきりと前面に現れてこざるを得ないし、そうしてまた、さまざまな宗教がつくりだしていく人間観ないし人間類型、彼の言葉によりますと、エートスといったものが、どうしても重要な問題として宗教社会学的研究の前面に現れてくることにならざるを得ないわけです」。すなわち図3において、上部から下部への規定もありうることを示唆しているのである。

このように、ヨーロッパの南の地中海に突出したイタリアという国土の上に、特有な社会と文化をもつ精神風土に形成されたイタリア型精神医療が存在する。

他方、日本は、アジアの極東の四面海に囲まれた国土の上に、独特な日本的精神風土によって、日本型精神医療が形成されてきている。

4．方法論としての宗教社会学

イタリア型精神医療と日本型精神医療との比較を検討する前に、双方を生み出し、その基盤となった文化体系の中から、特に「宗教」をとりあげ、比較宗教あるいは宗教社会学について述べ、「宗教」を一つの指標として、比較を考察していくことにしたい。

マックス・ウェーバーの宗教社会学について、大塚[7]は次のように説明している。「このばあい『宗教』理念といってわかりにくければ『思想』といいかえてくださっても結構です」。そして「ウェーバーは……宗教という視角から、その宗教を支えている社会の基本構造をとらえていく。それぞれの宗教に特有な宗教倫理、それに密着しているエートスをとらえ、それを通して、それぞれの社会の構造を見極めていこうという方法をとるわけなのです」。「そしてまた、さまざまな宗教がつくり出していく人間観ないし人間類型、彼の言葉によりますと、エーストといったものが、どうしても重要な問題として宗教社会的研究の前面にあらわれてくることにならざるをえないわけです」。

さてここで、日本型精神医療の背景にある多神教（ヒンドゥー教、仏教、儒教、あるいは汎神教といったほうがよいかもしれないが、小論では多神教としておく）と、イタリア型精神医療のバックボーンになっている一神教（キリスト教）とをとりあげ、比較してみる（表３参照）。

多神教の神観念は、自然および自然現象を神格化し、自然の表像を神（的存在）として信仰の対象としている。また多数の神々の存在を認め、その多様な力関係と権威との併存を認めている。神々も宇宙の秩序ある法則の支配下にあり、「東洋の伝統では、諸仏諸菩薩や、神々と人間とは、根本的には同質である。両者の間には絶対的の隔絶はない」のであり、「仏陀は神では

表3　宗教社会学

	一　神　教（西洋）	多　神　教（東洋）
神　観　念	唯一神（ヤハウェ、キリスト、アッラー） 神中心	多神（自然、自然現象、言葉などを神格化） 人間中心
礼　　拝	偶像拒否	偶像崇拝
世　界　観	神が世界と人間を創造し、支配する二次元的構造	この世界はある。「法」または「天道」がある 輪廻転生、諸行無常、涅槃寂静
人　生　観	禁欲的積極的態度 現世変革的生活態度 今回限りの人生	外面的品位の倫理、現状維持 消極的受動的保守的生活態度 仮の世、前世—現世—来世
正統と異端	正統と異端を明確に二分し 異端を激しく排除する 対立・抗争が激しい 勝負を明確に決める	多くの神々が平和共存、対立・緊張はない ほかの存在を容認し、寛容な態度を示す 対立・抗争を避ける 勝負をはっきりつけない、曖昧
入信・改宗	定められた戒律、儀礼に従えば、誰でも入信・改宗	戒律、儀礼に従っても、外観だけとみられる
社会的意識	平等、連帯感、同胞意識、宗教共同体	階層、身分意識、差別が著しい
社会規範	個人として、同胞として 在俗のまま信仰 現世の生活を忠実に行う	家族の一員として 学生期、家住期、休住期、遊行期、一四住期 出家・脱俗して、現世の富や権力から去り、真の解説へ
個　　人	外向的・合理的、分析的、二分主義 厳しい緊張した態度 自己主張、力の対立 徹底、理想主義 個人主義、内面的倫理 自我の確立、他からの独立	内省的・主観的、超合理的 悠揚せまらぬ、悟りきった態度 謙虚、腹芸、争いを避ける 不徹底、まあまあ主義 人間主義、外面的品位、タテマエとホンネ 没我、無我、素直になる、周囲との一体感
文　　化	愛（と憎しみ）、（愛を求める） 罪の文化（罪の内在） 性悪説	慈悲 恥の文化（罪の外在） 性善説

なくて、人間の理想像であると考えられる」。すなわち多神教は人間中心の宗教であるといえる。

これに対して一神教は、唯一神（キリスト）をこの世界の創造主として崇拝し信仰している。創造主（神）と被造物（人間）とは隔絶された、まったく別個な存在である。このように二元的構造をもつ一神教では、人間の問題は常に唯一神との関係において解決されなければならない。つまり一神教は神（絶対者）中心の宗教であるといえる。

このような神観念が、両宗教の教義内容やその信徒の人生観、および社会生活全般をも規定しているのであるが、それらについて順に述べていきたい。

人生（人間）観についてであるが、多神教の宗教思想はアプリオリにこの世界はあるというところから出発する。多神教では絶対者＝神は存在せず、この世界には自ら法則性が内蔵され、秩序が保たれている。仏教では「法（dharma）」、儒教では「天地自然の大道」があると考える。ヒンドゥー教と仏教の世界観および人生観は輪廻転生、諸行無常、涅槃寂静、儒教と人間観はウェーバーのいう「外面的品位の倫理」であると考えられる。したがって世界の現状に適従し、伝統的秩序の維持に心がけ、そこから社会生活における消極的、受動的態度が生まれてくるのである。

これに対して一神教では唯一・絶対の神が創造主であり、この世界と人間は神の被造物である。創造主と被造物という二元的構造において、原罪によって自分自身では救いに到達できない人間は神によってのみ救われる。そのためには、現世において禁欲的生活態度を維持し、神による最後の審判を受けねばならないのである。

正統と異端について、一神教の世界では絶対者たる神が正統である。この神の正統性に対して少しでも疑義を抱く者は「異端」として厳しく排除される。正統と異端とは明確に二分され、宗派間においても激しい対立・抗争がみられる。そこから何事にも勝負や決着をはっきりつけるという態度が生じてきたと考えられる。

他方、多神教では教義の面でも宗派間においても、正統と異端をめぐる対立・抗争はほとんど認められない。多数の神々の権威を認めつつ平和的共存関係が保たれてきたので、他を攻撃、批判するという緊張・対立関係は歴史の中でもほとんど現われなかったのである。それぞれの主体性を保ちながら、異端の存在には無関心、不干渉の態度をとり、寛容の精神で物事に対処する。したがって何事にも勝負や決着をはっきりつけないという曖昧な態度が生じてくるのである。

次に社会意識、規範、個人の位置づけについて述べる。

多神教の社会では身分と階層が幾重にも分化し、上下の身分意識と階層秩序が固定化して、著しい差別のある社会意識を形成している。この社会では個人よりも集団の意識が優先し、血縁関係の中で家族の一員として生活するように規制される。またヒンドゥー教、仏教の社会では人生の後半は家族や富や権力といった「煩悩」からの解説を求めて出家、脱俗する。現世否定的ではあるが、「現世の背後にある」観念的、神秘的世界へと瞑想によって救いを求めるのである。その内省的、主観的態度と超合理的思考とが暗黙の了解と謙虚の精神を生み出し、ひいては何事にも不徹底なまあまあ主義と、タテマエとホンネを使い分ける処世術へと通じているのである。

他方、一神教の社会では人間は唯一神の前ですべて平等であり、信仰と同胞意識にもとづく宗教共同体を形成している。そして、自分は神との関係においてのみ存在するという信仰態度に裏うちされた徹底した個人主義的人間観をもつ。彼らは内面的統一をもった現世拒否的、禁欲的態度で生活することを信仰の証しとし、合理的思考のもとに積極的に行動し、自己主張する。異端に対しては力で対決し、徹底的に排除する。このような妥協を許さぬ態度は、理想主義的思考へと通じているのである。

宗教と文化の関係についてであるが、ベネディクトは日本の文化のパターンを、外面的品位を重んずる倫理観をもった「恥の文化」といった。儒教では生まれながらの、あるがままの人間に価値をおいて、修養によって完成されていくという人間観をもち、仏教では現世の煩悩からの解説を求め、悟りをひらいて覚者（仏陀）となろうとする。このように東洋では「性善説」の人間観をもっている。

これに対して、西洋は戦乱に終始した歴史をもつ世界であり、その考え方の根底には「自然も他人もなにもかもひっくるめて、自分以外のものは、ことごとく自分に敵対する存在だという厳しい思想」と、人間不信の意識があった。また人間は神の前で原罪によって被造物に堕落した存在であるが故に、その感覚的・衝動的欲求を克服し、既存の秩序や人間関係をも一度完全に否定してしまわなければ、正しい人間のあり方は出てこないという内面的品位を重視した倫理観（ベネディクトの「罪の文化」）がある。このように西洋では「性悪説」の人間観をもっているといえる。

イタリア型精神医療の思想的背景には、一神教の現世変革的、徹底的、理想主義的思考と、精神障害者の治療というより、人間としての同胞意識に根差した救済意識がある。

日本型精神医療の背景には、多神教の受動的、保守的、現状維持的な思考と、対立・抗争を避け、悠揚せまらぬ態度で将来の展望を楽観視している諦観の姿勢が見られる。

5．イタリア型精神医療

18世紀、フィレンツェを統治していたレオポルド大公が、1774年に精神障害者への人道的治療を主張した精神衛生法を施行して、1785年にはフィレンツェ市内に近代的精神医療を目標とした聖ボニファチェ病院を開設し、院長にヴィンチェンツォ・キアルージが着任した。キアルージは1789年に精神障害者治療に関する開放的処遇を基本にした方針を発表し、その中に病歴記載方法、高度な衛生管理、レクリエーション施設、作業療法、拘束の制限、人権思想に関する先進的手法も含まれていた。

キアルージは1794年に自身で行なった100体以上の解剖検査例を基に「精神病とその分類」全３巻を著述した。精神病は「脳の生理的構造の障害」と位置づけし、病状学的にメランコリー、マニア、アメンチアの３種類に分類した。欧米では、フランスのフィリップ・ピネルに匹敵する精神科リハビリテーションの先駆者の先達として位置づけられている。

19世紀では、こうした革新的な歴史の面を持つイタリア精神医療が継続して発展したわけではなかった。独立した小国が最終的には1861年にイタリア王国が宣言されて、現在のイタリアになったのは1870年で、精神衛生の行政は各地独自の方法で運営されていた。1876年に初の司法精神病院ができた。

1904年に法36号（ジョリッティ法）「精神病院および精神障害者に関する処遇」が制定された。法36号の目的は社会防衛であり、治療の必要性が検討されることはなかった。自傷他害のおそれ、公序良俗を汚すおそれのある精神病者を精神病院に強制入院させていた。精神病院は治療場でなく、生産能力がないとみなされた人、社会的に脅威を与えるとみなされた人を収容し、隔離される場として発展していった。

1906年には、法615号（法36号修正）が出され、器具による拘束の原則禁止、働く場（農場）の確保など人道的福祉的配慮が付加され、病院の定床、設備基準が設けられた。しかし管理と従属の固定関係や精神基盤の断絶、社会的孤立は改善されなかった。公立精神病院は乱立し、患者数もそれに伴って2000〜3000人規模に膨らんだ。この法律は第２次大戦後の王政が廃止され、民主化が進んだ後も引き続き運用された。精神病院の運営は各州に任し、一般科の医療システムから切り離された。

1961-8年には世界的に一種の社会革命や文化革命の時代であった。あらゆる領域の権威や既成秩序に対して「異議申し立て」が頻発した。1968年５月にはフランスで「５月革命」が炸裂した。特に大学では学生運動に火がついた。イタリア、ドイツ、日本等で大学占拠の狼煙があがった。

イタリアでは70年代に入っても社会改革の気運が続き、離婚や人工妊娠中絶のようなカトリックの規範と衝突する選択をも権利として保障する法整備がなされた。1973年、共産党がカトリック勢力との共存・協力関係を唱える「歴史的妥協」路線を打ち出し、キリスト教民主党（日本では自民党に相当）が共産党を含めた４党から閣外支持をとりつけた「大連合」政権を樹立した。当時、大きな課題の１つが保健制度改革だった。そして精神病院の問題が、社会・政治的議論の対象となったのは、時代の社会・文化的風潮も味方したといえよう。思想が激しくぶつかり合ったのである。

1971年、フランコ・バザーリアはトリエステ（イタリア北東部のスロベニアの国境の小都市）の精神病院長のポストを得て、州自治長（知事）ミケーレ・サネッティ（キリスト教民主党員）よりサン・ジョバンニ精神病院の改革を委任された。サン・ジョバンニ精神病院は1908年に竣工した巨大なマニコミオ（精神病院）で、24万平方メートルという敷地内（ほぼ上野恩賜公園位の大きさに相当）には約40以上の大小の建物が整然と配置されている。トリエステのサン・ジョバンニ地区の小高い丘陵斜面（それは山に等しかった）に建てられ、病院の大部分は2.5キロメートルにわたる外壁に囲まれ、外部から隔離されている（現在は公園として市民に開放されており、自動車で行かなければ到底、交通できない）。

当時、サン・ジョバンニ精神病院には、1,182名の患者が入院しており、そのうち840名は劣悪な状況下にあった。バザーリアは病院の地域開放、病棟の再編、市民との交流を通じた病院施設の大胆な構造改革を目指し、はじめは看護師組合や一部の医師から猛反対にさらされた。しかし、こうした改革を促進させる精神科医療従事者が中心となった「民主精神科連合」団体が結成された。そこで精神医療改革をめぐって政治的活動が強調され、進行していった。

1978年末の成立を目指して、イタリア政府は地域精神保健法を着々と進めてきた。ところが急進党が旧精神保健法を破棄するか否か、国民投票をすると50万人以上の署名を集めたのである。あわてた政府は、国民投票の諸手続きが始まる前に、新精神保健法案を作成して（起草者の１人がフランコ・バザーリアである）、1978年５月に法180号（バザーリア法）が国会を通過したのである。

(1) 法180号(バザーリア法)

法180号（バザーリア法）の基本理念を簡潔に述べる。

①イタリア全土の公立精神病院（精神病院の９割は公立であった）は閉鎖する。何人たりとも精神病院に入院させてはならない。すでに入院している者には徐々に退院を促し、その治療は患者の暮らす各地域の中で行なわれるものとする。

②精神病の予防、治療、リハビリテーションのすべてに関しては、精神病院閉鎖後に結成される地域サービスを通して実現されるものとする。重篤な急性患者のためには総合病院に於いて精神病棟を設けるが、病床数は最大15を限度とする。

③強制措置治療（TSO）は医師２名の合意によって提案され、その提案は市長により認可され、また裁判官により監督されるものとする（７日間）。この方法は強制措置入院が非常時ケースのみに実行される措置であることを保証し、また法律によって患者が可能な限り守られることを示している。TSO 期間の延長は然るべき厳格な法的手続きが必要とされる。

まさに精神医療に対する国家的革命であり、革命的政治である。「deinstituzionalizzatione」（脱施設化というより）精神医療の脱制度化を宣言したのである。バザーリアは云っている。「私たちがこの病院をやめるということなのです。壁が残っているかどうかは問題ではありません。私たちは壁の内外の文化を変えることによって、施設の倫理を破壊するのです。私たちは壁を問題にしているのではなく、施設の倫理を問題にしているのです」[8]（法180号は、その後すぐに制定された法833号（国民保健改革法）に組み入れられることになった）。

また、バザーリアは「かれらは病気にかかった人ではなく、苦悩する人間だ」というのである。そして「かれらの苦悩の問題に共同してかかわるとき、彼と私との関係、彼と他者との関係も変化していきます。そこから抑圧への願望もなくなり、現実の問題が明るみに出てきます。この問題は自らの問題であるばかりではなく、家族の問題であり、あらゆる他者の問題でもあるのです。それがあると、自らを特例とする「病気」の倫理から抜け出せるのです。それから、自らの問題が心理学的問題などではなく、社会的、それ故に政治的な問題だということを学びます。問題は皆私的な問題です。しかしながら私的なことは常に政治的なのです」[8]

イタリアで地域格差が大きく、北部・中部・南部の経済事情や文化は大きく異なる。1978年バザーリア法が定められて以降、北部のベェネト州では10年でその70％が精神病院を閉鎖したが、南部のシチリア州では26.4％にとどまっていた。1999年、ロージビンデ保健大臣がイタリア全土の精神病院閉鎖を宣言した。

当然のことながら、精神病院の閉鎖により、精神科医および精神医療従事者は全員が「精神科病棟を出て、町へ」（伊藤順一郎）[9]出て、閉鎖空間である病院で病気を診るのではなく、生活空間である地域社会で生活者の苦悩を診ることで、患者ではなく生活者としてケア、支援していくことになるのである。

フランコ・バザーリアは（1924-80）はヴェネツィア生まれで、幼い頃は口数少なく、気難しい性格で、友人も少なかった。高校時代、ファシスト独裁政権に抵抗し、レジスタンス運動に参加し、仲間の１人の密告によって、６カ月間、刑務所に囚われの身となった。この体験がかれの心中に閉鎖的な収容所に対する強い嫌悪感が芽生えるようになった。パドヴァ大医学部時代にあらゆる分野の書物を読み漁り、無事に卒業した。29歳でフランカ・オンガロと結婚し、2児の父親となった。彼の思想が進化していく過程で、フッサール、ハイデッガー、ビンスワンガーの批判的な現象学に傾倒し、サルトルを深く敬愛した。そして黒人精神科医フランツ・ファノンが自分の職業をなげうって、アルジェリアの民族解放戦線の側についたことは、若きバザーリアに多大な影響を与えた。彼は古い閉鎖的な大学組織から3度も追放され、最後に左遷されて、ゴリツィア県精神病院に就いた（1961）。

彼が精神病院の悲惨な現状に直面したインパクトは大きく、施設を根本的に変革する必要性を痛感する。そして若い精神科医グループからの応援も得て、“治療共同体”モデル（マックスウェル・ジョーンズ）の実践に着手する。ゴリツィアでは病院組織、内部の情報伝達の変革に着手。身体拘束やショック療法を撤廃し、入院患者の人生そのものや、本当に患者が求めている事柄に向き合う方針をとる。病棟での集会（アッセンブレア）やパーティー、遠足、芸術活動等の組織運営にも着手。病棟や病院の開放を行なう。

1968年、『否定された施設』を出版。精神病院の現場レポートであり、これにより国際的にゴリツィアの革新的方法が知られるようになった。間もなくこの書籍は精神医療改革運動を象徴する1冊となった。

1970年、ゴリツィアを去る。精神病院改革の試みは、地元行政の反対勢力の前に失敗に終わる。そしてパルマ精神病院長として招聘され、就任。しかしここでもゴリツィアと同様の出来事が繰り返される。変革のために招聘されたはずが、地元行政側からの妨害活動に遭遇したのである。1971年「逸脱した多数派」を出版。全体社会統制のイデオロギーについて記されており、妻フランカ・オンガーロと共著である。バザーリア思想の根幹がよく表わされた著作の1つである。

1971年、トリエステ精神病院長のポストを得て、州自治体長（知事）（ミケーレ・ザネッティ）より精神病院を根本から改革する権限を与えられる。州自治体長は先見性のある政治家でもあり、バザーリアの考えについても支持していた。バザーリアの就任時、1,182名の患者が入院しており、そのうち840名は劣悪な状況下にあった。バザーリアの実施した方法は、病院の地域開放、病棟の再編、市民との交流を通じた病院施設の大胆な構造改革であった。バザーリアはゴリツィアとパルマでの経験から、精神病院内部のみで動いていては十分でないことがよくわかっていたのである。精神病院閉鎖に向けた動きと、それに伴い必要となる地域医療への移行は必須であり、そのためには外部とのネットワークを構築し、精神病院への入院を阻止し、そして施設外で患者の要望に応えなくてはならない。1973年、協力者とともに「民主精神医学」という運動組織を結成する。当時のイタリアで息吹を上げていた新しい精神医療運動に呼応するものであった。やがて最初の地域精神医療施設を開設する。しかしトリエステの政治状況は変容し、1977年までに精神病院を閉鎖する目標を掲げていたバザーリアの置かれている状況は厳しいものとなっていく。しかし国民投票の方法に訴えようとする急進党圧力もあり、1978年5月、イタリア議会において180号法が承認される。この法により精神病院は閉鎖される運びとなりバザーリアの戦いは勝利を収めたかのように見えた。

しかし、現実はそこまで単純ではなく、実現までのみちのりは容易ではなかった。地域精神医療サービス実現に関してイタリア国内は分極化し、その実現には千の困難が待ち受けていた。バザーリアは1979年末、トリエステ病院長の役職をフランコ・ロテッリに譲り、ローマへと移る。ラツィオ州の精神医療サービス調整担当者となり、180号法に記された理想実現を模索する。しかし彼に残された時間は少なかった。1980年の春に脳腫瘍が発見され、数カ月後に彼は息を引き取ることになる。8月29日、ヴェネツィアの自宅において没。バザーリアが残した大きな遺産は、未だ未完成の部分を残したままである。

⑵ イタリアの地方(精神)保健制度

第2次大戦後はイタリアも日本も、精神病院は膨張し、全員を鉄格子の閉鎖病棟に隔離収容し、非衛生的で人権無視の治療とはいえない病棟運営をしていた。

1967-8年、フランコ・バザーリアはゴリツィア（イタリア北東部のフロベニヤとの国境の町）の精神病院長に就任した。そこで精神病院の悲惨な状況に直面して、驚愕したかれは精神病院の根本的改革に着手した。身体拘束やショック療法を撤廃し、病棟での集会（アッセンブレア）やパーティー、遠足、芸術活動等の組織運営に着手し、病棟や病院の開放を行なった。しかし、外泊した患者の殺人事件に連座し（無罪となったが)、地元行政の反対勢力の前に失敗に終わった（1970年)。

1971年、トリエステ（イタリア北東部のスロベニアとの国境の小都市）精神病院長のポストを得て、州自治体長より精神病院を根本から改革する権利を与えられた。

1978年精神保健改革の法律180号（バザーリア法）が制定され、1999年イタリア全土の精神病院は閉鎖された。イタリア全体は独立性の強い20州からなっており、各州によってかなり批判的な意識を持つ精神科医、スタッフも多いのは確かである。確かに、イタリアでは、殆どの精神障害者は精神病院から解放され、地域社会の中で治療を受けながら生活している。イタリアでは精神保健サービスすべてが無償提供される公共サービスであり、治療目標が病気（症状・問題）の治療だけではなく、クライアントの地域移行（社会復帰）にあるため、医療、福祉と教育が総合的に実施されている。

「ここに言う〈治療〉とは、とりわけ〈元気を取り戻す〉、〈元の道に自分を引き戻す〉、〈自分を救い出す〉という積極的な経験を示す。それは、とりもなおさず、重い障害を負った人が、ほかの人々に対する責任能力を回復し、同様の困難に陥った人々の〈支援活動〉に自ら進んで取り組めるような自主独立した市民性を取り戻すために各人が必ず通らなければならないプロセスである。」とジュゼッペ・デッラックァ（フランコ・バザーリアの後継者）が述べているように、イタリアにおける精神保健改革は市民として回復し、市民として社会に貢献できる存在になれるようにすることである。

イタリアの地方（精神）保健制度の概略は、図４に示すとおりである。イタリアでは、政府（保健省）の政策・予算は、それぞれ独立性の強い州政府に委託され、その管轄化に「地方保健衛生局（独立行政法人 ASL)」が（各州の人口規模に応じて２～８カ所）あり、その管轄下に「精神保健部（DSM)」（人口に応じて数カ所）と、アルコールと各種薬物の依存症に対するサービス提供機関「依存症対策部（DPD)」（人口比例して３～５カ所）と、その他に「総合病院精神科診療サービス（SPDC)」がおかれている。

精神保健部（DSM）の管轄下に「地域精神保健センター」（イタリア全土に約700カ所）と「デイケアセンター」と「グループホーム」と「（滞在型）治

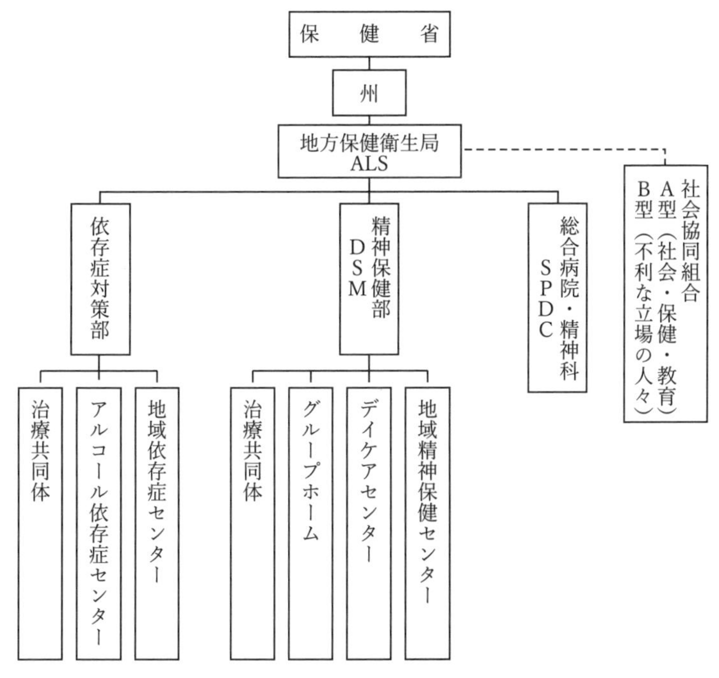

図４　イタリアの地方保健制度の概要

療共同体」（日本的に見れば開放型の精神病院）がある。イタリアでは「地域精神保健センター」が地域における精神保健サービスに責任を持つことになり、365日、24時間、救急を含めたサービスを提供する仕組みがつくられている（約50カ所）。しかし、大半は12時間、８時間体制のようで、かなりバラツキがある。

治療共同体（あるいはレジデンス）は、バザーリア法によって精神病院（マニコミオ）が廃止された後に作られた施設で、家族の事情や治療の必要性から、在宅での治療が困難なクライアントを共同生活させながら治療している施設である。できるだけクライアントが自活できるように、治療と並行してさまざまな社会的訓練や生活訓練のほかに絵画療法などの治療的な活動が行なわれている。比較的症状の重い人を収容しているため、基本的な調理と清掃は業者によって行なわれているが、治療的訓練のためのさまざまな役割（係）活動がクライアントに割り当てられている。

治療共同体には、地方保健衛生局（ASL）の職員である精神科医師、看護師、臨床心理士のほかに社会協同組合から派遣されている指導員が常勤として働き、教育活動をしている。また、治療共同体への入所は、原則クライアントと地方保健衛生局（ASL）との間の契約関係に基づいて行なわれており、できるだけ強制力を使わずに、自分で自分を管理することを徹底して求める仕組みとなっている。処遇目標は地域移行（社会復帰）にあり、次の段階のグループホームでの生活に早く移行できるように、自立性を養うため、外出の機会も多く作られ、デイケアセンターの活動なども利用されている。そして、治療共同体からグループホームへ、さらに在宅治療へと治療的段階が有機的に連携している。治療共同体の入所者数は、大体20名程度で、入所機関は１～２年であるが、５年以上の長期に及ぶ場合もある。

それでも、精神病床数は、総合病院精神科診療サービス（SPDC）（321カ所）に約4,000床、大学附属病院（８カ所）に約160床、デイホスピタル（309カ所）に約1,150床、私立精神科施設（Villaと呼ぶ）（約100カ所）に約5,500床、計１万床くらいは存在する。

精神科救急入院は、総合病院精神科診療サービス（SPDC）、あるいは大学付属病院が担当するが、各SPDCは、15～20床である。入院期間は２週間くらいで、その後は各地域の精神保健センターが担当している。

イタリアでは、（繰り返すが）、精神保健サービスがすべて無償提供される公共サービスであり、無駄な投薬は行なわず、時間をかけて治療・ケア・サービスが行なわれる。治療目標が病気（症状・問題）の治療だけではなく、クライアントの地域移行（社会復帰）にあるため、医療、福祉と教育が総合的に実施されている。

イタリアでは、精神医療から精神保健への転回がなされたとき、問題はもはや「心」や「精神」を治療することでなく、「生きること」に定位し、「生きること」をどう支援していくかに変わった。「精神」の健康は、「生きること」に定位し、人々のあいだで生きていく課程において得られるものだということである。

(3) 社会協同組合

イタリア精神医療を脇から支えている社会協同組合について述べることに

する。

高齢社会の進展や社会的弱者支援のもとで公的福祉政策の充実が社会的にもとめられたが、福祉国家、福祉施策の行き詰まり状況のなかで、一部の市民の側で。70年末から自主的なイニシアティブが発生しはじめた。'70年代のイタリアは不況・失業対策の面から協同組合設立による雇用機会創出が促進されたが、公的福祉策の不足を補完する市民事業が協同組合の形式をもって発展した。この市民事業活動を法制度化したのが社会協同組合法（1991）である。非営利のボランティア団体で、民主的に運営され、構成員や役員は無報酬である。

Ａタイプは社会保健サービスおよび教育サービスを提供する事業体である。Ｂタイプは構成員の３分の１は社会的不利な立場の人々（精神・身体・知的な障害者やアルコール・薬物依存症者、虐待児、移民、受刑者、社会的困難者等）が占める生産経営体である。その業種は伝統工芸、工業製品製造業、ビル清掃、公園や緑地の清掃管理、商業、建設業、農業、その他のサービス産業でもある。イタリア全土では、ハンデキャップを持つ人が、社会協同組合Ｂタイプのうちで18万人も働いているそうである。働いてない人も15〜20万はいるとのことである。イタリア式社会協同組合は、バザーリアの「患者と共に、住宅、金、仕事を作り出していく」という思いが形になったものである。就労と生活を一体のものとして取り組んだ社会協同組合の活動が人とのつながりを保障し、生活をより安定したものにしている。

６．イタリア全土を訪問・視察

これまで述べてきたように、実際のイタリアの精神医療の現状を見学・視察しようと、筆者はイタリアの全土（北部・中部・南部）を訪問・視察した。

第１回目は、2013年９月30日から10月７日まで、イタリア東北部のトリエステ、ヴェネツィア、ナポリを訪問・視察した。

第２回目は、2014年３月20日から３月29日まで、イタリア中部から南部のローマ、ナポリ、シシリー島のカターニアを訪問・視察した。

第３回目は2014年９月23日から10月３日まで、再びイタリア北部のミラノ、トリノを訪問・視察した。

表4　地域精神保健センターなどの数（イタリア全土、2001年現在）

地域精神保健センター（週6日1日12時間以上稼動）	707
外来のための施設（週5日1日4～8時間稼動）	1,107
デイセンター（週5日1日8時間稼動）	62

＊707カ所のセンターのうち年中無休つまり24時間稼動のセンターは50カ所。
＊州内すべての地域精神保健センターが週6日12時間以上稼動しているのは20州のうちの4州。
＊年中無休のセンターのベッドは合計178床。

大熊一夫著『精神病院を捨てたイタリア捨てない日本』より

表5　入院施設の数（イタリア全土、2001年現在）

	（カ所）	（床）
総合病院精神科診療サービス（SPDC）	321	3,997
大学附属病院	8	162
デイホスピタル	309	1,155
私立精神科施設	56	3,975
合計（但し、強制入院はSPDCのみ）		9,289
司法精神病院（法務省管轄）	6	約1,000

大熊一夫著『精神病院を捨てたイタリア捨てない日本』より

イタリア全土の地域精神保健センターや入院施設の数などは表4と表5の通りである。

すべての精神保健サービス・施設の内容を報告するのは重複することも多いので、各地の施設・内容を重点的に報告していくことにしたい。

(1)　トリエステ

イタリアには20州（5自治州）あり、その下に110県あり、その下にコムーネ（市町村）がある。トリエステはイタリア北東部にある都市で、フリウリ＝ヴェネツィア・ジュリア州（自治州）の州都、県都である。トリエステ市（コムーネ）の人口は約20万人である。アドリア海に面した港湾都市でスロベニアとの国境に位置している。須賀敦子[10)]は「トリエステの坂道」の

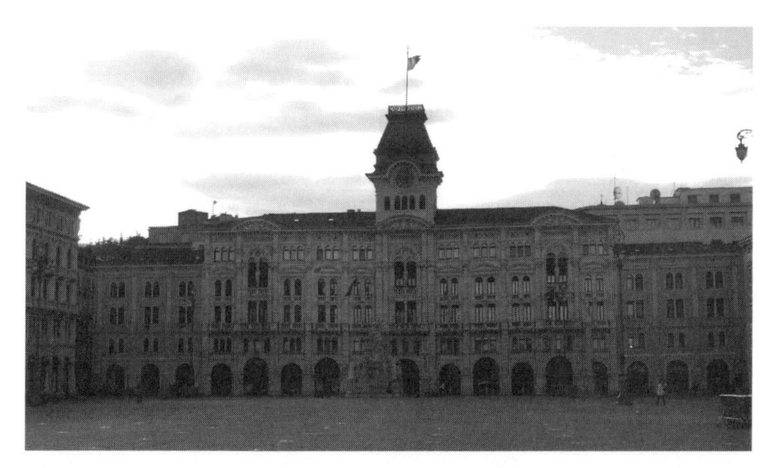

写真１　トリエステ市庁舎

中で「クロアチアの内部に、細い舌のように食い込んだ盲腸のようなイタリアの領土の、そのまた先端に位置するトリエステ」と表現している。

歴史的にみると、紀元前に共和政ローマの支配下にあった。中世期には、２世紀にわたり、ヴェネツィア共和国の支配下にあり、その後、神聖ローマ帝国の領内に入り、自由港として繁栄した。ナポレオン戦争中には３度にわたり、フランス帝国軍に占領された。

その後、オーストリア＝ハンガリー帝国の支配下におかれ、アドリア海、地中海に出る軍港として栄えた。第１次世界大戦後、イタリア王国に併合された。第２時世界大戦中には一時、ドイツ軍に占領されたが、パルチザン活動も盛んだった。大戦後、ユーゴスラビア軍に占領されたが、トリエステ自由地域として国際連合管理下におかれ、1954年にイタリアに返還され、トリエステ県となった。皮肉なことに、イタリアに併合されてからは、この都市は経済に行きづまり、ながい下降線をたどることになった。

トリエステの市庁舎（写真１）は、かつてのオーストリア帝国の支配下にあったので、その建物はウィーン風の立派な建築で、広場で見た時は、一瞬、ウィーンの街に来たのではないかと錯覚するほどだった。

トリエステを通る国境線は６度も移動し、そのたびに数々の悲劇的な事件が街を襲った。そうした矛盾は、トリエステの県立サン・ジョバンニ精神病院で噴出していた。入院患者のなかには、戦後の領土処理によって故郷を失ったイストリア半島からの避難民や、トリエステの後背地スロベニアの人たちが多く含まれていた。20世紀初頭の建設当初の「ヨーロッパで最も美しい精神病院」と称された、かつての姿は見る影もなくなっていた。

このような歴史的、地理・地政的経緯をもった旧サン・ジョバンニ精神病院は、バザーリアやザネッティ（州知事）らの革命的運動によって閉鎖され、トリエステに地域精神保健サービス網が施行されたのである。

旧サン・ジョバンニ精神病院の跡地は、現在はサン・ジョバンニ公園となり、各建物はそれぞれ、工業高校、大学の施設、市民の施設、WHO 研究施設、レストラン「イチゴの場所」、地域保健事業体 AAS の施設等が分散して使用されている。

敷地の中央には「カーサ・ローザ・ルクセンブルグ」元病院長公邸があり、オーストリア支配下にあった時代には、シャンデリアがきらめき、何人もの召使がいた宮殿であった。バザーリアは、この公邸を患者の「社会復帰訓練施設」として使った。

フリウリ＝ヴェネツィア・ジュリア自治州には、５つの地域保健事業態（AAS）がある。トリエステ県の人口は約24万人である。トリエステの地域精神保健サービス網は図５に示されるとおりである。

(a) 精神保健局訪問

サン・ジョバンニ公園内にある AAS No. 1のトリエステ地区の精神保健局を訪問した。

1980年、旧サン・ジョバンニ精神病院は廃止され、1981年精神保健局が設立された。その役割は精神保健サービス及び介入の方針決定、立案、運営、確認である。精神保健局の下に以下のプロジェクトがある。

①週７日間24時間体制で活動する４カ所の精神保健センター（CSM）。それぞれ約６万人の住民を対象に、各８床のベッドを備える。精神保健制度への入口であり、介入の調整や計画作成の核になる組織である。

②８床のベッドを備えた精神科診療サービス（SPDC）がマッジョーレ総合病院内に設置され、救急センターと密接に協力して緊急の要請を受け持って選別し、それぞれの管轄する精神保健センターに送る。

③リハビリテーションとレジデンスサービスは精神保健センターと提携し

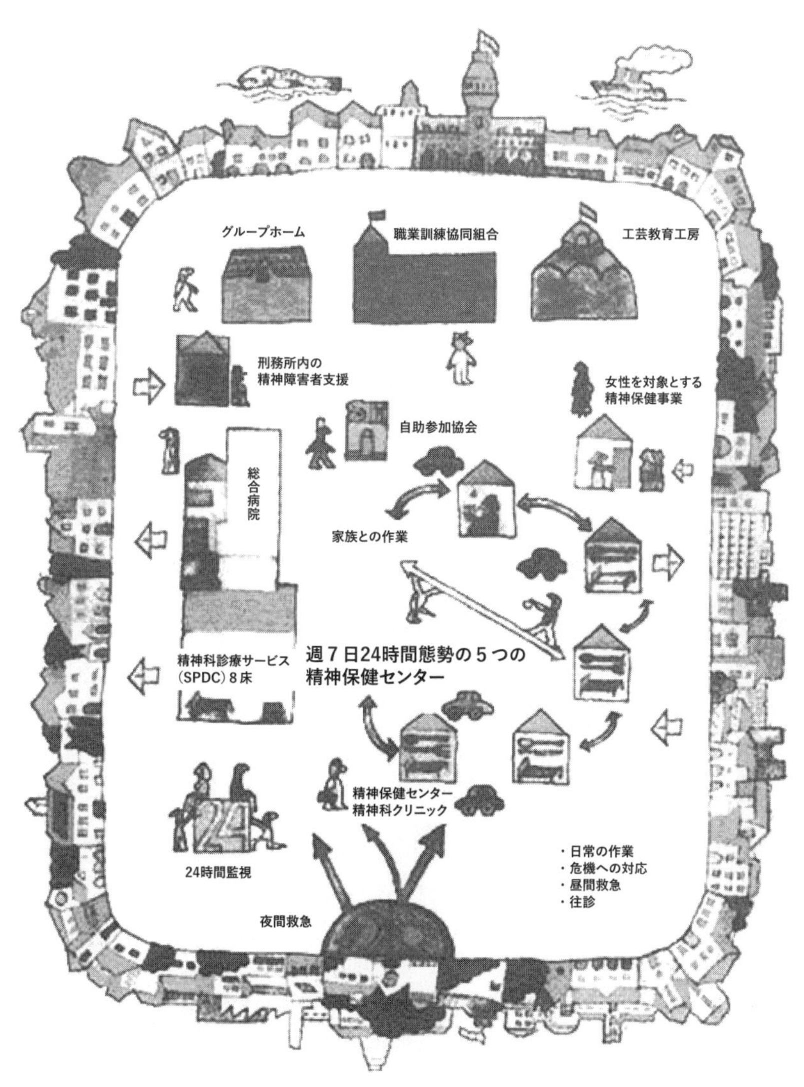

図5 トリエステ精神保健サービス（小山昭夫訳）11) より

て、社会協同組合（A型、B型）と協力して、職業訓練や就職活動にあたる。

④大学の精神科クリニックは精神医学を専門とする拠点校として研究教育活動を展開するとともに、治療や支援も行なう。

精神保健局のある場所に開放のシンボルの「青い馬」が設置されていた。1973年、バザーリア達の改革運動の仲間達と何百人もの入院患者達が「青い馬・マルコ」を連れて、トリエステの町を行進し、精神障害者の開放と精神病院の廃止を訴えたのだった（写真2）。

昼食を、公園内にある社会協同組合B型の運営するレストラン「イチゴの場所」で食べた。約100席ほどもある大きなカフェ・レストランであり、市民、外来患者、施設利用者等が利用しており、結構繁栄しているという。このレストランでは社会復帰中の患者さん数名を含めて10名余りの従業員が働いている。テーブルに持ってこられた大皿のペンネはとても食べきれなかった。イタリア人はよく食べ、よく飲む国民である（写真4）。

(b) 精神保健センター（CSM）訪問

精神保健センターは精神保健サービス網の中枢的役割を背負っている。

トリエステ地区は4つの保健区に分けられ、各保健区に1カ所ずつ精神保健センターが設置され、スタッフはユーザーのみならず、管轄地区に住む住民の精神保健問題について責任を持って働いている。

365日、24時間体制で、いつでも利用できる。地域住民はすべての人が利用できる。すべて無料サービスである。

救急の治療はマッジョーレ総合病院の精神科救急病棟（SPDC）で行なわれる。センターでは外来診療が行なわれるが、精神薬の処方はあまり使われてないようで、薬局を見せてくれたが、処方薬は少数しか置かれてなかった。夜間宿泊もあり（1泊から1週間位）、デイケアも行なっており、個人や集団での活動、レクリエーション、家族のためのプログラムも提供されている。デイホスピタルを利用することもでき、助言相談、電話相談、食事も提供される。

往診活動やアウトリーチもして、本人や家族の生活状態も把握し、危機を早期発見、介入もしている。他の関係機関とも連携し、住宅支援、経済的手当の給付も行なっている。さらにユーザーをもろもろの活動（リハビリテーション活動、利用者団体の活動、社会協同組合）にもつなげる等、幅広い社会

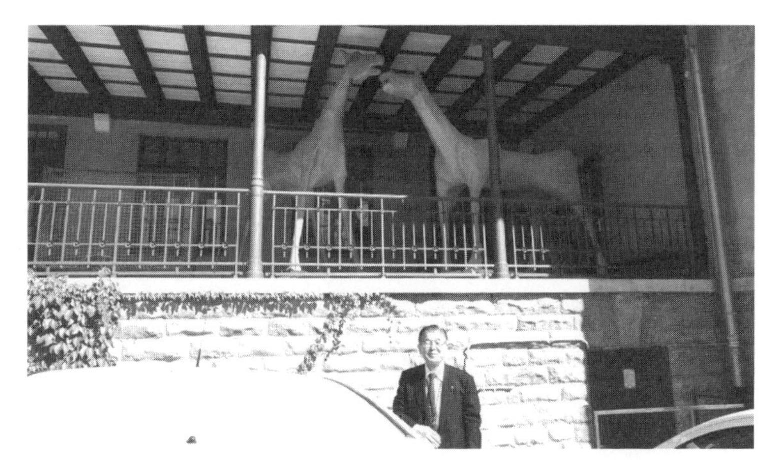

写真 2　青い馬の前で

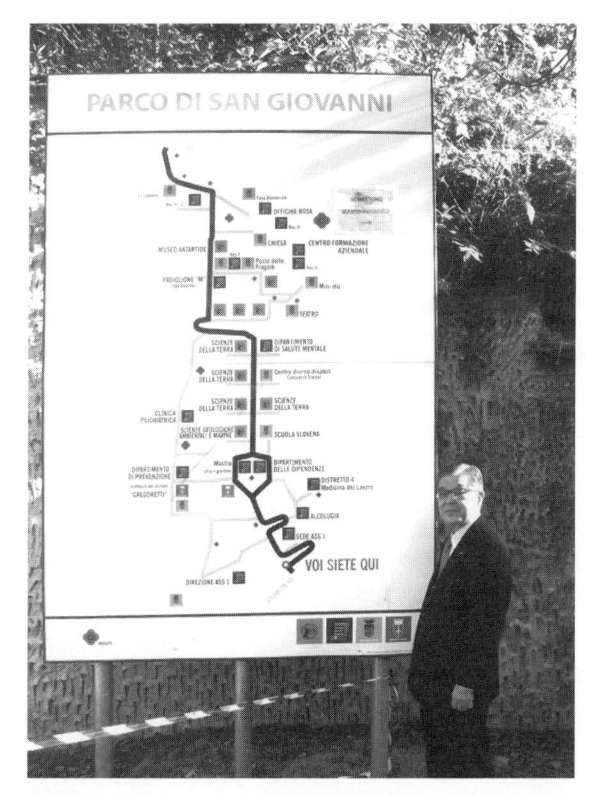

写真 3　サン・ジョバニ公園の案内看板の前に立つ著者

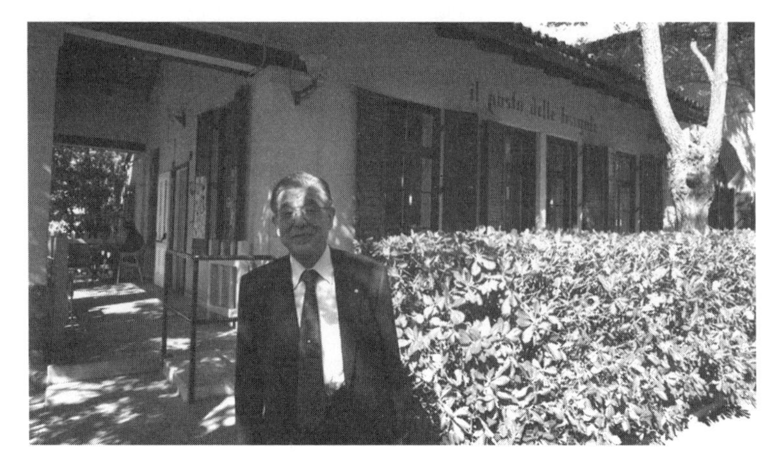

写真４　レストラン野イチゴを背景に

的・地域的ネットワークを幅広く行なっている。各センターは独自に活動しているが、定期的に精神保健局に集まり、それぞれの状況や困難事例、行政的な対応について会議を行なっている。

⒞　マッジョーレ総合病院　精神科救急病棟（SPDC）を訪問

精神科ベッド数は８床で365日24時間稼動して、開放病棟である。決して抑制・拘束はしない。あくまでも精神保健センターの補助的存在で、センターの管理下にある。受診の際には必ず各ユーザーに電子カルテともなる「個人プラン」を作成する。

夜間早朝20：00～８：00の時間帯に対応する。ユーザーの状態によるが、大半は翌日または同日には精神保健センターに移す仕組みになっている。病棟医は精神保健センターの医師が交替で勤務している。

軽度から重度まであらゆる精神に関連する症状のユーザーを受け入れ対応する。病棟のカギは閉めない。主なユーザーは、マッジョーレ総合病院の救急科から送られてくるケースが多い。数時間から数日にわたり、各ユーザーに適した必要なケアを行なう。その後は居住地区の精神保健センターと連携する。４地区のそれぞれの精神保健センターと共に共同でケアを行なう。

⒟　能力開発と居住サービス機関（SAR）を訪問

精神保健局のユーザーに役立つ資格取得リハビリテーション、職業訓練、

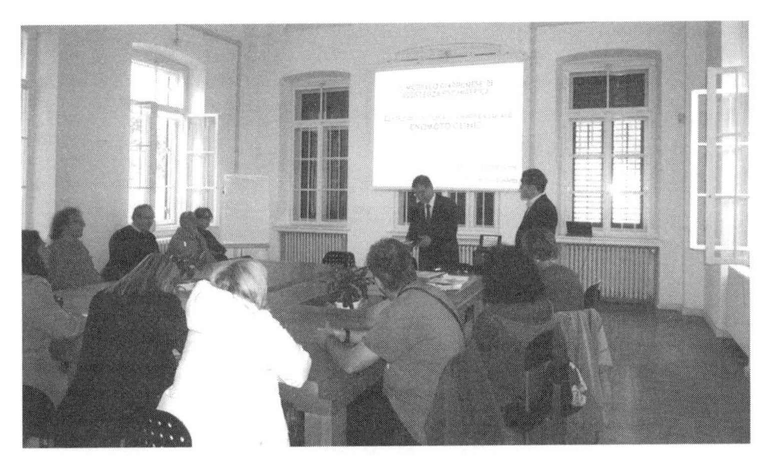

写真5　トリエステでのプレゼンテーション

居住訓練により社会復帰を促進することを目的に1990年代初頭に元精神科病院内に事務局が設立された。精神保健センターと共に能力開発、社会的統合活動をはじめとした中核となる機関である。異なった場所でさまざまなプログラムが展開され、トリエステの地域保健事業体 AAS と契約を結び、新任された社会協同組合と精神保健センターとの協働の中で、相談して行なわれている。精神医療保健サービスと管轄地区、依存症局とも「組織的な内部関係協働」のもとに効果的に作用している。

能力開発及び居住サービス機関の職員構成は、精神科医、臨床心理士、看護師、ソーシャルワーカー、リハビリ作業療法士、介護助手、事務員となる。事務局は施設内に設置されているが、ほとんどの職員が他機関や地域と連携して会議や具体的な支援を行なっているため、事務局内には通常数人のスタッフしか常駐していない。

この機関では「居住支援」「就労支援」「主体性をもって生きる活動支援」が主要な業務となっている。

(e)　プレゼンテーション

さて、イタリアの精神保健施設を見学するばかりではなく、日本の精神医療の現状をイタリアの人々にも伝えようと、プレゼンテーション・ミーティングの場を設けてもらった（写真5）。

IL MODELLO GIAPPONESE DI
ASSISTENZA PSICHIATRICA

CENTRO DI ASSISTENZA PSICHIATRICA LOCALE
ENOMOTO CLINIC

Ente per l'assitenza medica Enomoto Clinic

Presidente Minoru Enomoto

スライド１

筆者はイタリア語は話せないので、発表内容のスライドはすべてイタリア語に訳したスライドを映し出してもらい、１枚１枚、筆者が日本語で話して、それを医療専門のイタリア人通訳者が、イタリア語で参加者に話すという、たいへん手間ひまのかかるプレゼンテーションであった。

そして、筆者が話す時間よりも、イタリア語の通訳の時間は倍以上もかかり、丁寧に通訳してくれたのである。

その内容は紙幅の関係もあり、詳細は省くが、数枚のスライドを掲示しておく。スライド２のように、イタリアと日本の比較を導入として、イタリアと日本は東西の海洋国として位置し、国土の広さは、日本のほうがイタリアより少し広い。人口はイタリアより日本のほうが倍以上多く、医師数はイタリアのほうが人口に比して、日本より２倍くらい多い。

そのためか、イタリアでは医師の資格をとりながら医療の仕事につけない医師もいる。女性医師が多いのも特徴だ。精神科医師数は人口に比して、ほぼ同数である。病床数は、人口に比して日本のほうがイタリアより３倍くらい多い。

	イタリア	日　本
国　土	301,302 Km²	377,000 Km²
人　口	5,940 万人	12,700 万人
医師数	32.5 万人	28.6万人
精神科医師数	5,094人	12,151人
他のスタッフ数	17,267人	81,280人
病床数	37.2 万床	178.6 万床
精神科病床数	総合病院 4,084床 私立病院 5,595床	国公立病院 1万床 私立病院 29万床
地域精神保健センター	695 カ所	53 カ所
精神科クリニック	1,132 カ所	8,000 カ所
精神科外来患者数	? 万人	320 万人 （うち、うつ病100万人）

スライド 2

精神科病床数は、イタリアでは公立の精神病院は閉鎖したが、それでも1万床くらいは完全開放の民間精神科病床が残されている。

しかし、日本では今なお民間の精神病院の入院病床数は約30万床もあり、年間の精神科保険医療費は約2兆円で、その8割（約1兆6千億円）が、入院医療費として使われている。そして、残りの約4千億円が約350万人の外来通院医療費として使われている。

地域精神保健センターは、イタリアで全土に約700カ所設置されており、日本ではわずか約69カ所にしか設置されてない。

精神科クリニック数は日本のほうがはるかに多い。精神科外来患者数は日本では約320万人である。

精神科病床数はスライド3のように、日本だけがとび抜けて多く（約30万床）、欧米諸国はみな右肩下がりで減少している。

日本型の精神医療はスライド4に示す通りである。

日本の精神科医療の戦後の経過はスライド5に示す通りである。

日本の精神疾患の患者はスライド6に示す通りである。

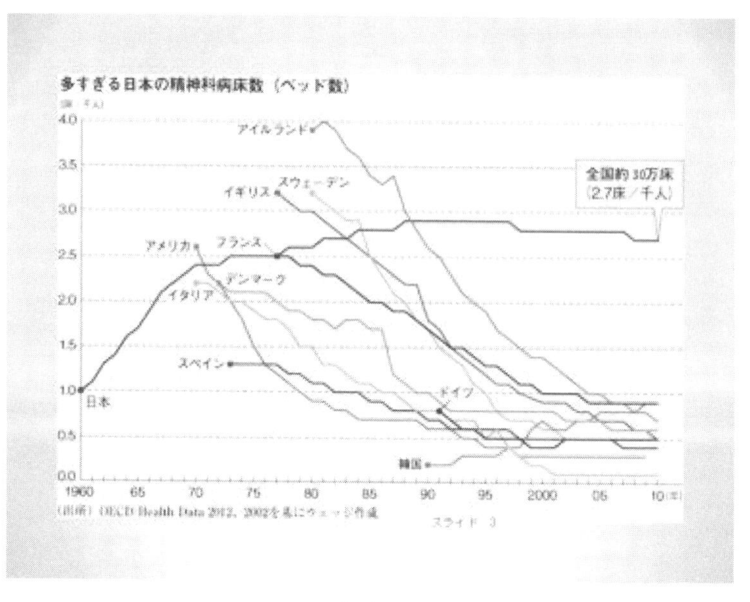

スライド 3

日本型の精神医療

- 精神科医療についての国・政府の方向性が明確ではない
- 自 由 診 療
- 診 療 圏 （地 域 割 制）がない
- 国民保健制度　　社会保険制度　　生活医療保護制度
- 民間施設（精神科病院、精神科クリニック、社会福祉施設）中心
- 精神科訪問看護　最近10年間で少数
- 各 施 設 間 の 横 の 連 絡 は な い
- 精神科医師がリーダー、中心となる
- 多 職 種 チ ー ム が な い
- 精神病院、精神科クリニック、社会福祉施設が点在
- 入院治療中心　⇒　外来医療へ　（　⇒　地域生活中心へ）
- 薬 物 療 法（多 剤 併 用）中 心
- 日本国民は精神障害者、心の病気を何となく疎外している
- 日本文化や社会的背景によって就職困難
- バラバラ家族となり、家族が支えられなくなった

スライド 4

日本の精神科医療の戦後の経過

		病床数	クリニック	保健センター	デイケア	榎本クリニック
1945	第二次世界大戦終戦	4,000床	1ヶ所			
	座敷牢　路上生活					
1950	精神衛生法					
1955		4万床				
1964	米国大使刺傷事件					
1965		17万床		数ヶ所		
1984	宇都宮病院事件	37万床	3016ヶ所			
1987	精神保健法	35万床	3369ヶ所			
1990			3956ヶ所			
1992						旧 池袋クリニック設立
1993	精神保健福祉法	34万床	4660ヶ所			
1998					896ヶ所	新池袋クリニック設立
2000			6400ヶ所		1,195ヶ所	
2004					1,661ヶ所	新大塚クリニック設立
2005			7983ヶ所		1,741ヶ所	
2011						飯田橋クリニック設立
2013		30万床		69ヶ所		御徒町クリニック設立

スライド 5

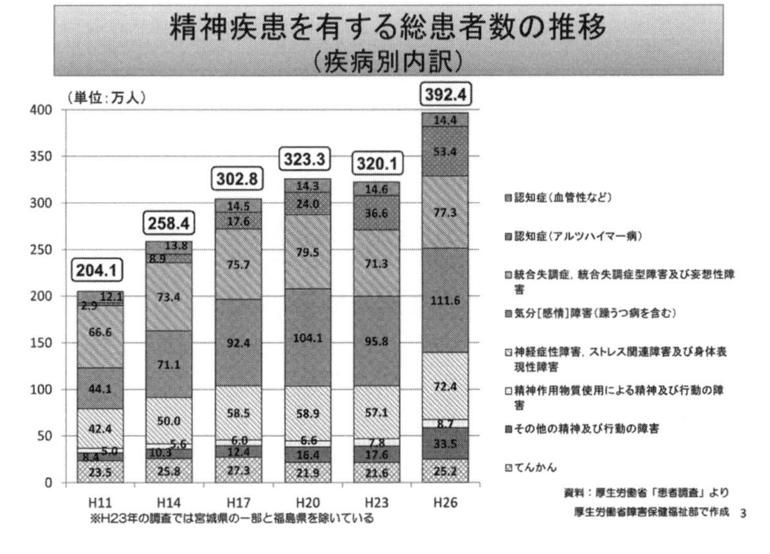

スライド 6

そして、日本の精神医療の１つのパターンとして、榎本クリニックの地域精神医療センターとして、またヒューマン・ファーストのコミュニティとして都内各地に展開しているデイナイトケア医療の話をした。詳細は本書第１部Ⅷに発表している「多機能を生かしたデイケア医療の在り方―現代社会のニーズに応える必要がある」を参照してもらいたい。

(2) ヴェネツィア

ヴェネツィアはイタリア北東部に位置する都市で、その周辺地域を含む人口26万人の自治体（コムーネ）である。中世にはヴェネツィア共和国の首都として栄えた都市で「アドリア海の女王」「水の都」「アドリア海の真珠」と呼ばれた。ヴェネツィア本島の南には、大小さまざまな小島がある。

(a) サン・セルヴォロ島の精神病院博物館訪問（写真６・７）

サン・セルヴォロ島には、元精神病院が「精神病院博物館」として残されており、訪問した。そこには、治療を前提に使われた器械、体を縛るさまざまな道具、さらに「研究」に使われた患者の脳や頭蓋骨なども保存・展示されている。現在、この島には、彼の業績を記念したフランコ・バザリア財団が創立されている。

1715年、当時ヴェネツィア共和国がオーストリアと組んで対トルコ戦争を開始したとき、ヴェネツィアの島に病院を作ったが、すぐに手狭になり、元修道院だったサン・セルヴォロ島に移動して、軍属病院とした。

当時、「パッツォ（精神障害者）」と呼ばれる患者が、最初に入院したのは1725年である。以後、30年間の間に約60名の患者が入院したが、実際入院するにはそれ相応の金額が必要だったため、この時期に入院する「パッツォ」は、貴族や有力家庭の出身者が中心で、いわゆる軍病院に併設された富裕層の一種の療養所だった。

1797年にフランスのナポレオンがヴェネツィアを支配したが、事態は変化して、支配者はすぐにフランスからオーストリアに移ったが、その「パッツォ」療養所は、名目上だれでも入れる、公共の精神病院となった。1866年にヴェネト州が統一イタリア王国に併合されたあとも続くが、1978年のバザーリア法の施行によって、このサン・セルヴォロ島の病院も閉鎖された。

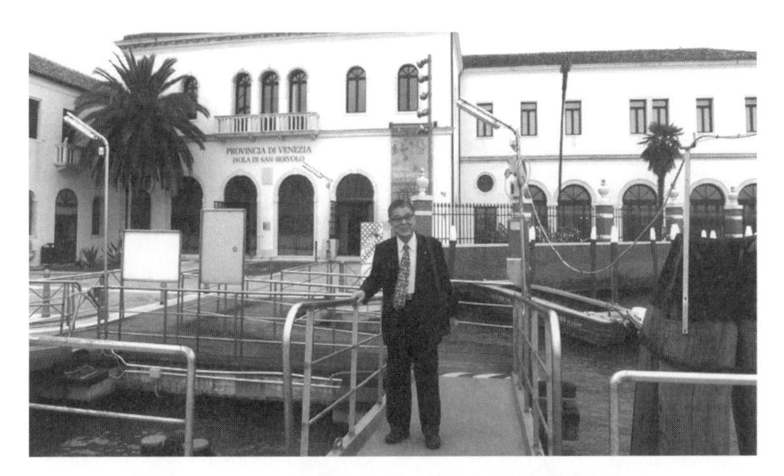

写真６　サン・セルヴォロ島の精神病院博物館の入口で

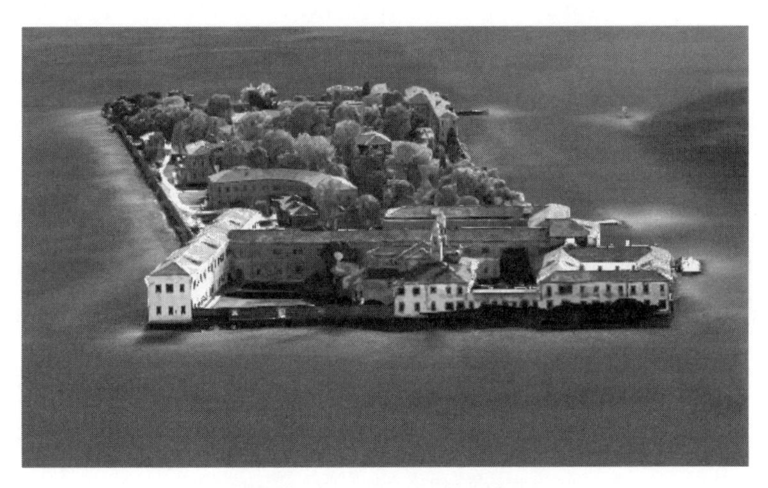

写真７　サン・セルヴォロ島

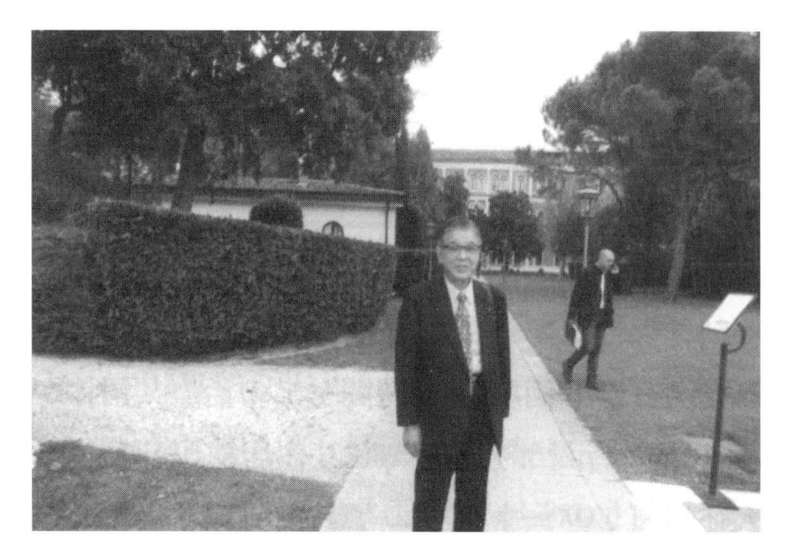

写真8　サン・クレメンテ・パレスの入り口で

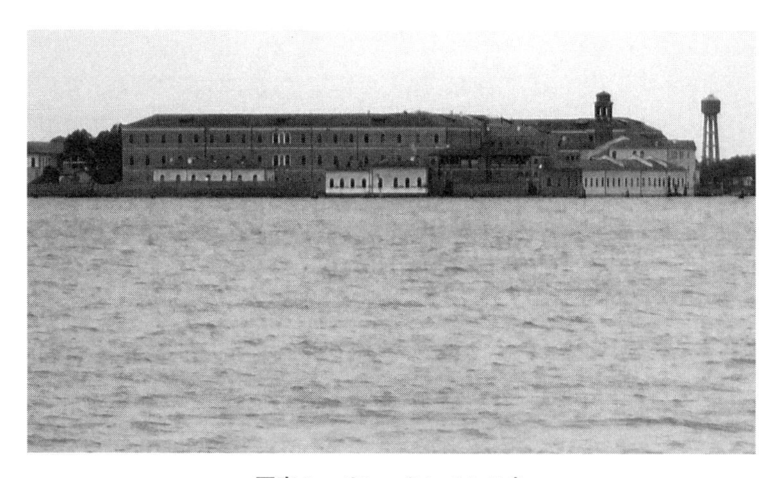

写真9　サン・クレメンテ島

(b)　サン・クレメンテ島のサン・クレメンテ・パレス見学（写真8・9）

サン・セルヴォロ島から1kmほど離れた「サン・クレメンテ島」も、精神病隔離の島として使われていたが、現在は5つ星高級ホテル「フォーシーズンズ」になっている。

訪問した際には、改装中で内部は見学できなかった。

この建物は、19世紀の半ばにヴェネツィアを支配していたオーストリアの指示により、当時、女性精神病患者の隔離のための精神病院に改築された。

かつては伝染病の島、老人ホームの島、ペスト患者の島、アルメニア人の島というようにヴェネツィア共和国は隔離政策の天才で、社会問題のことごとくを周辺小島への隔離というかたちで解決してきた。

大修道院だったという時代物の建物は、3階建て明るいレンガ色の立派な堂々とした建物で5つ星の高級ホテル「フォーシーズンズ」としてふさわしい建物である。

海の向こうにはサンマルコ広場の塔や教会や館や家並みのシルエットが浮かぶ風光明媚な世界第一級の島である。

(3)　ローマ

ローマ市の人口は261万人で、地方保健衛生局（ALS）は、ローマ市内で5カ所（A、B、C、D、E）、ローマ市外で3カ所（F、G、H）に地域区分されている。ローマ市の中心で旧サンタ・マリア・デラ・ピエタ精神病院の跡地を本部施設として使用しているのがALSローマE（バザーリア派のモデル地区）である。

ローマEはALSの傘下にあり、ヴァティカン宮殿周辺からローマ北西部のモンテ・マリオという丘陵の大住宅地を含む人口約50万人の大きな地域である。

ローマE地区の地域精神保健サービス網の内容は表6の通りである。

精神保健センターが8カ所もあり、デイケアセンターが6カ所、24時間ケアの治療共同体が6棟、12時間ケアのリハビリ住居棟が6棟、個人住居（アパート）へのケア援助つき（保護されたレジデンス）の利用者43人等、地域精神保健サービス・ケア支援体制が整っている。そして救急の治療体制は総合病院精神科（SPDC）が2カ所あり、1病院15床、計30床しかなく、完全解

表6　ローマE地区（約53万人）の精神保健サービス（2008年12月現在）

◇精神保健センター８カ所、年間利用者7,260人
◇総合病院精神科２カ所、30床
◇デイセンター６カ所、年間利用者516人
◇24時間ケアの治療リハビリ居住６棟、56人
◇個人住居へのケア援助利用者43人
◇若者専門外来利用者308人
（若者専門治療的デイセンター、保護住居、グループホーム各１カ所）
◇カーサ・ディ・クーラ（私立精神病院）４カ所への入院者276人

□精神科医86　□臨床心理士49　□ソーシャルワーカー29　□看護婦156
□教育士５　□精神科リハビリ療法士２　□事務12　□栄養士１　□無資格職員21
（総合病院精神科担当職員も含む）

大熊一夫著『精神病院を捨てたイタリア　捨てない日本』より

放の治療体制でわずか７日間の入院期間である。退院後は居住地域の精神保健センターに戻され、治療を継続する。ローマE地区内の精神医療スタッフは表６の通りである。

しかしながら、精神病院（マニコミオ）を全廃して、地域精神保健サービス・ケア支援体制網を整備しても、慢性化した統合失調症の人たちは、コムニタ（医師つきの20床の大型グループ・ホーム）に滞在している。彼らのQOLが比較にならないほど向上したことは確かである。しかし、彼らが完全回復して、自ら働いて、自立した社会生活を送ることは非常に困難であろう。財政的にみて、精神病院という建物に収容して治療する運営費よりは、地域精神保健サービス網を整備して支援ケアしていく運営費のほうがはるかに安くなっているのは確かであるという。しかしながら、国・州からの財政的しめつけが強くなって大変であるという。

(a)　旧サンタ・マリア・デラ・ピエタ精神病院跡を訪問

旧サンタ・マリア・デラ・ピエタ（慈愛の聖マリア）精神病院（SMP）跡を訪問した。SMPは32000平方メートルの緑の木立の中に34棟の建物が点在している。

パオラ・テリービレ女性精神科医（精神保健局長）が出迎えてくれた。

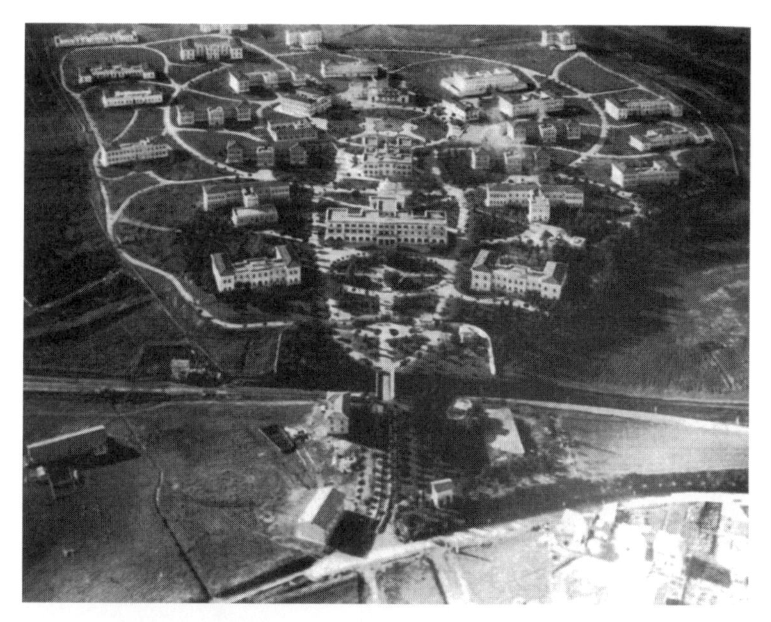

写真10　旧サンタ・マリア・デラ・ピエタ病院の全景

彼女の説明によると、SMPは100年間、精神病院（写真⑩）として使われていた。1980年頃にはまだ3,000人の患者がいた。1994年に国から強制的に病院閉鎖の命令が下り、急遽、入院患者を退院させ、地域社会に生活させることになった。国から特別予算がラッツィオ州に送られ、そしてコムーネ（ローマ市）が所有する住宅やアパートが提供された。SMPにいた従業員は小型コミュニティーや施設に応じた研修を受けねばならなかった。患者の治療費用や従業員の研修費用は州が負担した。

1995年、彼女が勤めはじめた頃には、まだ344人の患者がいた。18年間かけて小型コミュニティーや施設に移した。運営は各コミュニティーや施設が行なっている。

SMPの跡地には34棟もの大小の建物があるが、さまざまな目的で使用されている。地方保健衛生局（ALS）ローマEの本部事務棟もある。その他、ダウン症、先天障害、ガン重症患者などの専用施設や児童・青年期専門の外来・リハビリ施設もある。また区役所の事務棟等さまざまな施設に利用されている。

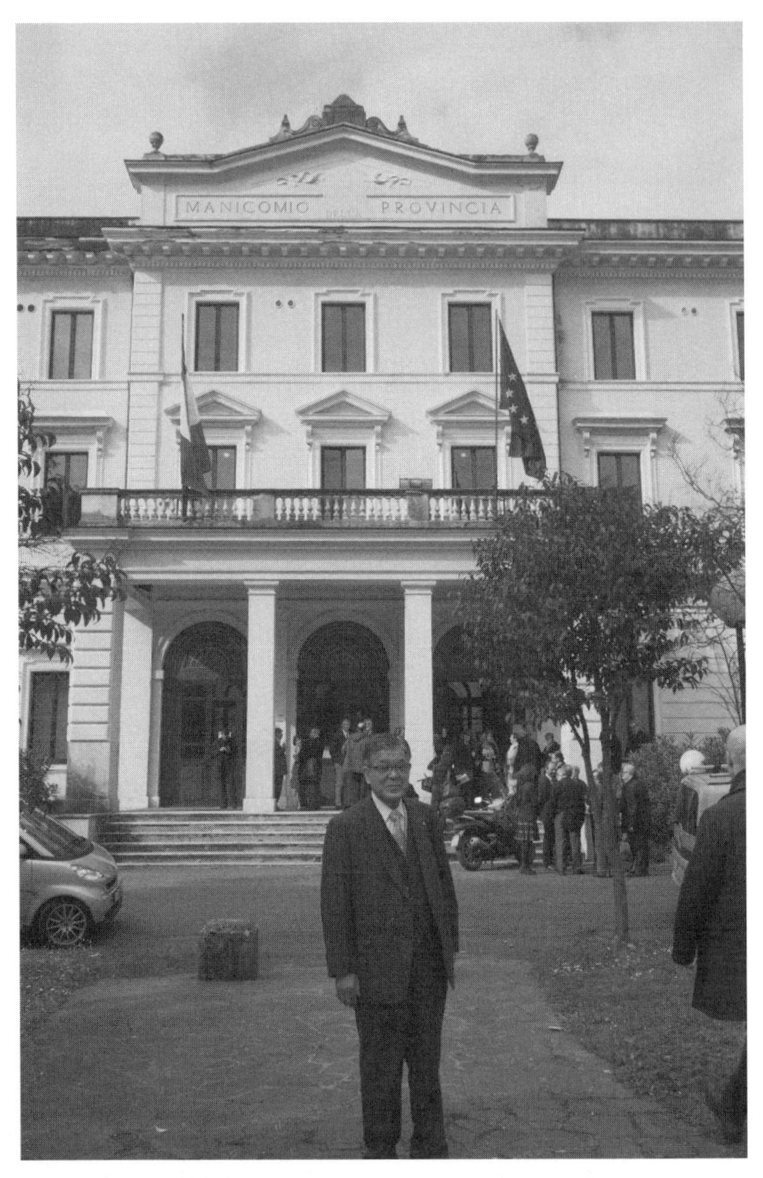

写真11　旧サンタ・マリア・デラ・ピエタ病院の玄関前で筆者
後は参会者の人達

⒝　図書館見学

旧サンタ・マリア・デラ・ピエタ精神病院（SMP）の旧病棟を改善して図書館として使用している。SMPの病院資料も保存されている。さらに1600年代からの資料もあり、1849年のヨーロッパ初のカルテも保存されている。約200年間の資料を保管しているとのことで、重要な参考資料兼教科書代わりになっていると説明している（写真12）。

⒞　精神病院博物館

やはり、SMPの旧病棟を改装して博物館として使用している。ヴェネツィアのサンセルボロ島の博物館は、旧精神病院のあり様を伝統的に残しているが、ローマの博物館には大きなスクリーン（タテは天井から床まで、ヨコは10メートル以上）があり、動画で、等身大の多くの人々が左右に動いている。見学者がその１人に話しかけると、その人が急にこちら側に向かって歩いてきて、見学者に向かって、自分の病歴や自分の現状を話し始めるのである。すばらしい企画で驚いた。毎年平均３万５千人の見学者が訪問している。2010年には「最新の博物館」という賞を受賞した（写真13）。

⒟　精神保健センター

人口約250万人の首都ローマ市は５つに区分けされて、それぞれが地域精神保健サービス網が敷かれている。ASLローマE地区は保健サービス公社の傘下にあり、精神保健センターが８カ所に設置されている。

１つの精神保健センターは住民約６万人の精神保健サービスを統括している。

Boccea通りにある、街の中にある精神保健センターを訪問した。ティチアーナ・ロリーニ女性精神科医が所長で、精神科医を６名、臨床心理士２名、ソーシャルワーカー３名、看護師４名のスタッフである。地区住民は無料で直接受診できる。年間利用者は約1000名位である。各患者の初診の後は、患者の個性化されたプロジェクト書類が作成され、各患者には担当の各スタッフが決められる。

外来通院時には、医療的な問題ばかりでなく、その患者のあらゆる社会生活上の問題や家族関係問題にまでたち入って相談を受け、解決がはかられていくという。この精神保健センターでは料理教室や演劇活動なども行なっており、仕事につながっていく場合もある。文化活動でサッカーなどを行なう

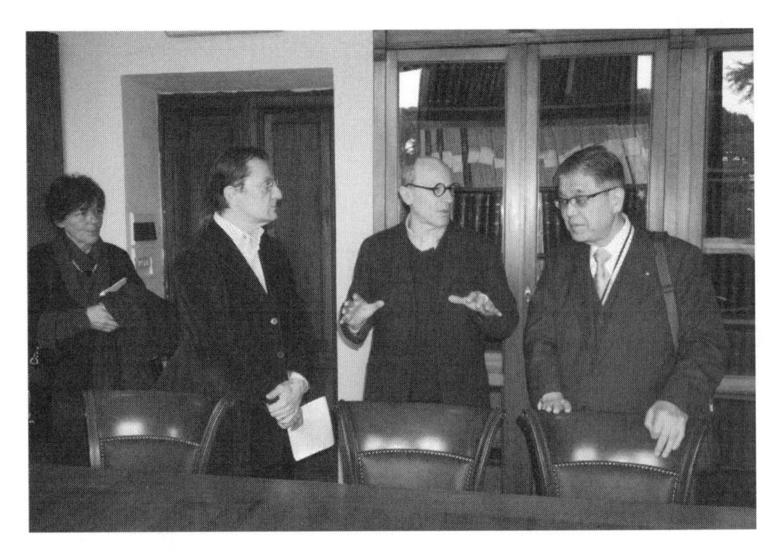

写真12　図書館内で、左からテリービレ局長、通訳者、図書館長、筆者

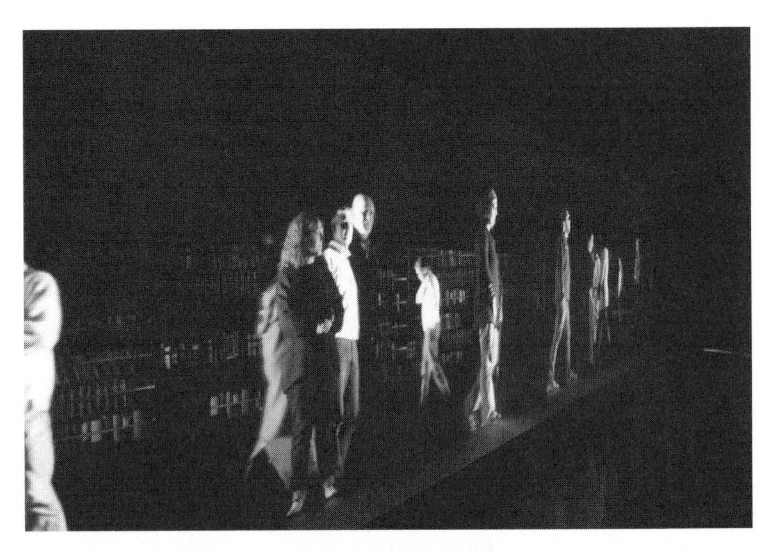

写真13　博物館内の動画

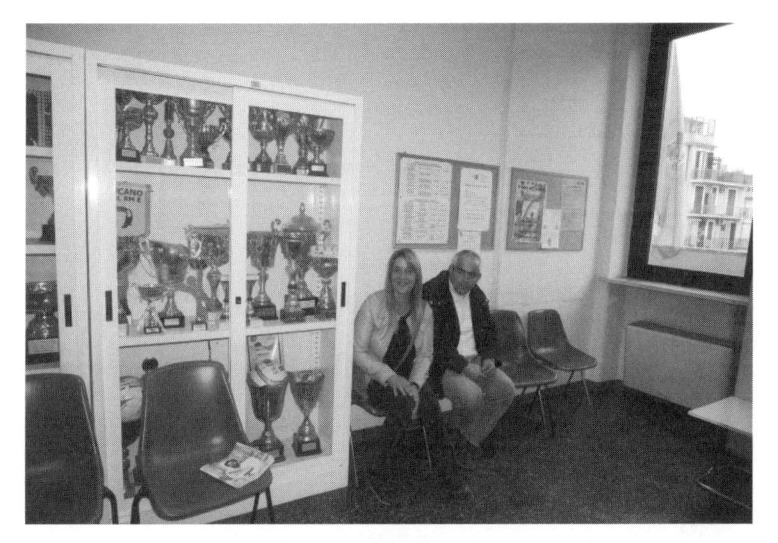

写真14　２人の患者とトロフィー

が、サッカー試合で何度も勝利を得て、いくつものトロフィーがかざってある。通院中の元患者の２人に会い、話をきいた。１人は男性でルームメイトと２人で住んでいる。もう１人は女性でやはりルームメイトと２人で住んでいる。２人とも職業をもっており、自立して生活しているが、精神保健センターで規定されたアポイントには必ず出席して、面接を受けることは義務で、コントロールの意味も含めている。家賃は助成金でカバーされているが、生活費は自分達で働いて、まかなっているという（写真14）。

総合病院精神科救急病棟（SPDC）を訪問したが、活躍の医療内容はトリエステの場合と同様なので省略する。

(e)「デイ・ケアセンター」「社会協同組合Ｂ型マガジーノ」訪問

所長は女性精神科医カルラ・ステンテッラで、精神科医エットーレ・パスクッリ（旧SMPの院長）と社会協同組合の女性スタッフ、テア・フェランテが案内してくれた。

まず、社会協同組合を中心にした活動の説明を受ける（前述）。

この社会協同組合では、午前中一般の人と患者が一緒になって印刷技術、ガラス製造、フレーム製造を中心に、椅子作り、家具の修復を行なう工房の教室がある。これらの作業は大変な治療効果がある上、社交術を身につけ、役割を与えられることで自分では知らなかった新たな自分を知って、自信を持てるようになる等、技術をつける以外にも、さまざまな効果的な結果を生んでいる。訪問時に、ローマ市内で行なわれているインテリアデザインの展示会に作品を出品しているという。社会協同組合の患者さん達が自分の体験談を語ってくれた（写真15）。

A氏――精神保健センター（CSM）に通っていた際に、こちらの施設を紹介された。1999年からうつ病の症状がひどくなった。薬やいろいろな療法で治療しながら、3年間この社会協同組合教室に通った。コムーネ（ローマ市）の助成金のおかげで授業料は無料。3年コースの授業を終えて、近々、助手として働くことになっている。

B氏――精神障害の患者達は、信頼できる人間関係の中で治療されていく。

社会協同組合の教室に通いながら自信をつけることができた。病名にこだわらず、各患者の症状によって治療を受けることは大切だ。組合に通いはじめても、症状が重かった最初の頃は、精神科医と指導員にだけ接していた。組合に通いながら自分でも知らなかった自分のことに気づき、さまざまな自分を発見しながら、それが治療ともなった。

C氏――精神保健センター（CSM）に通っていた際に、こちらの施設を勧められた。印刷技術を学びながら、博愛のある人々と接して心が開かれ、同時に満足が得られるものを作りあげていくことが、自分の自信につながって、よい治療になった（写真15）。

この施設では、遠足や短期滞在のレジャーを行なっている。行く場所やプログラムなどは、患者が一緒になって、みんなで意見を交換し合いながら決める。こうした行為も治療の1つになっている。1993年からコムーネ（ローマ市）が援助金を出してプロジェクト「目標」を行なってきている。

(f)「保護されたレジデンス」訪問（写真16）

住宅街にあるアパートで4人の男性が共同生活をしている部屋を訪問した。フランチェスカ・モンターニ女性ソーシャルワーカーが案内してくれた。ALSが借り上げた部屋で、寝室が2つ（1部屋に2ベッド）、共同の居間（12畳くらい）、キッチン、トイレとバスルーム2つとかなり広い共同アパートである。1カ月の家賃は1,200ユーロ（約15万円くらい）で、分担で払っ

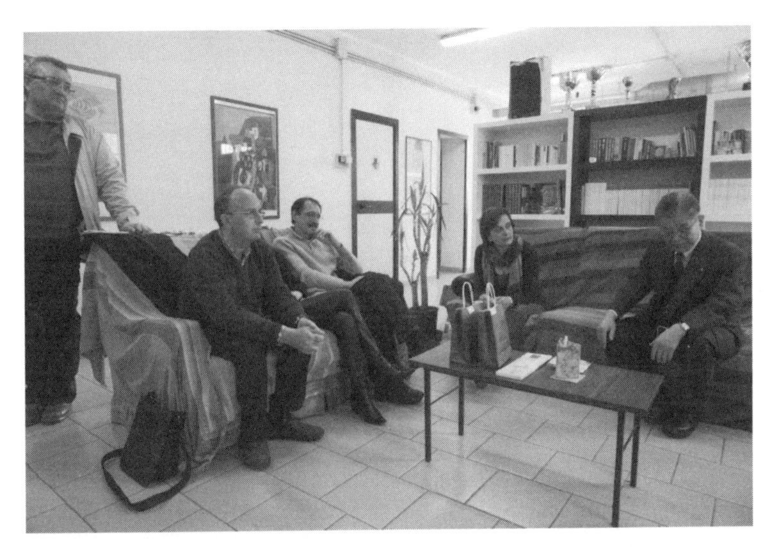

写真15　右から筆者、ステンテッラ所長、3人の患者

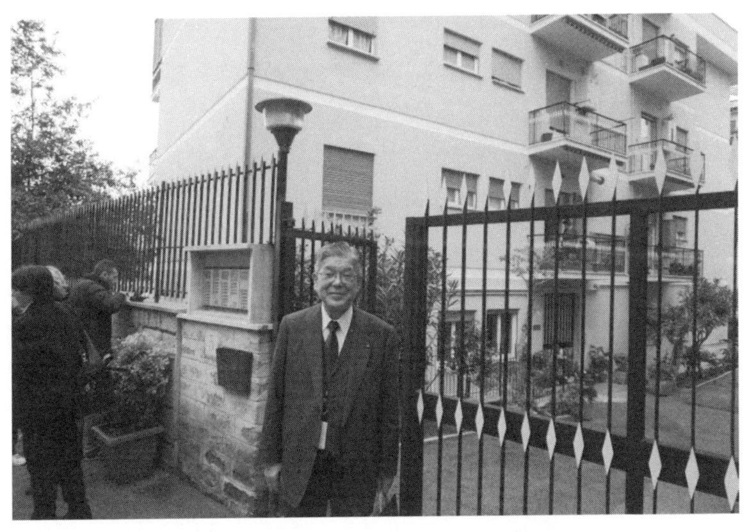

写真16　住宅街にあるレジデンスを背景に

ているが、ローマ市からの補助金も出ている。1人は治療で始めた演劇活動が本格的な職業になり、今はローマ市内の有名な劇場で本格的に活動している。もう1人は長年精神病院に入院していた73歳のジョバンニ氏は美術愛好家で、美術書や絵画のカタログを収集するマニアで度々、本を盗んできた。彼の部屋の棚には美術書や絵画のカタログで埋まっており、好きな画家はピカソである。

他の1人はローマで有名な歴史的カフェの息子で、40歳のアレッサンドロ氏は、今、プールで仕事をしている。

もう1人はずる賢いと呼ばれている、多量喫煙者で、かつてはアルコール依存していた。

近所に住む大家さんにも来てもらい対談した。近所から苦情は一切受けたこともないし、問題も起こしたこともなく、たいへん満足している。息子夫婦も真横のアパートに住んでいる（写真17）。

(g)「ジュゼピーナ・プロジェクト」を訪問

ローマ市内から、車で15分くらいの郊外の丘にオリーブの木に囲まれた別荘風の2階建ての建物が治療共同体（治療とリハビリ・レジデンス施設）、「ジュゼピーナ・プロジェクト」である（日本的にみれば開放型の小さな精神病院様である）。

今の住民は20人くらい。スタッフは、所長に女性精神科医バンダ・ディ・ネッラ、看護師6人、PSW 1人、社会協同組合から派遣された介護職数人等である。

玄関の広間に、この施設の名の、若い頃のジュゼピーナの写真が置かれていた（写真18）。

ジュゼピーナは、17歳頃、統合失調症を発病して以来、サンタ・マリア・デラ・ピエタ精神病院の女性狂躁病棟に22年間入院していた。あまりにも攻撃的な言動（食器をぶん投げたりなど）が多いので、昼間は椅子に、夜はベッドに縛りつけられていた。

ロザーヴィオ院長の命令で、社会復帰の「ジュゼピーナ計画」が立てられ、数年かかって、この施設に、同僚のアンナと移ってきた。共同体施設内は小奇麗な部屋にベッドが2つ置かれていた。アンナが奇策に自分の部屋に案内してくれた（写真19）。

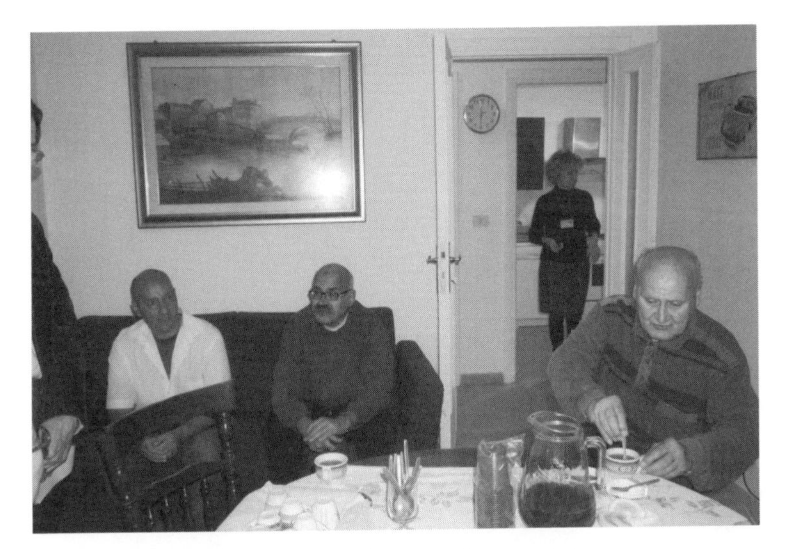

写真17　３人の住人と奥の方は大家さん

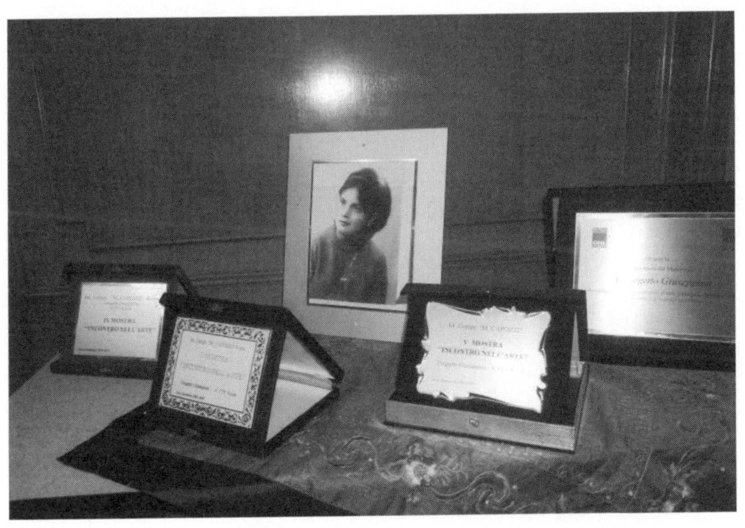

写真18　ジュゼピーナの写真

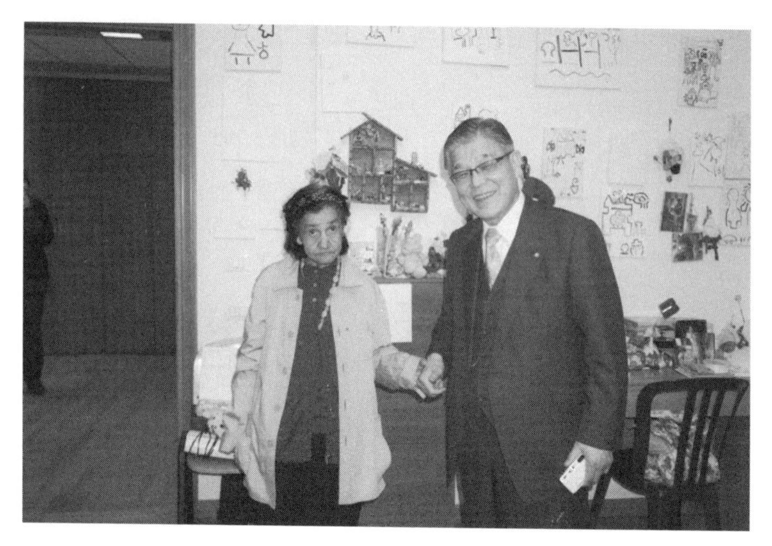

写真19　アンナと一緒に

家族もいない、在宅での治療が困難な人たちが生活しており、精神保健センターやデイケアに通ったり、たまにはプールやリゾート施設に遊びに行ったり、社会・生活訓練のほかに絵画療法など治療的活動も行なわれている。滞在期間は平均２年間だが、最高３年間は居られる。平均１年間で10人が入居して、10人が出て行く。運営費は州＝ASL が出資している。

ローマでもプレゼンテーション・ミーティングを開催したが、それは省略する（写真20）。

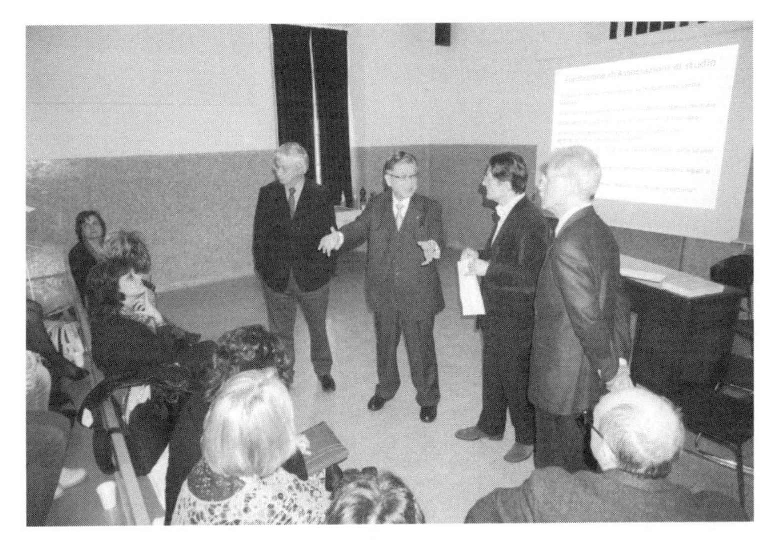

写真20　ローマでのプレゼンテーション

(4)　ナポリ

ナポリはイタリア南部にある都市で、ナポリ県の県都で、都市圏人口は約300万人で、ローマ、ミラノに次ぐイタリア第3の都市である。ナポリ湾に面した港湾都市・工業都市である。

ヴェスヴィオス火山を背景とする風光明媚な景観で知られる観光都市である。「ナポリを見ずして死ぬことなかれ」と謳われている。

輝く太陽と温暖な気候、陽気な人々というイタリアのイメージはこの都市が元になっている。その一方で、今日でもナポリを拠点とするマフィア・カモッラによる影響が強い都市である。イタリア北部の人は「ナポリはアフリカだ」と揶揄しているという。

ナポリの精神医療の状況はどうなっているのだろうか。

大熊[12]は『精神病院を捨てたイタリア、捨てない日本』の中で（44-46頁）「『南はドラマチックにだめだ』『南は180号法だけでなく、どんな法律も機能してはいないんだよ』と北の精神科医たちは投げやりなことを言った」と書いている。

筆者の短期間の訪問では、判断しかねる問題である。なにはともあれ、訪問・視察してみることにする。

ナポリは精神保健局下に10カ所の精神保健部がある。ナポリの精神保健所（DSM）には３カ所の精神保健センター（Centro1、Nord2、Sud3）がある。

(a)　精神保健局を訪問

精神保健局・ナポリ Sud3を訪問した。精神保健局長マニロ・グリマルディと精神科医マリアーノ・デ・フリオより、ナポリの精神保健医療状況の説明を受けた。ナポリのモデル地区であるから、特にイタリア北部の精神保健医療状況とは遜色はないということであった。

精神保健センター（CSM）サン・ジョルジョ（クレマノ）の施設を訪問・見学した。患者の歓迎を受けて、手作りのケーキをいただく。壁には日本の日の丸の旗や「歓迎」の字や着物姿の美女の絵や、葛飾北斎の富嶽三十六景の有名な「神奈川沖浪裏」の絵には富士山がベスビオス山と書いてあるのには、ほほえましくもあり、驚嘆した。日本の歌も小さなオルガンで弾いてくれたので、筆者は興にのり、イタリア映画「刑事」の主題歌「アモーレ・ミオ」をイタリア語で歌った（写真21）。

診療と治療の精神科サービス（SPDC）のマレスカ・ディ・トーレ・デル・グレッコ病院を訪問・見学した。SPDC 所長のフランチェスコ・カンパーナと助手の女性精神科医マッダレナ・チンクエの案内で、救急科の患者達と直接話しながら、施設内を案内してもらった。

レジデンス施設（SIR）ピモンテ「マリアの家（Casa di Maria)」を訪問・見学した。

精神保健施行部局長オラッゾ・カテッロが同行し、説明してくれた。ある家族が大家で、自分の家を提供してくれて、地域保健所（ASL）が運営している。患者１人１日経費50ユーロである。洗濯物や掃除は外注で、料理はレジデンス内に料理人がいて、家庭的な美味しい料理をつくってくれて食べている。筆者も昼食をご馳走になった。大家の家族にも会ったが、たいへん家庭的な印象で、レジデンスにもよく来ているようであった。周囲の環境もよく、大変恵まれた環境のレジデンスであった。

レジデンス施設（SIR）トーレ・アマンチィアータを訪問・見学した。精神保健施行部女性局長ヴィチェンツァ・アルファーノが同行・案内してくれた。病院跡を修復して、なかり大きな敷地にレジデンスがある。食事は病院

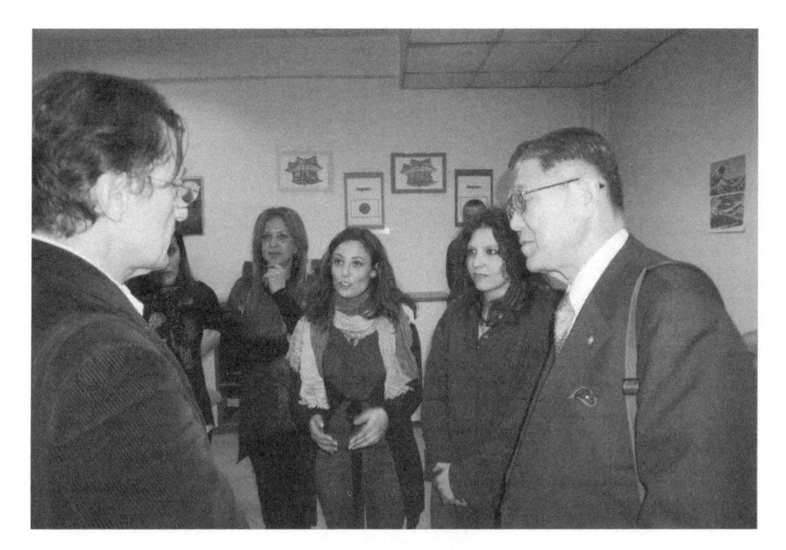

写真21　歓迎の風景

施設が敷地内にあるので、いわゆる病院食を食べている。洗濯は治療の一環として各自が行なう。重病の患者が多いように感じた。

イタリア南部の人達は非常にファミリアールな雰囲気で、まだ家族の絆が強いようで、家族的、家庭的、情緒的なつながりの要因が、精神保健医療と結びついて、イタリア北部とは異なる精神保健医療状況をつくっている。ナポリでは地域社会の民族性に基づいて郷に入って郷に従ったナポリ独自の精神保健医療を展開しているように思えた（「マンマのアイロン」といわれるように、結婚後も息子のＹシャツのアイロンがけをするという郷土意識が根強く残っている）。

筆者はナポリでも、日本の精神医療の現状をプレゼンテーションした。

⒝「ヴィッラ・カマルドリ」を訪問

イタリアでは全国的に精神病院は閉鎖したといっても、総合病院や大学病院には精神科救急病棟（SPDC）は4084床が設置されている。そして民間のカーサ・ディ・クーラ（看護の家）あるいはヴィッラと呼ばれている（日本風に見れば民間の精神病院）、開放型治療共同体施設は、イタリア全土に56軒、3975床もある。ナポリのあるカンパーニャ州には８軒、901床があると大熊[12)]は書いている。

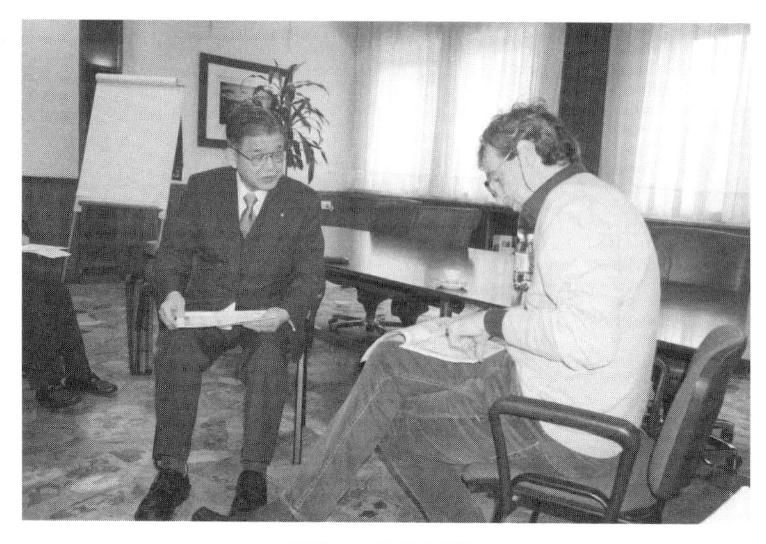

写真22　院長と対談

その１つである「ヴィッラ・カマルドリ」を訪問した。この施設はラルタ・マター株式会社（民間運営施設）が経営している。保健局長精神科医ルチアーナ・ソフィア氏とデイホスピタル精神科医フランチェスコ・グッチ氏が同行して案内してくれた。このヴィッラは精神保健局（ALS）と契約を結んでいて、ALS から送られてくる患者と、一般の患者がいる。約200床の施設で、平均滞在は15日間、長期滞在の者もいる。

30-60名のデイケアの患者もいる。１日費用は170ユーロ（約２万円位）患者15名に対して、契約社員精神科医１名、看護師１名のスタッフ。ASL からの生活保護費用600ユーロ、そのうち250ユーロは精神保健医療費が支給される。年金をつかって老人ホーム的に使用している場合もある。この施設は、この地域では唯一の民間病院で、もう一つの民間病院を運営しており、老人ホームの運営も始める予定である。

この施設は法律的には違法になるので、いずれは閉鎖することになり、老人ホームのかたちに変えて、運営していく可能性が高いという。

施設全体のスライドを見せてもらった。院長とも対談して、施設を見学した（写真22）。

(5) シチリア島カターニア

シチリア島はイタリア半島の西南に位置する島で、日本の四国の1.4倍の広さで、三角形をした地中海最大の島である。イタリアのシチリア自治州となっている。カターニアは島の東部にあり、人口約29万人のシチリア島第2の都市である。北にエトナ山（活火山）があり、今でも噴火を繰くり返している。

「シチリアがいかにしてイタリアの穀倉という名誉ある名前を克ち得たかが明らかになった」とゲーテはイタリア紀行の中で述べている。古来シチリアの文化は、海とともにある。しかしシチリア内陸の風景は乾き、山地以外どこまで続く裸の丘陵である。資源といえば土地以外にはない。若干の鉱物資源を除けば農業だけである。長い歴史の中で外来勢力に支配されてきた。封建領主の代行農業管理人ガベロットが、マフィアの起源ともいわれる。

筆者は映画「ゴッド・ファーザー」（パートⅠ・Ⅱ・Ⅲ、フランシス・フォード・コッポラ監督、1972-90）のファンである。

シチリア内陸の村々が注目されたのは「ゴッド・ファーザー」のファミリーの故郷コルレオーネ村である。筆者はその村を見物したいと希望したが、今は何も残っていないということで、撮影の舞台となった山間の村につれて行かれた。今は舞台装置となった古い教会や古い家々や坂道、古びたBarの跡があり、観光名所となっている。記念品にゴッド・ファーザーのTシャツを買って、その村を後にした（写真25）。

(a) カターニアの精神保健の各施設を訪問

シチリア自治州には9つの県がある。シチリアは地域保健所（ASL）の代わりに各県に県保健所（ASP）がある。カターニア県の県保健所はASP3で、その下に7カ所の精神保健局（MDSM）がある。

カターニア市内に3カ所、市外に4カ所の精神保健局がある。MDSMには9部局があり、精神保健専門部局が7局あり、その他に依存症専門部局と児童未成年部局がある。

カターニア市内の高級住宅街にある総合精神保健局（MDSM）を訪問した。

ジュゼッペ・サルバトーレ・フィケエラ精神保健総局長が応対してくれ

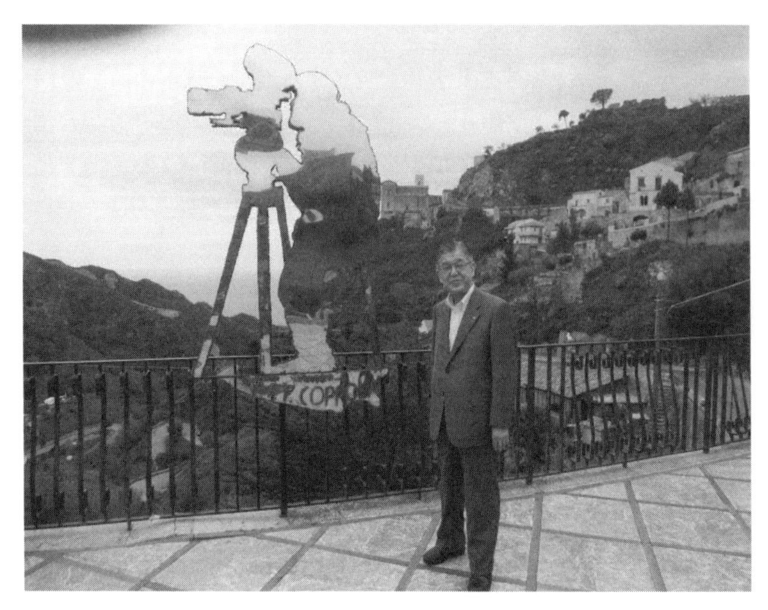

写真23　映画「ゴッド・ファーザー」の撮影現場で

て、カターニアの精神保健の説明を受けた。この建物の中には、カターニア市内の３管轄区の精神保健部局と精神保健センター（CSM）、救急診療所等の施設がある（写真24）。

診療と治療の精神科サービス（SPDC）を訪問した際に、カルメロ・フォリオ局長は日本に旅行したことがあり、親しみをこめて、説明してくれた。スタッフと対談した際に、イタリアでも「引きこもり」現象が増加しており、筆者が以前書いた「引きこもり」の論文を英語の論文で読んだという報告があり、筆者はうれしくもあり、驚いた。いろいろ質問も受けたが、イタリアでも「引きこもり」の言葉がそのまま使用されているという。世界的にも「引きこもり」の言葉が使われているという。

MDSM5（フィッポ・セルヴァジョ局長）のオフィスでは、シチリアで製造された緑茶とクッキーでサービスをしてくれた。

児童専門部局を訪問した際には、ダンスセラピーをしている最中に、患者に交じって一緒に踊った。

フィケエラ総局長のオフィスを訪問した。屋上からの眺望はすばらしかっ

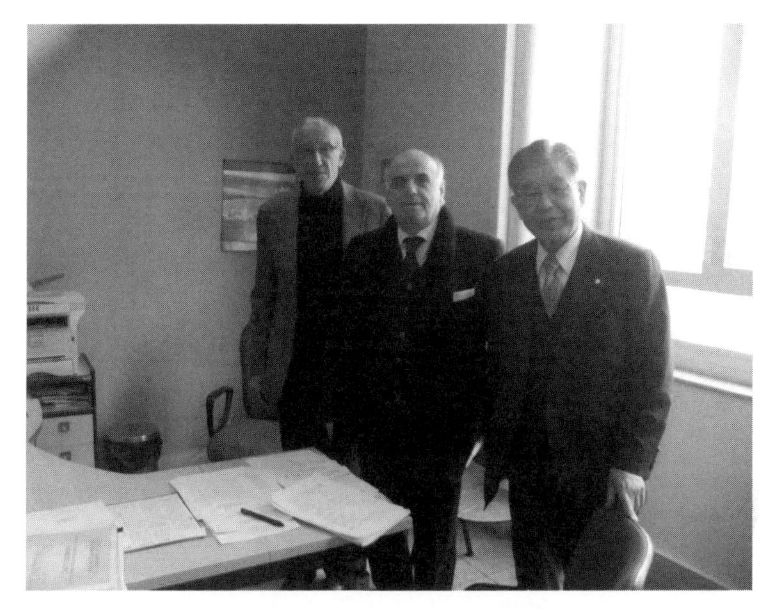

写真24　中央がフィケエラ総局長

た。２階には患者が運営するBarがあり、一般の人も利用できるという。

民間レジデンス施設「マジョラナ」を訪問した。住宅街の一角にあり、広い敷地にあり、全体で125床で、精神障害者50人と脳神経患者75人が入所している。

精神科医６人、臨床心理士10人、リハビリ師４人、ソーシャルワーカー４人のスタッフで運営している。清潔で広いスペースでゆったりとした建物である。

この施設ができた際には、周辺には何もなかったが、時代とともに変化して、住宅街になったが、一切苦情はないという。

偶然ではあるが、地元ガイドが閉鎖された民間精神医療施設「ビッラ」があるというので案内してくれた。寂れた印象のある「ビッラ」の建物を外から見学した。フィケエラ局長の説明によると、いろいろな問題が発覚して、捜査が入り、閉鎖することになったというのである。イタリア精神保健の裏側をのぞかせた一場面である。

(b)「ヴィッラ・キアラ」を訪問

民間のレジデンスで、治療看護共同体（カーサ・ディ・クーラ）（日本風にいえば、民間の精神病院）である。カターニア県保健所（ASP）と契約して、ASPが管理して、1日200ユーロの経費の100％援助を受けている、大変財政的にも恵まれている施設である。

精神保健総局長ジュゼッペ・サルバトーレ・フィケエラ先生（ゴッド・ファーザーのような人格者の品格の人である）の案内で施設を訪問した。

まず施設全体（患者滞在部屋、体育室、音楽室、読書室、教会等）を見学した。スライドで会社の運営概要の説明を受けた。

患者滞在部屋は1部屋に2つのベッドがあり、明るく清潔できれいな部屋である。体育室にはさまざまな体操器具があり、コーチの指導により、ゴムボールの廻し投げの訓練を見せてくれた。音楽室では、ドラムをたたいて、音楽を流し、その場で壁や床に即興的にマンダラやさまざまな絵画を描いてみせる音楽・絵画セラピーを見せてくれた。筆者らの歓迎のために2カ所のキッチンで、1カ所は患者やスタッフ用の食事やケーキが沢山つくられていた。もう1カ所では軽症の患者が自立の練習も含めて沢山の料理やケーキがつくられていた。大勢のスタッフや患者を交えてよく食べ、通訳してもらいながら歓談した。イタリア南部の人たちは実に家族的、家庭的で、親密な雰囲気をもった明るくて、陽気で、おしゃべりで、やさしく筆者らを歓迎してくれた（写真25・26）。

イタリア北部の人たちは、南部では精神医療改革が遅れて、精神病院の全廃ができてないと批判するが、イタリア南部の人たちの家族は、受容的な人間関係の民族性のもとで相互に融合している、精神医療のあり方も容認できるように思えた。フィケエラ総局長はシチリア島にはまだ多くの精神障害者がおり、その人たちをどのようにケア・支援したらいいのか明日の会議で話し合うことになっているという。バザーリア法は国の法律であるから守らねばならぬが、前途多難であると、多少、批判的な意見を言っていた。翌日、フィケエラ総局長はカターニアの北にあるエトナ山の観光も案内してくれた。

エトナ山の山頂には3月下旬で積雪があり、だいぶ寒かったが、用意してくれた厚手のコートを着て観光した。

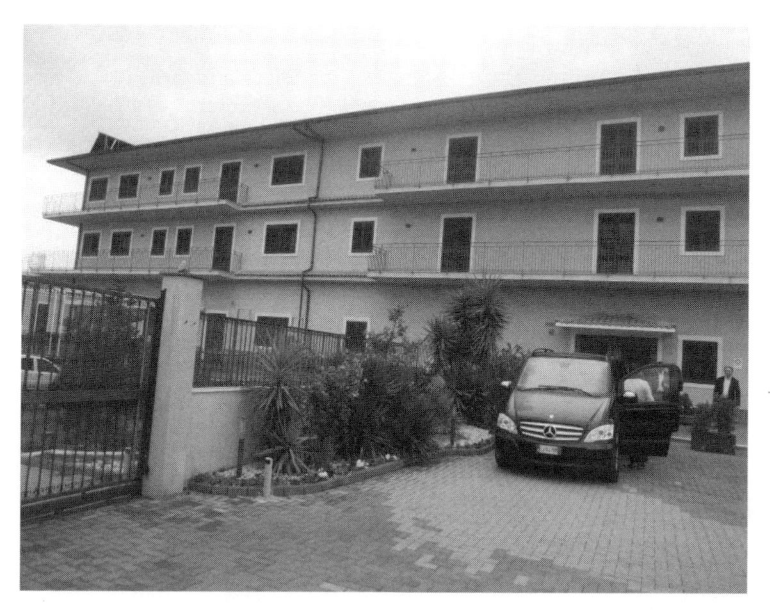

写真25　ヴィッラ・キアラの建物

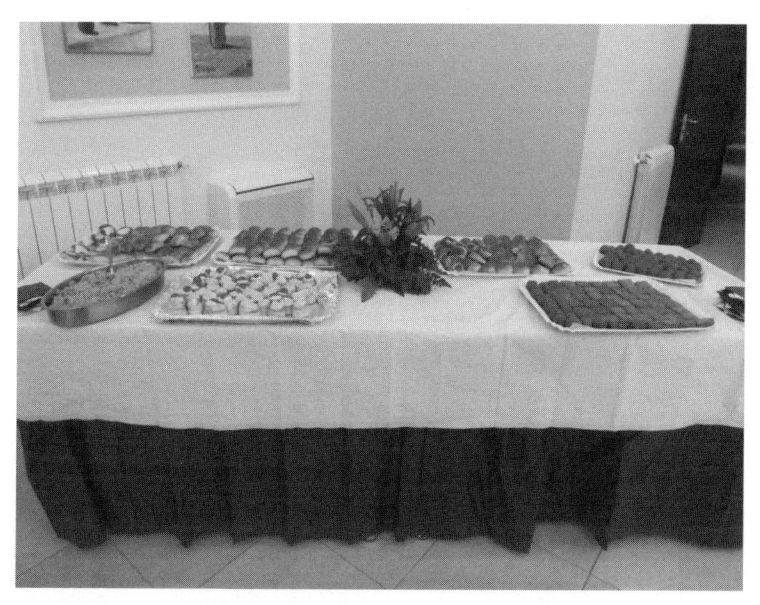

写真26　沢山の料理やケーキのほんの一部

(6) ミラノ

ロンバルディア州の州都ミラノは、ローマに次ぐ第2の都市で、北部イタリアにおいてはファッション、商業、自動車工業、金融の中心地で、観光都市としても名高い。人口は130万人くらい。中世後期にはミラノ公国として盛えた。ミラノのドウォーモ（ゴシック様式の教会)、ガレリア・ヴィットリオ・エマヌエーレ2世の十字型のアーケード、レオナルド・ダ・ヴィンチ作「最後の晩餐」のフレスコ画、スカラ座等々、見学する観光地は数多い。

(a) ロンバルディア州の精神保健の仕組みと機関

ロンバルディア州の精神保健は公共病院と民間病院が一緒になって機能している。

この構造はイタリアの他の州と比較しても特殊な仕組みである。病院企業体（Azienda Ospedaliere）の下に国民保健サービス機構SSNと認定された公共病院と民間病院がある。

ミラノ市は精神保健部（DSM）が5カ所あり、その下に精神社会（保健）センター（CPS）が約20カ所ある。精神（保健）社会センターCPSは各地域に属して診療を行なっている。コストは州の全体医療予算の約5％が配分される。そのうちの60％が民間レジデンスに、20％が診療と治療の精神科サービスSPDCに、20％が精神（保健）社会センターに配分される。

「民間レジデンス」の割合が多いのは、民間に加わってもらうことが目的になっているからだ。精神保健部DSMが主催して、患者とともに年に4回のイベントを市民も参加して、市民とのふれあいを意図して行なっている。市民の前で演劇とテラピーの成果を披露している。社会協同組合がリハビリ活動として料理教室、お菓子作り、ケータリング、または衣装屋等を行ない、そうした活動が職業になるまでになり、社会協同組合で仕事している元患者もいる。

(b) Fatebenefrateli病院を訪問・見学

ミラノで最も古い病院。もともとはFatebenefrateli「神のヨハネ」宗教団体が運営していた病院で、「古典的慈愛と新しい技術」をもとに、「神のヨハネ」宗教団体が「福音書」のコンセプトに則り、手厚いもてなしを提供する病院として創立した。今では公共の総合病院である。この病院の精神科救急対応は多く、24時間対応し、年間約3,000人くらいで、約190人が入院している。基本的には自宅に帰して、地域で対応することを強調している。精神科救急病床は20床で、スタッフは精神科医4人、看護師5人、臨床心理士とリハビリ教官数人である。入院中の患者の乱暴に対する最終手段は注射対応と拘束することもあるという。

(c) ミラノビオッカ大学医学部とモンツァのサン・ジェラルド総合病院精神保健科（同じ敷地内にある）を訪問・見学

マッシモ・クレリチ（精神科）教授のプレゼンテーション。依存症がなぜ精神保健の管轄にならないのか。バザーリア法には依存症の項目は入ってなかったために、精神科医は精神障害関連しか対応せず、依存症の担当ではなくなった。20世紀にイタリアで初めて地方保健衛生局（ALS）の下で精神保健部（DSM）と依存症対策部（DPD）と担当を分割するシステムを採り入れた。依存症は入院させず、薬物治療が通常。必要な場合は、NPO施設に入院する。中にはエイズ患者やアルコール依存症の患者もいる。地域依存症サービス（SerT）がこれらの問題を対応するようになり、例えば重症のヘロイン患者などはこの施設で治療やリハビリを行なう。1980年にクレリチ教授が「合併症診療（精神障害関連と依存症）」施設をイタリアで初めて開設した。ピアツェンツァのレジデンス「二重診察施設」が、その「合併症診療」を大規模に取り入れている初の重要な施設である。イタリア全土からピアツェンツァのレジデンスを学びにきて、現在60カ所のコミュニティーがある。実際病床数も少なく、重症の患者も多く、刑務所から出た元拘留者が入所している。2000年から薬物に関する法律が変わり、その影響でハーブ系のさまざまなドラッグが出回ってきている。精神保健部と依存症対策部はそれぞれ異なった担当者がいるが、近年合併症が増加しているので、今後の対応が変わっていくことが予想される。

薬物が原因で精神病が増加している。例えば、統合失調症のうち、薬物使用者が40％もいる。

サンジェラルド総合病院の精神保健救急科とデイホスピタルでは、この地域住民約30万人を管轄している。午前中に外来診療にくる患者と入院患者（20床）とに分かれている。地域の救急部から送られてくる患者もいる。最初は毎日通って、改善したら定期的に通う。

精神科医３名と看護師４名の交替制で24時間対応している。患者が暴力的になったら、１人部屋に変更するか、鎮静剤を使って鎮める。強制入院患者用の部屋も見学した。

筆者はミラノでも、日本の精神医療の現状をプレゼンテーションをした。

(d)　慈愛の家（Casa di Carita）を訪問・見学

この施設はホームレスの滞在施設である。アンジェロ・アブリアニ（投資家）と枢機卿カルロ・マリア・マルティーニの寄付によって創立された。所長はヴィルジニオ・コルメーニヤ神父で、精神科医モニカ・ラモーニヤと40人以上のスタッフと200人の専門ボランティアと弁護士が働いている。移民、家のないイタリア人、精神障害者などが滞在している（外国人が75%、イタリア人25%）。シリア難民100人を収容するために、増築している。寝る場所を提供するだけでなく、社会復帰できるように勉強させたり、外国人には語学を習わせ、図書館もある。毎晩130人位が寝ており、夜は彼らが管理している。入居所は１カ月から、長くて５－６年いる人もいる。滞在許可書のない不法の外国人を受け入れ、平均６カ月で仕事を探し、社会復帰させることを目的としている。

浜井[24)]は次のように述べている。

「イタリアのコミュニティでは教会の役割や存在感が大きく、大きな発言権や影響力を持っている。そして精神障害者や知的障害者や罪を犯した人に対する支援はカトリック教会の社会貢献活動として位置づけられており、さまざまな支援団体の中には教会を母体としていることが多い。そのため、地域の理解が得られやすく、教会の影響で地域の反対運動が起こりにくいという事情もあるようである。その他に、イタリアの社会協同組合などの民間支援団体は、政治的な背景を持つものも多い。イタリアはヨーロッパの中でも共産党の力が強く、政治的背景から社会的弱者を支援する民間支援団体も少なくないのである」

そして、イタリアでは精神障害は単なる病気ではなく、生きていく上での人生の苦悩であると考えられ、精神病院の中で治療を受けるのではなく、社会的文脈の中で治療や適応、回復、社会復帰を図っていく必要があると考えられている。そして、地域精神保健サービスは、クライアントのために仕事を探したり、アパートを探したりすることも業務として行なわれている。いわゆる医療、福祉、就労にわたる包括的支援がワンスットップで行なわれている。

日本では精神科治療が社会復帰を含めたトータルな回復を目指して、福祉との一体的サービスが提供されてないのが問題である。

(e) Fatebenefratelli老年精神医学科サンブロジョ・センター訪問・見学

この施設は1600年から創立され、元は精神病院として、1,300～1,500人が入院していた。

Fatebenefratelli「神のヨハネ」宗教団体が運営し、修道院長が理事長となり、マルコ・ジョッビオ総医療局長が医療を運営している。この施設は、精神障害を持った老人を専門に診療している。精神科180人、知的障害60人、老年精神医学科160人、約400人の患者が入院している。バザーリア法で精神病院にいられなくなった人がこの施設にいる。リハビリ介護サービスも行なっている（高・中・低レベル）。老年精神医学科は他の精神保健医療施設には存在せず、この施設にしか存在しない。庭で野菜やハーブなどを栽培しており、それらを市場などで売っている。

アルベルト・スパニョリ老年精神医学長のプレゼンテーションによると、10年前から老年精神医学が注目されてきた。リハビリは社会心理学が対象で、目標になっている。地域に21カ所のリハビリコミュニティがあり、肉体的、体力的社会復帰を目的としている。さまざまなテラピーを取り入れており、薬物療法も行なっている。入院患者は55才から100才以上で、中には精神病院時代からの82才の患者もいる。回復したら、送られてきた施設か、自宅に戻る。

(f) 高レベル精神介護リハビリコミュニティ（CRA）のデイケア（CD）施設を訪問・見学

グイド・サルヴィアーニ病院精神保健局長のプレゼンテーションによると、ロンバルディア州には15カ所の地方保健衛生局（ALS）があり、各ALSで約50万人を管轄している。その下に29カ所の精神保健部（DSM）があり、143カ所の民間施設がある。割合としては、1万人の市民に8人のスタッフがいる。高レベル精神介護リハビリコミュニティ（CRA）には、中、低レベルもある。各レベル18床の規定。

「Portico」社会協同組合のプレゼンテーションでは、アンナ・リザ・ジロッティ看護師（女性）が、社会協同組合が患者には必要と信じて、「Portico」B型を創立した。バザーリア法で精神病院が全廃されたが、イタリア全土で容易に全廃されたわけではないのが現実で、家に戻れない患者やその他の患者達の滞在するコミュニティ・レジデンスに移さなければならなかった。この施設はゼロから建てる必要があり、1999年12月27日にやっと出来上がった。

(g) 中レベル保護の精神コミュニティを訪問・見学

もともと存在した建物にこのコミュニティを採り入れたが、最初の頃は住宅街の一角なので、近隣の反対の声もあり、司教が反対の家庭を訪問して納得してもらったという。患者達が共同生活を行ない、プログラムに添って、臨床心理士やソーシャルワーカー、リハビリ教官が訪問する。基本的には週1回4時間、訪問する。それ以外は自分たちで独立して生活する。

同じ施設に男女、年齢の異なる患者が共同生活をしている。各部屋2人部屋で、清潔感があって、よい環境のコミュニティである。

基本的に家族はこのコミュニティに通うこともできるし、家族のもとに会いにも帰れる。

(7) トリノ

イタリア北西部にあるピエモンテ州都トリノは、11世紀以降サヴォイア家が支配してきた。つねに強大国の狭間で小公国として生き抜き、異端と革新派とされるさまざまな勢力を内包して強国へと上りつめてきている。しばしば「魔都市」と表現される都市伝説的な話が多く聞かれる。

19世紀に急速に近代化され、鉄道網が整備され、工場が次々に建設された。20世紀の幕開けとともにフィアットが創設され、機械工業の中心都市となった。また、イタリアサッカー、セリエA最多優勝を誇るユベントスの本拠地でもある。サッカーの話となるとトリノ市民は鼻が高い。人口は100万人を超える大都市である。

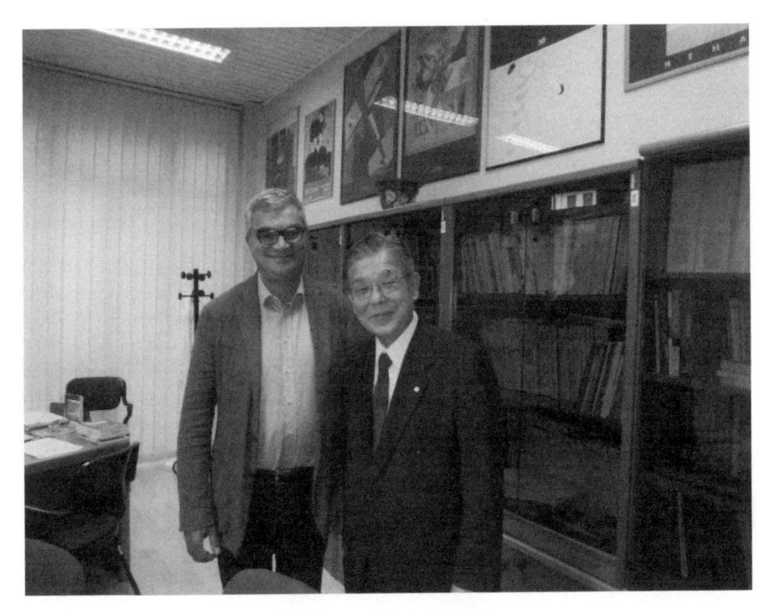

写真27　ピルフォ局長と

(a)　地域保健衛生局（ALS）Torino2を訪問

エルヴェッチィオ・ピルフォ局長と対談した。局長の管轄は人口60万人で、精神保健部（DSM）の下にある精神保健センター、デイケアセンター、グループホーム、治療共同体などの全機関を管理し、約7,000人の患者を担当している。これらの機関を連携させて、つねに全患者を診療できるようにすることが彼の信念である。

しかし、理想と財政上の問題から、現在推し進められている集約型サービスと医療改革の間ではさまざまな葛藤があるという。

年間新しいクライアントが約1,000人位程度いる。最近は都市化と経済不況が続き、精神保健サービスを利用するクライアントが増える傾向にある。トリノ刑務所内の医療保健も管轄している。精神保健が人々を統制する道具として利用されてきていることに危機感を感じていると、今日の精神保健のあり方に疑問を感じているという（写真27）。

(b)　トリノ刑務所を訪問・見学

精神障害者であっても、裁判で責任能力があるとして、実刑判決を受け司法精神病院への収容が選択されず、判決後の矯正処分監督裁判所においても拘禁代替刑が選択されなかった場合には、トリノ刑務所など精神科医療の専門セクションを持つ大規模刑務所に収容される。ただし、病状が進行して刑務内での処遇が困難となった場合には、司法精神病院への移送も認められている（残念ながら、司法精神病院の訪問はできなかった）。

イタリアには約200カ所の刑務所があるが、トリノ刑務所とミラノ刑務所だけに精神保健部と依存症対策部管轄専門の拘留部門が設置されている。

刑務所において、司法省は法に関わる部分を管轄し、保健省は刑務所内の医療保健を管轄している。司法省管轄下の所長は拘留者の刑、法律面を担当し、刑務所の警察関連者を指揮する。刑務所の医療保健部は健康を担当するだけで精神保健や依存症には携わらない。

イタリア刑務所全体では定員４万３千人のところ、６万８千人が収容されており、慢性的な過剰収容状態にある。トリノ刑務所の収容は1630人（2010年）で、建物をＡ、Ｂ、Ｃ、Ｄ、Ｅの５ブロックに分割している。

Ａブロックは精神保健ユニットとして、Ｅブロックは依存症対策局SAD（拘留者アシスタントサービスを行なう治療共同体）として使われている。

施設内は警備担当の警察官を除き全員私服であるため、部外者には誰が職員で、誰が受刑者かの区別が外見からはつかない。

かつては外国人が半数以上多かったが、恩赦で釈放し、現在では外国人の拘留者は少なくなった。

(c)　刑務所内精神保健ユニット

刑務所内の精神保健ユニットは、いうなれば精神科治療棟である。アントニオ・ペリグリーノ精神保健局長の案内で見学した。

定員は40人であるが、常時20人以上が収容されている。多くは統合失調症、人格障害、気分障害、器質的障害がいる。各部屋の扉は開けっ放しで、２人部屋でトイレもついている。

拘留当初は、自殺防止のため監視カメラつきの１人部屋に入り、24時間体制で監視する。ある一定期間に問題がなければ、２人部屋に移される。このシステムのため、自殺は２件しか発生してない。

外国人が多いので、イタリア語の教育も行なわれている。

刑務所内の活動では、掃除、洗濯、メンテナンスを行なうことで、リハビリ活動にもなっている。その他、スポーツ活動で、ジムやボクシング、サッカーなども行なう。教会があり、司祭を紹介された。宗教の異なる外国人でもミサに参加することができる。神父の役割は拘留者達に人道的・精神的な支えとなることができるという。

このユニットには精神科医、臨床心理士、看護師、教官がおり、精神科医や臨床心理士がやや優遇され、雑務を含むその他すべてを教官が担っているようである。

(d) 刑務所内依存症対策局

拘留者アシスタントサービスを行なう依存症治療共同体（SAD）である。エマヌエーレ・ビニャミーニ依存症対策局長とエンリコ・テタSAD部長と社会協同組合の方の案内で見学した。

毎年約1,000人の薬物依存症の拘留者が治療を受けている。

SADは依存症対策局によってつくられたシステム（スペース）であり、部屋の扉は開けっ放しで自由にブロック内を歩ける。この治療共同体はコミュニティであり、拘留者たちのリハビリ活動を沢山行っている。治療としては、薬物療法、個人対応の精神療法、集団精神療法、アートセラピー、演劇セラピー等を行なっている。

リハビリとしては、資格取得の各専門講座（料理人等）や、刑務内部の仕事（掃除、料理、洗濯、メンテナンス等）や、スポーツ活動（サッカー、バレーボール、ジム等）や、芸術工房（絵画、粘土等）や、音楽活動（ギター、ピアノ等）と瞑想教室等を行なっている。女性の拘留施設もあったが、恩赦のため、今は数人のみ拘留されていた。

解毒薬物治療後、拘留者はセクション「虹」部屋スペースに移動する。ここではテタ部長の管轄のもとで臨床心理士とリハビリ治療を受ける。拘留者は教育を受け仕事も行ない、少量の給料を受けとる。出所の準備としては、出所後の生活手段、仕事手段を学び、外部の依存症対策サービス（DPD）と社会福祉サービスを学び、連絡をとり準備する。SADでは料理講座が行なわれており、拘留者達の食事も作っているので、1カ月の給料として400ユーロを受け取っている。昼食を木のフォークやナイフで食べた。

ビニャーミーニ局長とテタ部長の対談では、薬物依存症は幼年時代のトラウマが影響していることが多く、その部分に触れることは非常に難しい。各患者にあったプログラムを作成し、各患者のレベルにあった治療を行なうので、基本的な薬物依存症プログラムは存在しない。イタリアでは薬物の個人の服用は合法で、罪にはならない。薬物の売買行為は違法となる。近年目立って増加しているのがギャンブル依存症である。

性依存症のケースはほとんど存在しない。（イタリアでは挨拶にハグしたり、頬を合わせるのが習慣であり、女性をエスコートする時には腰に手を廻すのは当たり前である。社会・文化的儀礼・習慣の違いが大きい。）

イタリアでは伝統的にワインは食事の一環であり、ワインを多量に飲用してもワインが原因でアルコール依存症という見方はされてこなかった。時代が代わり、ビール、ウィスキー、ラム、ウォッカなどが一般的に飲用されるようになってからは、アルコール依存症が指摘されるようになった。近年では若者がこれらのアルコール類を飲用してアルコール依存症が増加している。アルコール依存症者がダイレクトに訪問する場合は少なく、ほとんどが内科で発見されて、依存症対策局に送られてくるケースが大半である。

イタリアの訪問視察旅行では、JTBの大谷泰豊氏が全行程を計画立案し、同行し、イタリアではベネチア在住のコーディネーター河田道子氏とイタリア人の医療専門通訳者ジャン・カルロ氏（日本に10年間在住し日本人の妻がいる）が全行程を同行し、通訳してくれたことを附記し、深く感謝の意を表します。

7．日本型精神医療

第2次世界大戦直後（1945年）、日本の大都市は戦災にあい、一面焼け野原となった。日本国民は住宅難、食糧難で精神的にも疲労困憊していた。上野駅地下道や上野公園には戦災浮浪者（児）が密集しているのを筆者は子どものころ目撃し、目の奥にありありと焼きついている。さらに精神病者は最も悲惨な状態におかれていた。たとえば松沢病院では昭和20年の在院患者の約40％が食糧不足のため栄養失調で死亡したと報告されている。食糧の配給は1日2合足らずで、病院の庭を耕してイモや大根を作ったという。このような廃墟と混乱のなかで食糧を確保して、精神病者も精神科医もともに生きのびることが第一だった。

敗戦のショックから立ち直りかけた昭和23年ごろから、取り締まりと監禁中心の（私宅監置＝座敷牢を公認した）「精神病者監護法」と「精神病院法」改正の動きが出始めた。昭和24年、金子準二の推奨により民間精神病院が集結して、日本および東京精神病院協会が結成され、金子に法案作成を委託した。おりしも基本的人権の尊重、民主化政策のもとに旧来の警察制度は改革され、公衆衛生行政は警察の手を離れて厚生省の所轄となり、戦前・戦中と長い間うっ屈していた精神科医（の人道主義的精神）が精神衛生行政の改革の気運を盛り上げていった。私宅監置あるいは放置されている精神病者を病院で治療するというのは精神科医の当然の主張である。また、戦災者、浮浪者、復員軍人、街娼や男娼、精神病者の蝟集に手をやき、国土再建と秩序の確立に腐心していた国家の要請と精神科医の主張とが合致して、議員立法で「精神衛生法」が制定された（昭和25年）。

この法律は（現在でも）精神障害者に関する唯一の法律である。だが、入口（入院）だけあって出口（退院、社会復帰等）がない法律である。当時としては、精神科医が二百数十名しかおらず、明確な治療体系もないまま、入院したら一生あずかるという精神科の医療状況であった。ましてや精神障害者の「社会復帰」や「社会福祉」などという現代的課題は精神科医の思考過程には登場しておらず、夢物語にしかすぎなかったといえよう。

精神衛生法施行後は国家の補助のもとに（多くは民間の）精神病院が増設され、結局、医療と保護の名のもとに、社会生活を破壊すると思われていた精神障害者を近代的に仮想した病院（？）に隔離・収容する方向に動いていったのである。これが「混乱と再建の時代」に果たした精神医療の役割であった。

(1) 昭和30年代

昭和30年ごろより向精神薬が精神科医療に導入されてから、奇異で喧騒、殺伐たる精神病院内の雰囲気も次第にやわらいで穏やかになり、精神科医療も大きく変わっていった。

精神科医は、終日横臥している無為・自閉の患者に、人間らしく規則正しい生活を送らせることの必要性を感じ、生活指導、レクリエーション療法、作業療法等、いわゆる「生活療法」を薬物治療とともに入院治療の日課に組み込み、朝起きてから夜寝るまで、さまざまなかたちで行ない、強化していった。強制された種々の日常行動を通じて、患者の精神内界を推測・了解し、状態像を把握しながら治療を進めていく治療の考え方も変わっていった。

さらに向精神薬が常用され、静かな精神病院に変わりつつある昭和30年代には、精神病床数が急激に増加して、いわゆる「精神病院ブーム」を引き起こした。終戦直後わずか4,000床であったのが、昭和30年に44,250床（人口万対5.0、精神病院数260)、40年には172,295床（同17.6、同725)、50年では278,079床（同25.1、同1,454)、60年に約37万床（同29、同1,600）へと急上昇のカーブを描いて精神病床数は増え、精神科医療は膨張・肥大化していった。大正7年、呉秀三が精神病床数の不足を慨嘆したときと比べて隔世の感がある。しかし、この増床を素直には喜べないのである。

前述のように、この時代は高度経済成長と核家族化が進んで、日本人は生活様式、規範、価値基準など生活全般にわたって欧米に追従するかたちで個人主義的となり、合理的思考をとるようになった。このような急速な社会・家族変動と市民意識の確立は、非理性的・没社会的存在の精神障害者を受け入れるのではなく、むしろ排除し隔離収容する方向に作用したのである。

さらに核家族化は、少ない家族成員の誰かが精神障害にかかり、役割遂行ができなくなると、大家族のように代行者がいないので、家族維持のために精神障害者を排除して、機能の回復をはかろうとする。このように社会や家族からもはじきだされた社会的弱者をまちかまえるようにしてつくられたのが民間の精神病院である。国公立の精神病床は少なく（10％以下)、大半は民間の精神病院である。

「精神病院は儲かる」というので、精神科医外の医師や、医師以外の者までが「営利」を目的として、企業としての精神病院をつくったのである。それを助長するかのように、国は昭和36年精神衛生法を一部改正して（強制）措置入院（全額公費）を強化し、その国庫負担率を2分の1から10分の8に引き上げ、医療金融公庫の精神病院への融資を増大させた。現代国家体制の整備と秩序維持、高度経済成長、都市化と核家族化、社会からの精神障害者排除と隔離収容、措置入院の強化、民間精神病院の営利主義等々すべてが合致して民間精神病院は粗製濫造され一大精神病院産業へと発展していった。

そして、ひとたび民間精神病院がつくられると、その経営のために患者集めをして財産のように貯め込んで、病床利用率がつねに100％を超え（つまり詰め込み）、在院日数を次第に延長して資本蓄積をしていくのである。「医は仁術」が算術（経営）になったのである。精神病院の粗製乱造は精神科医の急増をもたらし、精神科医をのみ込んで、精神医療を急成長・肥大化させ、内部に矛盾をつくりだしていった。

(2) 昭和40年代

①精神衛生法改悪反対運動

昭和39年、米国のライシャワー駐日大使が精神分裂病（現・統合失調症）の少年に刺されるという事件が起きた。日本政府はただちに米国政府に陳謝するとともに、旧来通りの警察による精神障害者の取り締まりと治安対策の強化、そのための精神衛生法改正を画策した。しかし、在京の精神科医を中心に日本精神神経学会、病院精神医学懇話会（現学会)、精神障害者家族会等が反対運動に立ち上がり、反対声明と各界への陳情が繰り返され、大衆的な反対運動へと盛り上がり、警察権力の介入はある程度防ぐことができた。

翌40年、精神衛生法は一部改正された。改正の主な点は警察官、検察官、保護観察所長の通報義務、無断離院患者の届出義務、地方精神衛生審議会および精神衛生センターの設置、保健婦・精神衛生相談員・医師の訪問指導の強化、通院医療費公費負担制度の新設等である。地方精神衛生審議会以下の項目は精神科医の反対運動とともに多様化しつつある精神医療・衛生への布石として、大いに評価されねばならない。

②学会闘争

精神衛生法改悪反対運動の中から全国大学病院精神神経科医局連合が結成された。医局連合は古い体質のピラミッド体制を維持する医局講座制の歪みをそのまま受けていた若い無給医局員たちが結成したもので、医学生、インターン生とともに、旧態依然たる（精神）医学・医療に改革の狼煙をあげた。それが大学紛争の発火点ともなり、日本全体に波及した。まさに激動の時代の幕明けである。

昭和44年５月、金沢における第66回日本精神神経学会総会は、若手精神科医たちの造反によって、いわゆる「学会」は開かれず、精神医学・医療の本質について熱っぽい討論が３日間続いた。従来通りの学会を形式的に行なおうとする理事会、評議員会に対して若手の精神科医は果敢な態度で異議申し立てを行なった。

ピラミッド体制の医局講座制の悪弊を告発・追及し、その医局講座制をさらに強化する学会認定医制に反対し、発言の自由を求めて学会の民主化を要求し、学会のあり方を批判して、理事会と評議員会を不信任した。さらに学会の形式的運営に対して、精神医療の荒廃状況、保安処分反対等の実質的討議を提起した。

かつての精神医学・医療は社会からはじきだされた精神病者を、いわゆる「治療」という名のもとに閉鎖病棟に入れて社会から隔離し、治安的役割を果たしたのではなかったか。「治療」とは何か。精神医学はこれらを合理化するために、いわゆる「学問」として存在しているが、そもそも「学問」とは何なのか。各学会において、精神医学・医療に対して根元的問いかけをする若手医師の追及は厳しかった。

③精神病院不祥事事件

社会と国家の要請によって精神病院は粗製乱造され、多くの精神障害者を隔離・収容し、粗悪な精神医療を行なってきた過程で、精神病院の密室の中で不祥事件が続発し、新聞にも大きく報道された。これについて日本精神神経学会理事会は、昭和44年12月「全会員に訴える」という異例の声明文を発表した。

不詳事件の根本原因として、医療不在、経済最優先のいわゆる儲け主義の経営、私立病院経営者のもつ封建制と病院の私物化、経営管理を独占する精神科医の基本的専門知識の欠如をあげ、日常患者に接している学会員の医師が、眼前に行なわれている患者虐待の事実や作業療法の不当な運営に対して発言が少なく、概して消極的で、病院改革の意欲に乏しく、医師としての道義心、倫理観の欠如という重大事が横たわっていた。そして、大学医局講座制によって民間精神病院がパート医師の稼ぎ場としか考えられていない悪弊・悪習慣が、患者を医療不在の状況下に放置していた。

結局、これらが因となり果となって、今日みる精神病院の不祥事件を続発させ、精神医療の荒廃をもたらしたと警醒を促した。まさに時宜を得た理事会の声明文発表である。続いて朝日新聞の精神病院ルポルタージュは精神病院の内部を暴露し（「ルポ・精神病棟」)、精神医療界を告発した。これら一連の学会闘争、マスコミの告発等を契機として、患者の人権尊重という世論（と行政指導）を背景に、精神科医は病院改革に手をつけ、「病院開放化」を次第におし進めていった。これは精神医学・医療の思想の変革であり、精神障害者の立場にたって、彼らの人権を守り、彼らとともに歩もうとする精神科医の姿勢であった。

④激動の時代を経て、精神医療のバラ色の幻想はしぼみ、高度成長後の荒廃状態と危機的状況の中で（また欧米の精神医療に触発されて）精神科医は新しい方向を模索しはじめた。精神神経学会は「戦後日本の精神医学・医療の反省と再検討—今後の展望をひらくために」という基本テーマを掲げ、家族、生活療法、精神病質、精神衛生法、精神外科、作業療法、精神分裂病（現・統合失調症）等のシンポジウムをもった。さらに、昭和53年から「精神医療・医学の今日的課題」の基本テーマを新しく掲げ、精神療法、司法精神鑑定、老年期、アルコール症、社会復帰、躁うつ病、思春期等のシンポジウムを組んで、精神医学・医療の新しい地平を切り開こうとしている。

⑤しかしながら、価値観の多様化、豊かさとしらけた社会、不確実性の時代にあって、好むと好まざるとにかかわらず、社会・家族変動を背景とした登校拒否、家庭内乱暴少年、（児童の）自殺、無気力症候群、アルコール依存等、社会的要因を多く内臓した精神的問題者（児）の対応を社会から要請されて、社会的視点の欠落した古典的精神医学・医療は無力の様相を呈してくる。近代的合理主義の社会的枠組みが強化されてくればくるほど、社会から落ちこぼれるものは多くなる一方である。社会からはじきだされた（精神障害）者を社会の内に復帰させる営為は矛盾に満ちた過程であり、単に精神医学・医療の問題ではなく、すでに医学・医療の枠を超えて、複雑な社会問題、文化的葛藤を内蔵している。

精神科医は反省と模索の中から、現代の社会構造と文化状況に対応していくために隣接科学を採り込み、社会・文化そのものに浸透し、psychiatrierenしていく必要がある。それはあくまでも精神的弱者（あるいは精神障害者）を社会から排除する方向ではなく、受け入れる方向に、新しく展開されていくものであることはいうまでもない。

⑶ 開放化運動

昭和40年代以降、「民間精神病院ブーム」がおきて、精神病床数は急激に増加し、「精神病院不詳事件」が続発した。昭和45（1970）年頃から「閉鎖病棟の開放化」の運動が始まった。明治時代から、精神障害者は社会生活を破壊する危険な存在と考えられ、生涯にわたって精神病院に隔離・収容するのは当然のことであるという社会防衛的思想を打破し、逆転させようというのである。

閉鎖病棟の鍵をはずして、開放病棟として、入院患者の出入りを自由にするのである。さらに通信の自由、面会の自由、金銭所持の自由、喫煙の自由、散歩の自由、外泊の自由等である。これに対して、精神病院の治療スタッフの強い抵抗があった。さらに病院の近隣住民からも、警察からも、社会全体からも反対の声があがったが……。それでも開放化運動は次第に全国に拡がっていった。

そして、開放化運動の時代にもかかわらず、精神病院の在院患者は増え続け、平均在院日数も減少しなかった。さらに精神病院数も約1,600以上に増え、精神病床数も37万床にまで増加し続けたのである（図6）。他方で、開放化を徹底的におし進め、日本における治療共同体をめざした病院の実践は、道半ばにして挫折を強いられた。日本の精神医療は精神病院の入院治療を温存しながら、開放化運動を推し進めるという曖昧な精神医療改革にとどまってしまったのである。

⑷ 医療法の精神科特例

欧米先進諸国（アメリカ、イギリス、フランス、イタリア）では精神医療を国の方針として公的な病院が担い、運営してきているが、日本では、精神医療を民間精神科病院にまかせたのである。そして、民間精神科病院がつくりやすいように、昭和32年、「医療法の精神科特例」（厚生省・現厚生労働省の事務次官通達）を定めた。これは一般医療法の配置基準をゆるめて、精神科医の配置基準を一般科の３分の１として、入院患者48人に１人でよいと定め、看護職も一般病床の３分の２、入院患者６人に１人でよいと定めたのである。このように少ないスタッフによる精神病院（棟）の治療・運営構造は（長年の）低医療費施策《年間医療費約40兆円（約158万床）のうち、精神科医療費は約２兆円（５％）で、そのうちの８割の１兆６千億円が入院医療費（約30万床）で、外来医療費はわずか４千億円（約350万人）、（平成27年）》と相まって、長期入院させておくことが、患者のためにも、家族のためにも、社会のためにも、病院のためにもよいのだという文脈がつくられてしまったのである。

①日本は資本主義経済体制の国である。その中で日本の医療体制は国民皆保険のもとで、国民はフリーアクセスが保障され、医師の自由開業制を採っている。要するに、国（厚生労働省）は医療は民間に委せ、医療は非営利性であると標榜して診療報酬基準の医療点数制で規制しながら、資本主義的競争原理を採り入れ、医療側の努力によって医療経営が成り立つように推し進めているのである。

「非営利性」と「競争原理」と組み合わせている。まったく矛盾しているといわざるを得ないのである。

②昭和43年、WHO（世界保健機構）から派遣されたD.クラーク博士（英国）によって、日本の精神医療状況が先進国の情勢からあまりにもかけ離れた状態にある。長期収容に陥っている精神科病院があまりにも多く、その改善に取り組むとともに、リハビリテーション、地域精神衛生活動の発展を目指すよう精神医療施策の転換が勧告されたが、国（厚生省）からも医療現場からもまったく無視されてしまった。

昭和45年、大熊一夫記者による「ルポ・精神病棟」が朝日新聞に連載され、精神病棟の悲惨な状況が明るみに出され、その単行本（48年刊）はベストセラーになった。

③昭和59年には「宇都宮病院事件」が報道された。院内で立て続けに起きた２人の患者の怪死事件であった。これは職員と入院患者の単なる傷害事件で終わってしまった。しかし、事件は国際問題にまで発展した。国連（差別防止少数者保護小委会）から日本政府は精神衛生法の抜本改正を勧告された。

精神科病院の閉鎖的な体質や、治療よりも管理・経営優先の体質改善・是正を勧告されたのである。

④国連からの勧告を受け入れざるを得なくなった国（厚生省）は、これまで37万床（昭和63年）まで増加した精神病床数を抑制する方向に舵を切ったのである。

しかしながら、現場の精神病院の精神科医と医療スタッフや日本精神病院協会側からの抵抗が根強く、平成29年まで約30年かかつてやっと約30万床にまで減少したのである。

その代替補強案として、デイケア、共同作業所、グループホーム、援護寮等々の推進がうち出され、補助金制度の新設と診療報酬の改定で社会復帰への道を開いた。

⑤そして精神衛生法（昭和25年制定）は精神保健法に改正され（昭和62年)、「任意入院」がはじめて法制化された。平成5年には精神障害者が知的障害者や身体障害者とともに「障害者基本法」の対象として明確に位置づけられた。さらに精神保健法が「精神保健及び精神障害者福祉に関する法律」（精神保健福祉法）に改称され、「自立と社会参加の促進のための援助」という福祉の要素が採り入れられた。これにより精神障害者のための福祉的サービスにはじめて法的な根拠が与えられ、以後、財源が確保されるようになった。

⑥第2次大戦後、日本社会は「混乱と再建の時代」（昭和20年代）を経て、「高度経済成長と安定化の時代」（昭和30年代）となった。40年代には「激動と多様化と国際化の時代」を通り、50年代には「バブルと不確実性の時代」に突入し、豊な社会における社会病理が噴出し、反省と模索の時代を迎えた。平成期に入り、バブル崩壊とともにデプレッション（経済的には不景気、社会心理的にはうつ病）の時代に陥り、自信を喪失し、方向舵を失い、先行き不透明の霧の中に、日本社会は迷い込んでしまったのである。現代社会は大量生産、大量消費の豊かな時代となり、大衆社会現象を露呈するに至った。

⑦マスメディアとパソコンと携帯電話の異常な発達により情報が氾濫し、情報化社会を現出した。社会機能の専門化・細分化が進展し、各集団間の衝突と分裂をきたし、調和を欠いたアモルフでアノミーの状態を呈するようになった。

現代人は多数の集団に分属し、自己の内部においても、分裂した不統一の人間像を呈し、孤独で著しく不安定な状態に立たされているのである。男女の人間的表現と自己主張、個人の主体性を尊重する現代家族は、統一体としての家族意識は希薄化し、そのつど結合・離散する、バラバラ家族のような存在に変質してきている。

多様化した価値観の中で、方向性を失い、疎外され、生き甲斐を喪失し、空洞化した心もつ現代人には、相談やカウンセリングや精神療法が必要となっているのである。

⑧21世紀は「心の時代」ともいわれているが、開幕早々、米国の同時多発テロ、アフガン戦争、イラク戦争（文明の衝突）、金融危機などさまざまな事件が相次ぎ、「不安な時代」となっている。

さらに世界はグローバル化し、国際競争はますます激しくなり、仕事も結婚も生き方も、すべて自己判断し、自己責任において、自立した行動をとらなければならなくなってきた。人々はつねに自立を求められ、孤立し、心の癒しを失ってしまったのである。

⑨このような激動の時代に、心のバランスを失い、心の問題や悩みや病気を抱える人々は数多くいると推測される。

人々はこころの癒しを求めて、ある人はスポーツに励み、グルメを楽しみ、ある人は健康食品を求め、大衆薬や精神安定剤を飲み、喫煙し、酒を飲み、はたまたギャンブルにのめり込んだり、新々宗教に救いを求めたり、人（親、子、異性）に依存したりしている。さらには、街の中のフリースペースに出かけたり、相談やカウンセリングに通ったり、診察室を訪れたりしている。このように、人々はさまざまな「癒し行動」をとっているが、それらが種々の「マーケット」となって、多くのボランティアとビジネスと新しい外来精神医療を生み出しているのである。

⑩社会的・文化的変動とともに、精神医療も大きく変化してきている。かつては統合失調症中心の、入院治療中心の精神医療であったが、現代の疾病構造は大きく変わり、外来通院治療、デイケア治療へと転換をとげてきている。

⑪統合失調症も定型例から境界例・人格障害・行動障害型へと推移してきている。さらに、いろいろな段階で、さまざまなタイプのうつ病圏や精神症圏の病態像が増えてきた。

そして、子ども・思春期・青年期と老年期の相談が増加し、それぞれの患者が増えてきている。最近の傾向として、不安と抑うつ傾向、脅迫的傾向、自己愛的傾向の主訴・相談が増え、その結果、アディクションの精神病理としてのアルコール依存症、薬物依存症、ギャンブル依存症、家族依存症（引きこもりとニート)、摂食障害、児童虐待やDV等が増えてきた。

とくに目立って増えてきたのは、性依存症（性犯罪、痴漢、盗撮、露出症、小児性愛の加害者等）である。それも、大学教授、医師、中学校長、銀行マン、公務員等、それなりの社会的地位・身分のある人々が、である。

そして、若年層の「新型うつ病」が登場してきている。「社内うつ」で「社外」では友人と楽しく遊んでいる。自ら「うつ病」と称して診断書を求めて来診する。休暇中に気分転換にと海外旅行に出かけていくのである。従来の薬物療法では効果があがらない。

また、発達障害ブームで、診断を求めて来診する親子が児童外来に押しかけてきている。

2011年7月6日、厚生労働省はWHOの発表を受けて、従来の癌、脳卒中、急性心筋梗塞、糖尿病の4大疾患に加えて、精神疾患を追加し、5疾患5事業とする方針を固めた。精神疾患が「国民病」と認められたのである。

⑫このような精神疾患の世界的広がりとともに従来の薬物療法を中心とした入院治療、外来治療、デイケア治療等では対応できなくなってきているのである。

これからの心の病（現代病）に対してさまざまなアプローチ、相談、治療が試みられているが、今のところ有効な方法論や治療論は得られていない。今後、新しい考え方や方法論、相談技法、治療論、受け皿を創意工夫し、展開していく必要がある。

(5) 日本型精神医療のまとめ

最後に、日本型精神医療保健福祉についてまとめてみたい。

①終戦直後の悲惨な状況下におかれていた精神障害者を、数少ない精神科医の人道主義的熱意によって、「精神衛生法」が制定され、民間精神病院に隔離・収容していった。

②国家の補助（医療金融公庫）によって、民間精神病院が急増し、「精神病ブーム」を引き起こし、37万床（昭和60年）にまで増加し、長期在院となり、「精神病院不祥事件」が多発した。

③日本の医療は自由診療体制であり、民間の精神病院が閉鎖の入院治療の

精神医療を主導している。地域割制診療圏がないことが日本型精神医療の最大の難点である。

④昭和45年（1970）頃から、精神病院の開放化運動が起き半分位は開放病棟になったがそれでも精神病床数はなお増加していった。

⑤昭和60年（1985）に国連より勧告を受け、精神病床数（37万床）は徐々に減少し、約30年かかって、やっと30万床に減少した（2017）。つまり精神病院の経営は入院患者数が減少すれば、収入も減少するので、経営者は病床数の減少には大反対なのである。これが、日本の精神医療の最大の隘路となっている。

⑥日本では精神障害（者）を精神疾患と定位して、あくまでも精神医療の枠組のなかで、治療し、ケアしていく志向である。

⑦そして、グローバルな社会変動の中で現代社会が生み出した新型うつ病やさまざまな依存症も認知症もすべてを含めて、精神医療の枠組の中に包含して治療し、ケアしていく姿勢である。

⑧国（政府）は医療法の精神科特例を維持し、少ないスタッフで精神病院（棟）の治療・運営を統制し、低医療費施策を長期にわたって、堅持している。

⑨永年にわたって入院治療から外来通院へ、そして社会（生活）療法へと唱導されているが、精神障害者を受け入れる社会の受け皿は極めて少ない。

⑩精神科医療機関は精神科医師がリーダーとなり、多職種チームが少ない。各スタッフは地域社会に出て、社会生活療法をすることは非常に少ない。

⑪精神科医療機関はほとんどが民間施設であり、点在して、横の連絡・交流は少ない。

⑫薬物療法（多剤併用）が中心となり、精神療法的アプローチは少ない。

⑬精神医療保健福祉分野の関係学会が乱立して、さまざまな治療技法が提案・実施され議論が百出して、幅広い関係者の合意形成や意志決定ができていない。

⑭日本国民は精神障害者や心の病気を何となく疎外し、受け容れる心情に乏しい。

⑮バラバラ家族となり、精神障害者を地域の中で家族が支えられなくなっ

た。

⑯日本文化や社会的背景によって、精神障害者の地域ケア・受け皿は少なく、退院を困難にしている。そして支援・ケア体制も不十分なため、自立した社会生活を送ることをも非常に困難にしている。総括すると、日本型精神医療は日本の歴史的過程と社会・文化的構造を背景に、精神障害者を排除するでもなくまた社会的に受け容れるでもなく、精神病院を温存しながら精神医学・医療関係者の総意もまとまらず、多様化したあるいは不透明なヴィジョンの医療システムを維持し続けているといえるのである。

8．サイコポリティクス(psychopolitics)

日本ではなじみのない言葉ではあるが、1978年、ミルトン・グリーンブラッド（UCLA 精神科教授）[13]が『サイコ・ポリティクス―政治と精神医療』という本が出版された（加藤正明、式場聰訳、牧野出版、1983年。同年、イタリアでバザーリア法を制定）。

「本書がきわめて生き生きとアメリカにおける政治と精神医療の関係を、思い切って述べていることは、われわれにとって貴重な資料であると思う。このような率直な精神医療への提言が、わが国では最も不足している」（加藤）。

「米国精神医療の流れがどのようにして生まれ、民衆のパワー、政治家、医療担当者の三者のかかわり合いについて考えさせられる面が多く、今まで精神科医として精神障害者の治療に専念すればそれでよしとしてきた自分にとっても、医師としての研究のみが患者を救えることではなく、行政及び社会とむすばれてこそ本当の治療がある、ということをいやというほど思い知らされた」（式場）。

「アメリカと日本とそれぞれ国情は違っていても、病を治そうとする努力は国境はなく、またあったとしてもこれを超越したアクションが必要な時期であろう」（式場）。

(1) 本書の目次

本書は335頁に及ぶ部厚い本なので、すべてを紹介することは不可能であるから、その目次を以下に記載する。

目　次

訳者まえがき　加藤正明

日本の皆様に　ミルトン・グリーンブラット

第1章　サイコポリティクスの定義

1．政治家の人格、心理、精神病理

2．精神衛生職員の人格、心理、精神病理および政治的な関わり

3．精神衛生システムと政治システムとの関係

4．サイコポリティシャンの登場

第2章　サイコポリティカル・システムの本質

政治システム　政府組織の風土　官僚機構　政治的タイプ　一個人としての政治家　人道的サービス機関が批判を浴びやすい点　精神衛生に対する偏見：政治システムにおける起源　報道機関の役割

第3章　サイコポリティカル・システムの構成要素：ストレスと重圧

行政部門　州会議　法務長官と司法部門　会計検査官　市民の圧力団体　大学と専門職　労働組合　精神衛生局

第4章　情実採用のシステム

州政府からの政治圧力　政治的圧力の大きさ　精神薄弱者の入学問題に対する政治的圧力

第5章　法制化された治療

第6章　集団訴訟と患者の権利

集団訴訟での一被告として　今までに起きた権利のための闘争　治療を受ける権利　極く最近みられた治療をうける権利の訴訟　治療以外のものに対する患者の権利　一般社会における患者の権利　権利と特権と義務の微妙なバランス

第7章　精神衛生の看護モデルおよび治療モデルの発展

拘束的で権威主義的なモデル　治療的—平等主義のモデル　精神衛生センター・モデル　地域の総合精神衛生センターモデル　総合的健康管理モデル

第8章　州レベルにおける精神衛生計画

あとがき　式場　聰
(著者はマサチューセッツ州の精神医療保健局長を6年間（1967～1973）勤めた体験をもとに「サイコポリティクス」という概念をうちたてたのである）

(2) 本書の概念

精神医学は3つの大きな社会的・知的革命を切り抜けてきた。最初の革命は、フランス革命（1789年）によって、人間が政治的・知的に開放されたことをきっかけに、フランスの監獄から狂人が鉄鎖から開放された（1793年）。精神病患者を人道的にケアしようする試みが、イギリスからアメリカにも普及し、1830年頃から道徳療法がとりあげられ、当時、東海岸に設立された初期の精神病院で、心を開いた、思いやりのある個人ごとのケアが定着しはじめていた。当時のアメリカでは、規模は小さいが整然とした村を単位として集団生活を送っていた。

これがアメリカにおける地域社会のはじまりで、彼らは互いに依存しあって生活しており、「大切なのは世界ではなくて、人間そのものである」（エマーソン）に要約されていた。現在のボストン州立精神病院の前身の精神病院の模様がチャールズ・ディケンズによって記録されている（1842年）。

「その州立精神病院の経営方針は、友情と愛情を基本としており、毎日、患者が全員で院長を囲んで食事をしている。作業療法においても、すべての患者を精神的に健全な人間として、さらに1人の職業として信用しており、庭園は農場で患者が鋤、まぐわ、除草機を使って働いている。また散歩、ランニング、魚つり、読書などをしたり、馬車に乗ってドライブに出かけて楽しんでいる。この精神病院の素晴らしい特徴は、非常に貧しい人にも立派な自尊心を教えこみ、激励している」

しかし、1855年頃から始まった産業革命に伴って、急速に道徳療法は崩壊した。人口増加に伴って精神病院は拡大し、職員数が追いつかなくなった。そして外国から流れこんできた労働者が疎外された集団を生み出し、早期のアメリカ人の生活を、精神病院の内外から脅かすようになった。ウスター州立病院は、もっぱら移民たちのための病院になってしまい、扉を閉めるようになってしまった。適者生存の社会的ダービニズムの哲学が普及し、社会的・心理的に欠陥のある人間を救い出そうとしても無駄である。精神疾患は予後不安の悪性疾患であるため、悪性化をくい止める最善策は、何らかの労働や作業にしばりつけ、報酬も与えないで入院を続けさせていた。精神病院は堕落し、患者を人間としてみようとする精神が崩れていった。非人間的拘束の州立精神病院はますます増加する一方である。

20世紀前半に、フロイト説の啓蒙に始まり、再び人間に目が向けられるようになり、人間の思考・感情・行動の複雑さを追及することに中心をおくようになった。

第1次世界大戦によって、戦闘の重圧がいかに精神病の大きな原因となり得るか（戦争神経症）を身をもって学んだ。第2次世界大戦では、わが国の人的資源維持のために政府レベルでの健康およびリハビリテーション計画が急速に増加した。さらに1930年代の身体因の発見に加えて、1950年代には精神薬理学が著しい進歩をとげ、監禁ケアと絶望に代わって、精神医学の治療の基本となるものが、実際に確立され始めた。

20世紀後半には社会精神医学が展開されてきた。

第1次革命では、患者は身体的拘束から解放され、第2次革命では、精神的拘束からある程度自由になることができた。次は貧困・失業・差別などの社会的拘束から患者を自由にし、世間のゆがんだ見方や心の負担をなくすときである。上流階級の患者は私立の精神科ケアシステムで、きわめて人間的な治療を受けることができる。しかし貧困・下流階級の患者は司法矯正システムか、州立精神病院に入院するという区別ができあがってしまったのである。

1946年、連邦会議で、精神保健対策に関する改革の法律が制定され、国立精神保健研究所が創設された。1955年、精神保健研究法が制定され、「精神疾患と精神保健に関する合同委員会」が設けられ、1960年、報告書が提出された。緊急勧告案として、精神保健面の知識が著しく不足している点と、大規模な基礎研究や臨床面の改革を実施する必要性が強調された。その報告は、大規模な州立病院をただちに収容人員1000人以下の規模に縮小し、今後は大規模な病院を作ってはならないと勧告するとともに、小規模な精神保健センターを設けて、地域住民のために役立てること。そして精神保健用の予算を2倍ないし3倍にふやすことを勧告した。

著者がマサチューセッツ州の精神保健局長をしていた当時は、表7のよう

表7　マサチューセッツ州における地域計画の拡大

	1967年	1972年
精神衛生センター	2	15
精神衛生診療所	37	61
地域における精神薄弱児用の臨床看護学校	59	101
デイ・ケア・プログラム	0	42
地域の居住施設	5以下	36
裁判所相談室および法医学サービス	15	31

に、地域計画が拡大していった。

1967-72年に入院患者数は18,433人から10,626人に減少したのに対して、病院で外来治療を受けた患者数は11,638から14,424に増加した。入院患者の平均入院日数が著しく減少し、入院患者に対する治療内容は大幅に充実した。

このように医療システムで治療を受ける患者総数は地域施設の増設とともに著しく増加し、年間25,000人から７万人を上回るほどになった。使命感に燃える市民からは自発的に年間何百万ドルもの寄付が集まった。

しかしながら、比較的財源も内容も豊かな大学附属精神保健センターと荒涼とした貧しい州立精神病院は、ボストンという都会の中に10マイルも離れないところに建っている。州立精神病院は訪れる患者をすべて受け入れているのに対して、大学の精神保健センターは重症患者や最も要望の強い患者（慢性疾患患者、アルコール依存症、薬物依存症、老人患者）はほとんど受け入れなかった。両者の差別や不公平は歴然としている（表８）。

1966年「総合精神保健及び知的障害法」が制定され、マサチューセッツ州（560万人）内を各地区に分割し、各地区の人口は75,000人から10万人とした。はじめ39地区に分割されたが、７つの大地区に統合され、各地区ごとに精神保健担当官、知的障害担当監督官、法医学担当監督官が設けられた。その他、州のために貢献しているソーシャルワーカー、心理臨床家、精神保健領域以外の優秀な住民等を選んで業務を委嘱した。

このように総合精神保健センターへ転換してからは地区内のすべての問題

表8　大学附属衛生センターと州立病院の比較

	小型大学附属精神衛生	大型の州立病院
分類	センター（MMHC）	（BSC）
建物	4棟	56棟
患者1人に費やす1日当たりの費用	32ドル	6.50ドル
スタッフと患者の比率	約　2.5：1	約　1：20
医療スタッフと患者の比率	約　1：2	約　1：50
1日平均入院および通院患者数	200	2400
1年間の入院件数	750	2000
社会経済的階級	大部分が中流か下流	大部分が下流
監置を要する患者数	なし	2000
アルコール中毒患者	少数	多数
老人病患者	少数またはまったくなし	多数
内科・外科患者	少数またはまったくなし	多数
精神薄弱患者	少数	多数
死亡件数	多数	多数

のある患者を診療し、ケアしていくことになったのである。

(3)　州立精神病院の閉鎖

100年以上にわたって増加傾向にあった州立精神病院在院患者がはじめて下降し始めた。以前に比べ、短期間で退院していくようになった。

新設された地域精神保健センターや、総合病院内精神科や近隣のアフターケア施設や受持地区制に基づいた別の施設に患者が流れるようになり、病院の利用人口が極端に減少していった結果、議員、管理者、市民代表からなるグループによって閉院が決定されたのである。

閉院に抵抗あるいは反対したのは、病院長や病院スタッフ、家族、病院の労務者、近隣の商店、モーテル、ゲストハウス、飲食店等々であった。州立精神病院の閉鎖の賛否両論の要因は、質的にも量的にも、その地域の歴史的背景や地域特有の状況により決められる。

1973年12月19日付の新聞では「カリフォルニア州、病院閉鎖計画を棚上げ」と公表した。レーガン州知事は拒否権を行使したが、州議会はこれを無効として州立精神病院の段階的閉鎖方針を議決した。全国の州立精神病院在院患者数は、1955年に56万人に達したが、1973年に24万8562人、1975年には19万3436人と著しく減少した。

(4) ゲットー化

退院した患者の移転先はどうなっているのだろうか。その一例として表9を掲げておく。

老人性精神病患者の落着く先はほとんどナーシングホームであった。しかしながら、退院患者の多くは内容はさまざまであるが、かなり不適切な施設が多かった。ボード・アンド・ケアホームは簡易宿泊施設であったり、ドヤ街であったり、十分なケアを受けられない施設であった。彼らは自分自身を守ることができない。さまざまな事件に巻き込まれたり、地域住民とトラブルを起こしたり、放浪癖があったり、自分の部屋に閉じこもったり、また飲酒してわめく患者は地域住民からの攻撃の対象となった。風変わりでびっくりさせられる行為に対して地域住民はだんだん敏感になってきて、再入院させようとの要求も強まってきて、彼らの孤立化に拍車をかけることになる。彼らはますます低所得階層社会に集まることになり、政府の生活援助金を受け、働く意欲も機会も場所を失っていく。

結局、その種の施設を規定する基準や許可制度がないため、ますますゲットー化していく。

ニューヨーク州立ブロンクス病院は、老人病専門チームをつくって移動診

表9　グラフト州立病院退院患者の移転場所数

場　所	数	%
ナーシングホーム	131	42.8
保養所	57	18.6
ボストン協同アパート	23	7.5
集団住宅	26	8.4
里親ケア（個人住宅）	1	0.3
独立住宅	59	19.2
救世軍	1	0.3
他の州	8	2.6
合　計	306	99.7

出展：マサチューセッツ精神病院構想計画の最終報告書34ページ「地域社会における精神衛生と精神病院」1973年11月発表

療をしたり、家族の相談に応じたり、デイケアを用意して老人病対策に取り組んでいた。地域内の現場で老人患者をどう扱ったらよいか教育指導するとともに、セミナーや現実検討療法、ほかの病院への転院派遣、さらには訪問看護サービスも行なっていた。

地域精神保健センターは貧しい人々や過去には治療機会の与えられなかった人々に対して、著しく多くのサービスを提供していると判断してもよさそうである。

アメリカの精神障害者はさまざまな点で貧困である。彼らの生まれ育った社会経済的な環境が悲惨なものである場合が少なくない。彼らは情緒的な障害や身体的疾病にかかっており、生活費をかせぐのが困難または不可能である。彼らの治療環境は物理的にも、社会的にも貧弱である。彼らが運よく地域社会に復帰できたとしても、彼らは再び貧困に直面する。貧困に対する関心に地域精神医学・医療の発展が加わったおかげで、わが国の人々は通常の人間生活に伴う情緒的な危機や緊張感に気づくと同時に、生活方式やストレスの違いについても鋭い認識をもっている。いまでは精神的不健康の成因における文化、経済、政治、民族などが著しく重視されるようになった。

(5) ケネディ教書

1963年、ジョンF・ケネディ大統領が、精神保健ケアに「大胆で新しい接近」を呼びかけた。上院への「ケネディ教書」は有名である。この教書によって、連邦政府も州政府も脱施設化政策の実施に取り組むことになったのである。

精神医療保健ケアシステムは精神科医療従事関係者（患者も含む）だけで成り立っているのではない。国民（の意識・偏見）と政治（政府、政治家、行政機関、法律）と社会（社会、企業、商業店）とマスコミ、及び精神医学、心理学、福祉学、社会学、政治学等すべて含むシステムの複合体の上に成り立っているのである。精神医療専門家は治療に専念し、誇りをもって仕事をしている。あまり国民及び社会問題や政治的関係に意見を述べ、関与することに控え目である。そして意見交流のないまま、溝は深まり、精神医療保健の巨額の予算が動かされているのである。

(6) 政府との協力体制

政府の業務が拡大するにつれて、数多くの行政部門が設置されるが、精神医療保健部門の責任者に医学畑の出身ではない行政官が任命されることが多くなってきた。そして、ヒューマン・サービスの統合を合い言葉に、精神医療保健を他の保健機関や福祉機関に合併することが多くなった。かくして精神医療保健機関においては不本意な政治化が進むと同時に、個々別々のサービスという個性と、精神科医が主導する専門組織という個性の療法が徐々に失われつつある。こうなると必然的に、最適な精神科医が州組織の最大部で活躍することが難しくなる。

良かれ悪しかれ、国民の保健サービスを旗印として医学会は不安のうちに政府と協力体制を築くことになった。

現代の一般的な常識からいえば、医師たちだけで精神保健医療という国民的問題を解決したり、悲惨な病人に保健を給付したり、開業医を適正に配置したり、専門医の養成を国家の要求にあわせたり調整したり、重複や無駄を省いたりすることは不可能である。

精神医療システムと政治システムとの協力が不可欠であることは、過去よりはずっと理解されている。この課題を解決するのに必要な指導者はサイコポリティクスの状況において活用できる技術を完全に身につけた人にほかならない、と著者は述べている。

(7) 地域精神医療サービスの停滞期

しかしながら、その後のアメリカの精神医療政索はどうなったのであろうか。新福尚隆[14]によれば、1980年を境に地域精神医療サービスは停滞期を迎えた。

1956年は、州立精神病院を中心に55万6千人の入院患者が2000年には、6万5千人に減少した。それに併行して、全米に700以上の地域精神保健センターが建設された。しかしながら予算不足と、政権交代による精神医療政策の変更により、状況は一変した。

医療分野においても市場原理の必要性が唱えられるようになり、医療に保険会社が大きな発言力をもつマネージド・ケア（managed care）が導入された。市場原理になじまない多くの地域精神保健センターは閉鎖された。また精神障害者の長期入院に対して保険会社が支払いを拒否する事態になり、精神科入院施設における平均在院日数もきわめて短くなった。それと同時に精神障害者がよりコストの低い、社会福祉施設、司法矯正施設にながれるようになり、施設間移転（Trans-Institutionalism）の現象が起きた。ニューヨーク州における州立精神病院を退院した患者の75％は家庭ないし単身アパートに住み、ほぼ自立した生活が可能になったと報告されている。

約10％は政府や市の援助で建てられた福祉施設に住んでいる。さらに、ホームレスが5％以内、刑務所・拘置所の居住者は5％以内と報告されている。

(8) 刑務所が最大の精神病院

現在、アメリカでは刑務所が最大の精神病院であるといわれる。1956年には全米で12万人に過ぎなかった刑務所の人口は、2000年には200万人となっている（ちなみに日本の刑務所人口は現在8万1千人位である）。この間、精神病院入院患者は56万人から6万5千人に現象した。精神病院入院患者の減少は刑務所人口の直接の原因ではないといわれている。しかし、一方でアメリカ刑務所囚人の15%が精神障害者であると推定され、これは全米で約30万の精神障害者が刑務所にいることになる。

アメリカで精神医療政策の基本的な考え方は、1つは個人主義、個人の自由に対する権利の尊重と責任能力があるとされ、刑務所や拘置所に送られる。アメリカにおける刑務所人口と精神病院入院人口の割合は200万人対6万5千人、日本におけるその割合は8万人と30万人である。数字の差は日本とアメリカにおける文化（母性的社会と父性的社会）、医療と司法のあり方、人権意識等の社会／文化的諸要因に基づくものと考えられる。それよりにもまして、アメリカの精神医療のあり方と規定しているのは経済の原理である。精神医療施設への入院はあまりにも高価であり、入院期間は短いものにならざるを得ない。そして地域でのケア、矯正施設への入所が増加している。精神医療にも資本主義、弱肉強食の原理が働き、多くの患者がホームレスとなっている。

アメリカの精神医療政策は失敗であるという意見もあるが、法に基づいた精神障害者への対応、人権擁護という面ではアメリカの精神医療は着実に進歩していると考えられる。

9．世界の精神医療に関するWHOの行動指針

⑴ WHO（世界保健機関）の行動指針

表10に示すように、WHO（世界保健機関）の行動指針は、精神医療を①一般医療の枠の中で提供すること、②地域で精神科治療を提供すること、③一般住民への啓蒙を行なうこと、④地域、家族、ユーザーと協力すること（日本では不十分である）、⑤国の精神医療政策、プログラム、法的整備を行なうこと（特に、日本ではこの項目が不十分であり、精神医療サービスへの予算が低医療費政策として抑えこまれている）、⑥地域精神保健の評価をすること、⑦研究の支援をすること等々が示されている。

WHOは2001年の世界保健デーのメインテーマを「精神保健」として発展途上国（世界人口の8割を占める）を含めた世界中の国での精神医療サービスの現状を報告した。精神保健を特集したこのWHO報告書は、精神医療分

表10　世界の精神医療に関するWHOの勧告と行動指針

1．精神医療サービスをプライマリーヘルスケアの場で提供すること
・精神保健問題をプライマリーヘルスケアの対象として認識する
・よく見られる精神神経疾患の診断と治療を保健医療職種の訓練に含ませる
・プライマリーヘルスの医師に精神医学に関する再訓練を提供する
2．向精神薬の使用が可能であること
・すべての診療機関で、最低限５種類の精神科治療薬の使用が可能である
3．地域で、精神科治療を提供すること
・精神障害を持つ患者を監獄から医療の場に移す
・精神病院を縮小し、精神病院内での治療を改善する
・総合病院の精神科を発達させる
・精神医療地域ケアの諸施設を充実させる
4．一般住民への啓蒙を行うこと
・精神障害者への偏見と差別をなくすため、一般住民への啓蒙活動を行う
・啓蒙活動を行うNGOを支援する
5．地域、家族、ユーザーと協力すること
・自助グループの形成を支援する
・NGOの計画、精神保健活動への資金援助を行う
6．国の精神医療政策、プログラム、法的整備を行うこと
・現在の知識および人権への配慮に基づき精神衛生法規を改正する
・国の統一的な精神医療プログラムと政策を策定する
・精神医療サービスへの予算を増加する
7．人的資源の養成
・精神科医および精神科看護師を養成する
8．他セクターとの連携
・学校および職場における精神保健活動をはじめる
・関連NGOの活動を支援する
9．地域精神保健の評価をすること
・基本的な健康情報システムに精神疾患を含める
・ハイリスクの人口についての調査を行う
10．研究の支援
・プライマリーヘルスケアにおける精神疾患の有病率、経過、影響を調査する

（WHO「世界保健報告」2001年、新福訳）

野で、地域精神医療の拡がり、向精神薬をはじめとする精神科治療技術の普及、脳神経科学分野での進歩、患者本人や家族の治療への参加など、目を見張るべき進展が過去50年の間に世界的に起きたことを述べている。

(2) 世界から見た日本の精神医療の特殊性

しかしながら、日本の精神医療はきわめて特殊な状況にあると、新福尚隆[15]は指摘している。世界の精神医療に関するWHO（世界保健機関）の勧告と行動指針を表10に示しておく。

第2次世界大戦後、世界の精神医療サービスは大きな変革期を経験している。それは、病院中心の精神医療の時代から地域精神医療の時代に、さらには利用者参加の時代へと変わってきている。そして、きわめて特徴としてあげられているのが、先進国における単科の精神病院については、その「閉鎖」が世界の行動指針として、明瞭に示されているのである。

しかしながら、日本の精神医療の現状は、精神科病院入院が中心であり、今なお、約30万床を維持している。そして精神科医療費約2兆円（年間）のうち、その8割（1兆6千億円）が精神科病院の入院医療費に投入されている。残りの4千億円が地域の精神科外来患者（約350万人）の医療費に使われているのである。

このように日本では、地域精神医療がまったく軽視されているのである。

10. 日本の精神科病院の今後

「日本の精神科病院は今、大きな転換期にある」と田川[16]は述べている。

第2次世界大戦後、精神科病院は図6のように病床数は増床を続け、1993年には約37万床にも達した。1986年、国連から勧告を受けた国（厚生省）は、精神病床数を抑制する方向に舵を切ったが、2017年（平成29年）まで約30年かかって、やっと30万床までに減床したのである。現在でもごくわずかであるが、精神科病床数は減床してきている。

また、病床の充足率も一時の100％超えから激減し、90％を切るまでに下がってきている。また、図7にあるように在院者を見ると、65歳以上が約半数を占めている。この65歳以上の在院者の大半は15年後、20年後には亡くなられたり、身体科医療機関へ転院する可能性は高い。一方、54歳以下の在院者は25％ほどしかいないし、54歳以下の在院者は年々減少傾向にある。今後、少子高齢化社会の到来と財源的な問題から、入院期間の短縮、長期入院の削減、在院中心の医療、地域医療構想—病床機能報告制度が打ち出される

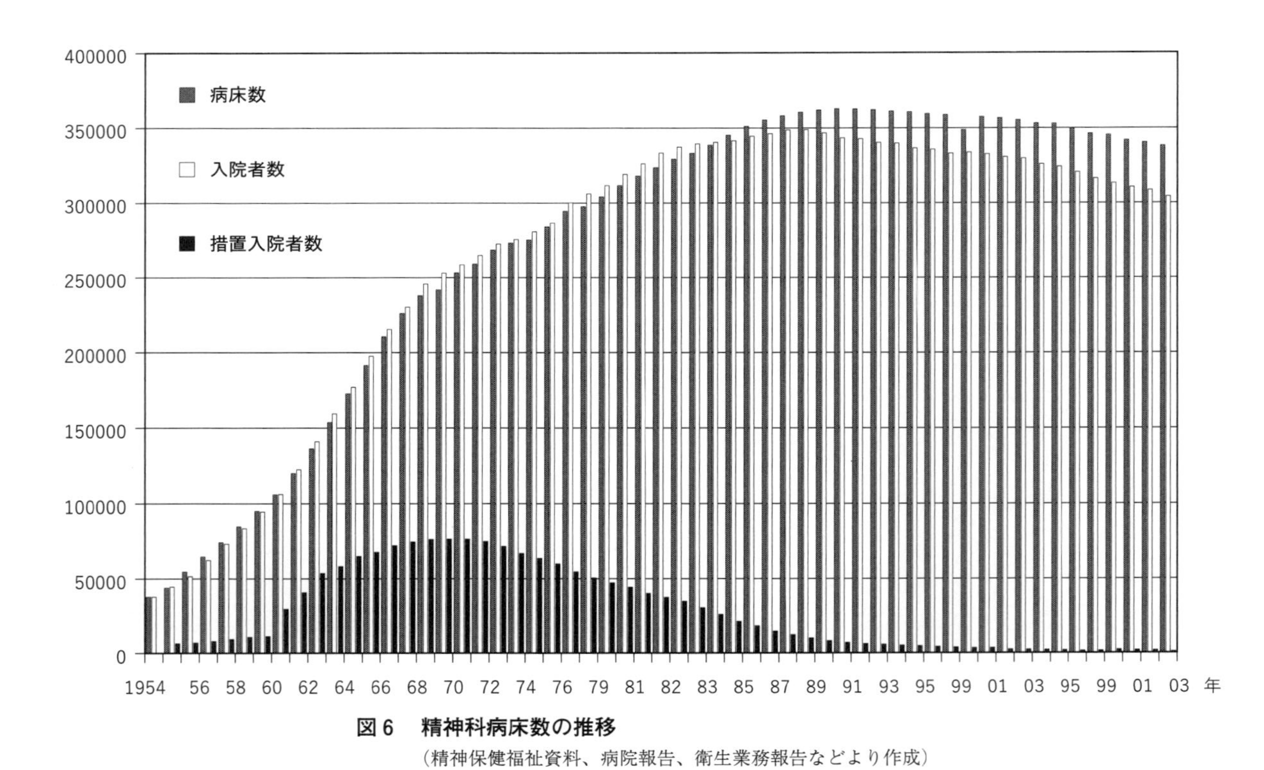

図6　精神科病床数の推移

（精神保健福祉資料、病院報告、衛生業務報告などより作成）

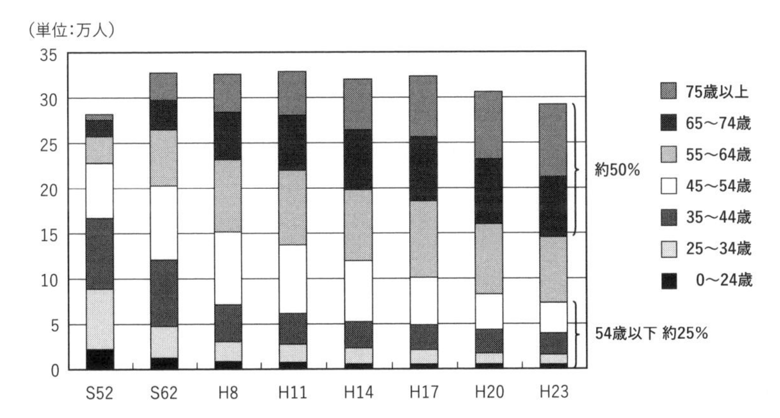

＊H23年の調査では宮城県の一部と福島県を除いている
＊入院患者の内、不詳のものは除いている
＊資料：患者調査

平成23年の患者調査で精神科入院者の年齢構成をみると、65歳以上がその割合を年々伸ばし、平成23年には入院者の50%を65歳以上が占めるようになった。さらに驚いたことには、54歳以下の入院者は全入院者の約1/4でしかない。

図７　精神病床入院患者の年齢分布

なかで、病院は徹底的なスリム化、効率化が求められてきている。今後、新たな入院者が出現しないかぎり、15年から20年後には在院者が３分の２あるいは半減している可能性がある。今後個々の精神科病院の問題も地域差が大きく関与してくると考えられる。

国（厚労省）は何とか精神科病床数を削減したいと考えているが、15～20年もすれば在院者はおのずと減少し、精神科病床数も減少する。この問題は時限的という認識である。

日本の精神医療は一時的な一面政策医療であるから、何か問題がおきた時だけ、その場限りの予算をつけ対処してきている。その時々の社会情勢において、政治的団体の圧力に影響されて、真逆の診療報酬改定（H28年）を行なっている始末である。

国（厚労省）は精神医療について、社会的に確固たる思想・哲学をもたず、長期的ビジョンのないまま流されてきていると思われる。

11. ヒューマンファーストの地域精神医療福祉センターへ

「温故知新」とは、広辞苑によれば「昔の物事を研究し吟味して、そこから新しい知識や見解を得ること、古きをたずねて新しきを知る」と記されている。

これまで筆者は、イタリアと日本の歴史、文化、社会を比較検討して、「イタリア型精神医療」と「日本型精神医療」の類型を抽出して比較考察してきた。そして、WHO（世界保健機関）は、先進国における単科の精神科病院については、その「閉鎖」を行動指針の中ではっきりと述べている。

欧米における精神医療の変革は、アメリカでは1960年代から、ドイツ、フランス、イギリスでは1970年代から政策に基づく精神病床数の急速な減少が起きている。イタリアでは1978年のバザーリア法によって、精神病院の全廃が主導され、1999年に完全に精神病院の全廃が宣言された。このような歴史的事実を日本の一部の精神科医は知らず、多くの精神科医は無視している。ましてや日本国民のほとんどは知らされていない。それは、精神医学・医療界、国（厚労省）およびマスコミの責任である。

国際的に見た、日本の精神医療における第一の特徴は民間精神科病院入院中心であり、現在でも30万床の病床を維持しており、平均在院日数が300日を越えることであり、10年以上の入院患者が約10万人であるという事実は、外国の精神医療の専門家には信じがたいことであると新福[15]は述べている。

国（厚労省）は入院重視の診療報酬体制（約1兆6千億円）を堅持し、地域精神医療費には、約350万の外来患者に対して約4千億円を配分しているのである。そして、日本の平均年齢を考えれば、あと25年後には入院患者数は半分、40年後には10分の1になることになる。黙っていても、日本の単科の民間精神科病院は、このままでは消滅すると、新福[15]は述べているが、将来予測は不透明である。

(1) 医療と福祉をつなぐ回路

さて、世界の精神医療政策は、精神科病院入院から地域精神医療へと大きく変化してきた。日本の精神科診療所は、昭和49（1974）年に日本精神科診療所医会が結成されて以来、各地に開設され、平成に入ってから急速に全国各地に開設されて、約４千カ所以上の精神科診療所が所在する。外来患者数361万人のうち、53.5％を精神科診療所がカバーしている[17]。

その特徴は規模・地域性・専門性は多様である。自由開業医制度のもと、フリーアクセスが保障されており、ゆるやかな競争のもと、地域で生活する人々の精神的健康に責任を持っている。今後、専門性の明確化・機能分化と地域連携機能を伸ばしていき、診々連携と病診連携を強化していく。福祉との関係は、精神障害は疾患と障害の両側面があり、地域ケアは医療と福祉との協力連携が不可欠であり、医療と福祉をつなぐ回路が必要である。

地域責任制と連携については、精神科診療所がその属する市町村あるいは２次医療圏を緩やかなキャッチメントエリアとして設定し、そこからの受診要請には積極的に答えていく。多職種チームを組み、アウトリーチを含めて支援していく。そして地域社会を耕していく。

地域包括的ケアシステムは高齢者介護だけでなく、障害者福祉、子育て支援、生活困窮者支援などを含み、精神障害を持っていても住み慣れた地域で自分らしい暮らしができるよう、医療・介護・予防・住まい・生活支援の包括的なケアシステムをつくるよう、精神科診療所は地域社会のネットワークの中で積極的役割を果たす。

しかしながら、多くは１人医師開業の精神科診療所には多くの限界がある。外来診療が中心となるため、来所しない（できない）人には対応することができない。家族が相談に来ても、連れてきてもらわなければ診療することができない。日常の外来に忙殺されて、受診できない人にどう対応していくかが大きな問題である。次に時間外の対応である。24時間対応している診療所は数少ないのが現状である。自傷行為や大量服薬や自殺行為の対応は救急隊にたよらざるを得ない。そのつぎには、医師が病気になる、高齢となる、その他の理由で診療ができなくなると、診療所の継承問題が出てくる。

さらに、日進月歩の最新医療の研修も大きな問題となってくる[17]。

精神科診療所は地元医師会や精神科診療所協会に所属せず、孤立していることが多い。例えば、東京・池袋駅周辺には10数カ所の精神科診療所が開業しているが、ほとんど横の交流・連携はないのが現状である。次第に過当競争になってきている。そして自由開業制のもとで、地域社会のネットワークの中で無関心で責任を持っていない実状がある。

⑵ 歴史に見る精神医学革命

歴史は遡って、古代ギリシャ・ローマの時代には、「狂気」は超自然的なパワーを宿したものとして畏怖の念を持って見られていた。

「ギリシャにおける善の数々は狂気を通じてもたらされた」(ソクラテス)

「神々しい狂気」(プラトン)

「狂気を交えぬ偉大な魂などない」(アリストテレス)

たとえば「てんかん」はmorbus sacer(神聖な病)とされていた。しかし、中世に入るとヨーロッパはキリスト教の世界となり、その秩序からはずれるものは排除され、断罪されることになった。13世紀初頭から17世紀にかけてヨーロッパ全土を席巻したのが「魔女狩り」である。

ジャンヌ・ダルクは、英仏との100年戦争の末期、救国の神託(神の声)を受けたと深く信じ、1428年英軍を撃破した。しかし後に、異端の宣告を受け、焚殺の刑に処された。

16世紀の医者ヨハネス・ワイヤー(1515-88)は「憑き物や魔女は病気だから医者の手に委ねろ」と言った。しかし当時は、医学的な診断基準もできてなかったし、薬もなかったが、彼は、これは医者の領分だと言い張った。病気と考えることによって、宗教的偏見からくる迫害から魔女だといわれた人たちを守ってやることができた。精神医学の第1革命といわれている。1793年、フィリップ・ピネル(1745-1826)は、フランス革命下のパリで監獄に収容されている精神病者を鉄鎖から解放した。彼は観察を重視した科学的精神医学を構築した。第2次精神医学革命といわれている。

1899年、エミールクレペリンは「早発性痴呆」を提唱し、1910年、オイゲン・ブロイラーは「精神分裂病」を提唱した。現代精神医学の確立とともに、精神病者は閉鎖された精神病院に隔離収容され、精神病院は肥大化していった。

1970年代頃から欧米諸国は、人権的立場から、また膨大な医療費を削減するためにも精神病院を減少していった。特にイタリアでは精神病院を全廃した。

歴史的にみれば、「神聖なる病」の時代から、「魔女狩り」の時代を経て、

「監獄」の時代を通り、現代精神医学の確立とともに「精神病院」の時代へと変遷し、次は「自立と依存」の時代へ進化していくのである。心の病も、19世紀は「ヒステリー」の時代で、20世紀は「精神分裂病・統合失調症」の時代となり、21世紀は「発達障害」「(社会文化的）うつ病」「依存症」の時代へと変遷してきている。

(3) パラダイムシフト

「日本型精神医療」は精神病院入院中心の治療体制で進展してきて、精神病院が肥大化して「一大産業」として発展してきた。WHO（世界保健機関）からは、先進国における単科精神病院の「閉鎖」を迫られているが、入院中心主義を脱却できないでいる。資本主義経済体制のなかで、一大産業が消滅することはありえない。

厚生労働省の「長期入院精神障害者の地域移行に向けた具体的方策に係る検討会」の第３回作業チームの会議で、長期入院している精神障害者を地域社会に戻すためには病床削減が不可欠であるが、その実現の難しさを指摘する声も上がった。委員のある精神病院長（経営者）は、長期入院している精神障害者をグループホームに移行させた場合、赤字経営を強いられる可能性が高い。そうした病院が病床を減らしても食べていけるような裏づけがなければ、長期入院する精神障害者の地域移行は進まないと訴えた。やはり委員の日本医師会常任理事は、現行制度では民間の精神病院が自ら病床を減らすのはほぼ不可能に近いとし、削減を進めるための、なんらかの新たなモデルが必要であると述べた。患者を「事業経営」の「財源」にする「収容ビジネス」であると竹端[18]は述べている。しかしそれは、資本主義経済原則としては当然の論理である。そこで、精神病院入院中心の古いパラダイムをシフトしていく必要があるが、日本型精神医療の背景には、多神教の受動的、保守的、現状維持的な思考と、対立・抗争を避け、悠揚せまらぬ態度で将来の展望を楽観視している諦観の姿勢があるので、当分の間、パラダイムシフトは難しいであろう。

日本社会の社会・経済構造が変わり、文化意識も変わらない限り、（結核病棟や石炭産業等は消滅したが）精神病院産業はなくならないであろう。革命は起こらないであろう。

(4) ヒューマンファーストの地域精神医療福祉センター

現状の日本の精神医療を等閑視しているわけにはいかない。少しでも改善・改革を推し進めていかねばならない。

精神病院の減少あるいは閉鎖は遠い先の話であるから、今、実現できる小さなパラダイム、すなわち地域精神医療福祉センターを東京都内および首都圏に開設し、地域社会内で心を病む人あるいは生きづらさを感じている人達と一緒に生活していける、居がいのある居場所（Being）をつくろうと考えたのである。Calling, Beruf（召命）である。

東京都心地域には、ほとんど精神病院は見当たらない。鶯谷に100年以上の伝統のある土田病院（約80床）が存在するだけである。ほとんどは都周辺地区と三多摩地域に偏在している。

半世紀前の入院治療中心の精神医療体制のままである。入院治療から外来医療へ、そして地域精神医療へと、その思潮がパラダイムシフトしていく中で、精神医学・医療は古典的な体制を続けている。

筆者は平成４年、古いパラダイムの精神医療体制に一石を投ずるべく、新都心・池袋駅近くにマインド・スペースを求めて、デイケアセンターの運営を中心に地域保健活動、メンタルヘルスとアルコールケアの拠点を構築しようと意図して船出したのである。６階建ての小さなビルの各フロアをアルコールデイケア、ヤングデイケア、メンタルデイケア、シルバーデイケアとして専門分化したデイケアを出発させたのである。新しい試みである（入院しない）デイケアに数年のうちに、都内各区と市部と埼玉県西部と神奈川県東部の地域から、心の病を持つ人達が数多く通ってくるようになったのである。そして平成６年にデイナイトケアを開始した。平成８年には共同作業所オークを開設した。平成10年、池袋駅前に医療法人榎本クリニックを新設（10階建てビル）し、移転した。さらに高齢化した先輩の先生から依頼を受け、新大塚クリニックを（平成18年）、急逝した先生の跡を引き受け飯田橋クリニックを（平成23年）、御徒町クリニックを（平成25年）、大森クリニックを（平成28年）に開設した（図８）。通所参加人数は図９の通りである。

700人以上の精神疾患および心の問題の人々を地域精神医療福祉センターで治療・ケアし、社会生活を支援している。

社会変動とともに疾病構造も多様化し、現代社会のニーズに応えて、入院

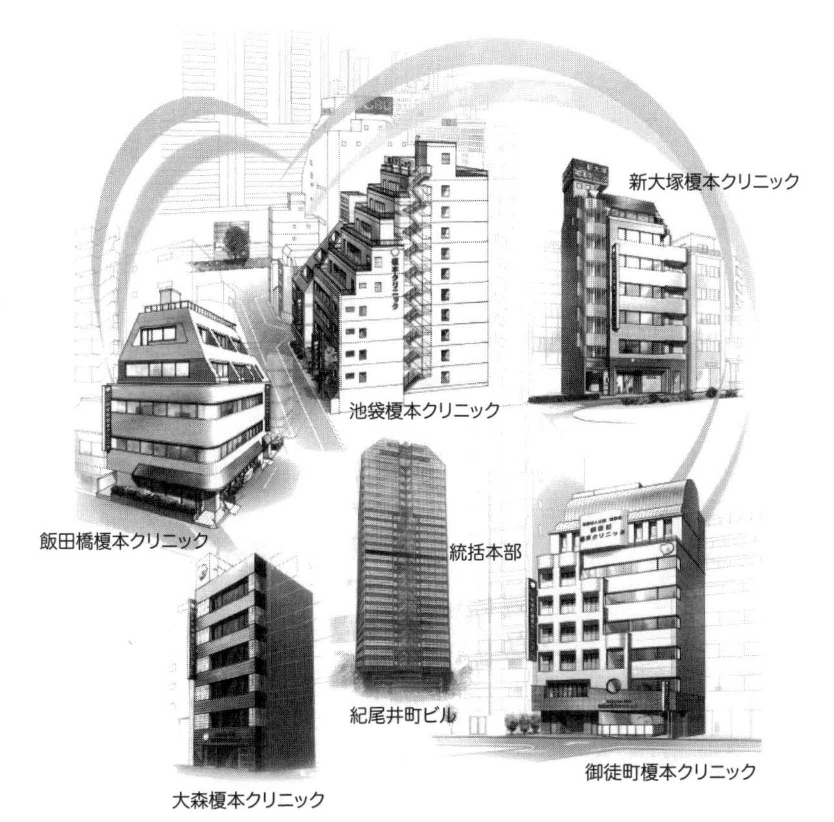

図8　榎本グループ各院外観

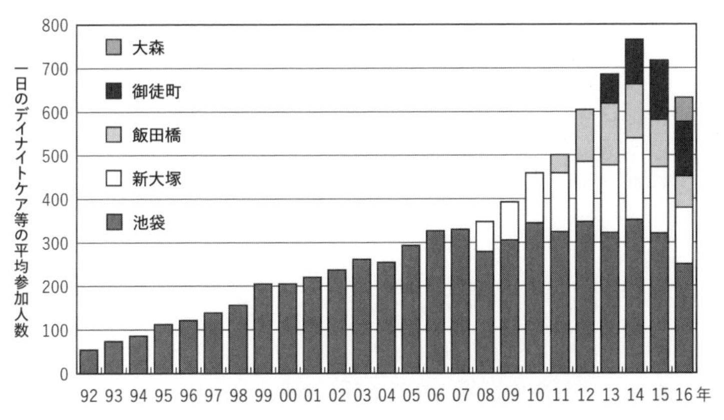

図9　1日のデイナイトケア等の平均参加人数

治療に代わる社会療法として地域精神医療福祉センターで治療を疾病別・年齢別に専門分化した構造で展開してきている。治療目的も明確となり、デイナイトケア運営も適切に運ぶことができ、治療効果も合目的的に果たすことができるようになった。

統合失調症の受診・通院は東京では少なくなり、各クリニックに「メンタルフロア」として1フロアずつある。長期間通所して症状は安定しているが、社会復帰は困難な者が多い。彼らのQOLをどのように考えたらいいのだろうか。

豊かな社会になり、数多くの人々がさまざまなアルコールを多量に飲んでいる。そしてアルコール依存症に陥り、断酒生活のため、「アルコールフロア」に通っている。彼らは断酒したが、生命より大事な酒（生き甲斐）を失い、人間的にもぬけの殻となっている。また薬物依存症、ギャンブル依存症症、性依存症等も「アディクションフロア」に通ってきている。彼らも関係依存対象にQOLを求めて耽溺し、社会生活に破綻している。関係対象依存（QOL）行為を止め（させられ）ると、やはり魂を失ってもぬけの殻となってしまう。さらに過保護で未熟で依存的な若者が、不透明な現代社会にQOLを求めて参入するが、セルフコントロールできず、不適応をおこし、挫折し、悩みを「悩み」として向かい合わず「病気」として捉える。そういう若年層の「新型・自称（社会文化的）うつ病」が急増している。「社内うつ」で社外では友人と楽しく遊んでいる。自ら「うつ病」と称して診断書を求めて来診する。休暇中に気分転換と海外旅行に出かけていく。従来の薬物療法だけでは効果があがらない。自ら社会経験し、学習し、洞察、自覚し、人間的に成長し、立ち直るしかない。治療の原則はアメ（母性原理）とムチ（父性原理）と生きるモデル（自己原理）が必要である。彼らは「うつ・リワークフロア」に通っているが、将来の目標もなく、生きがい（QOL）を喪失している。

日本の老人介護は「寝たきり老人」「認知症老人」をつくる文化である。「シルバーフロア」の目標は「寝たきり老人」「認知症老人」「車椅子老人」の予防と防止である。毎日door to doorの車による送迎（無料）によって通所し、規則正しい健康的な生活を送る「居場所」を提供している。そして家族は外出も勤務も可能となり、家族の身体的精神的経済的負担を軽減している。超高齢化社会に向って、老人のQOLとはと、つくづく考えさせられる今日この頃である。さらに「発達障害・エジュケーションフロア」(サンライズ学園)、「高次脳機能障害フロア」も設けている。

そして、芸術行動療法として、音楽、絵画、よさこい、和太鼓、エイサー、空手、ボクシング、フットサル、卓球、ゲートボール、囲碁・将棋・トランプ等々、週3回、実施している。

年間行事としては、獅子舞、節分豆まき、芸術文化祭、花見、大運動会、国内バス旅行、サマーフェスタ、バザー、クリスマス会等を催している。

そして毎年1回、海外旅行に行っている。香港、ハワイ、ヨーロッパ、アメリカ、中国、韓国、台湾、シンガポール、タイ、ベトナム等に旅行した。

これからの日本の精神医療は、入院治療することなく、地域精神医療福祉センターと外来通院治療で十分果たしていけるのではないだろうかと考えている。

筆者はこれまで、精神医療の、その時代におけるニーズに応えるべく、さまざまな学会を創設してきた。全国大学メンタルヘルス研究会、日本精神衛生学会、日本デイケア学会、日本学校メンタルヘルス学会、日本外来精神医療学会、日本「性とこころ」関連問題学会、日本「祈りと救いとこころ」学会を創設してきている。

(5) 地域精神医療福祉センター

さて、筆者は郊外の精神病院における入院治療の歴史的役割は終わったと考える。今は彼らが住む街の中で、治療・回復・生活が図られるべきだと考えて地域精神医療福祉センターという拠点をつくった。彼らは精神障害というハンディキャップを持ちながら地域社会の中で生活する「住民」として、さまざまなサポートのもとで暮らしていくのである。地域精神医療福祉センターの機能(表11参照)は、まず第1に治療(癒し)の場である。彼らは病識欠如あるいは不十分のため、向精神薬の服用を嫌ったり、忘れたりする。またはアルコールを隠れ飲みしたりするので、医学的治療と教育を継続的に行なわなければならない。そして、第2に病気の再発および再飲酒を防止し、再入院を防がねばならない。

第3に、寛解状態あるいは素面の状態を維持しながら、(彼らは孤立あるい

表11　地域精神医療福祉センター

1．治療（癒し＝healing）の場合
2．再発・再入院の防止
3．生活の場
4．社会機能訓練
5．社会体験・体験学習
6．Normalization
7．大衆型精神療法＝メンバーの相互作用
8．Self-help

は疎外されがちなので）地域精神医療福祉センターに通って、規則正しい社会生活を送るのである。地域精神医療福祉センターが生活の場を提供するのである。

第4に、彼らは自己中心的、自閉的傾向が強く、特に対人関係には拙劣であるので、地域精神医療福祉センターで、多くの人達と付き合いながら、社会生活の仕方を体験学習し訓練していくのである。

第5に、社会のさまざまな催しや場、他のグループに出かけて行って参加し、体験学習をしながら社会常識を身につけ、社会性を養っていく必要がある。そして、当たり前の社会生活を送る（normalization）ことが長期間できるようにするのである。

6番目に、地域精神医療福祉センターに集まってきた仲間達は、小さな社会を形成し、メンバー相互の影響力は大きく、良いことも悪いことも学習していくことになり、彼らはselfhelpしていくことになる。

地域精神医療福祉センターを構造的にみると（図10参照）、世の中から疎外され、どこにも居られなくなった彼らに「居場所」（being）を提供し、そこに「居がい」を見出せるようにすることである。そこで当たり前の生活を送ることによって人間性を回復し、自立して、新たな人間関係をつくり、成熟した相互扶助の依存関係をつくっていくことが必要である。地域精神医療福祉センターは現実社会から一歩距離をおいた、アモルフ（無構造）で受容的な場所（アメ）である。

しかし〈アメ〉ばかりでは人間は成長しないから〈ムチ〉も必要である。新しい人生に向って出立を促していかなければならない（doing）。つまり課

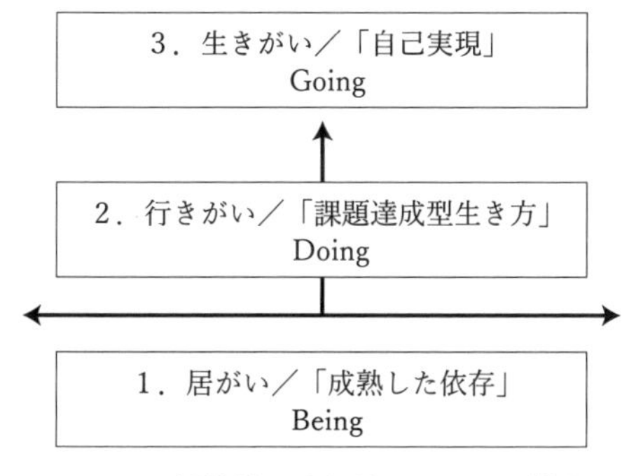

図10　地域精神医療福祉センターの構造

表12

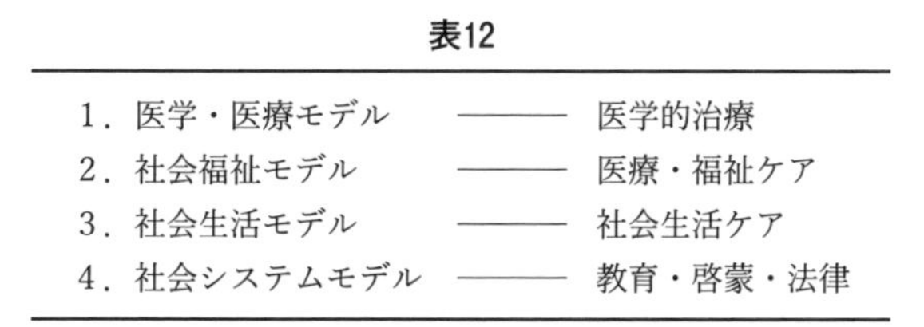

1．医学・医療モデル	――――	医学的治療
2．社会福祉モデル	――――	医療・福祉ケア
3．社会生活モデル	――――	社会生活ケア
4．社会システムモデル	――――	教育・啓蒙・法律

題達成的生き方「生きがい」を促す。そして〈モデル〉を求めて、自己実現に向けて、「生きがい」を達成すべく旅立っていくのである。

(6) サポートシステム

これまでの精神医療は精神病院入院治療一本槍で通してきた観がある。入院治療中心であるならば、当然、医学・医療モデルだけで考えればよかったのである（表12参照）。社会から隔離された精神病院の中に長期入院させて、いつも医療保護下において、疾病管理をして、患者の全生活を管理していればよかったのである。

しかしながら、最近のように、外来通院、地域精神医療福祉センター、共同作業所、酒害相談とデイケア、断酒会やAA、患者会、市民運動等々のさまざまなアプローチが行なわれてきて、社会の中で彼らの生活を支えながら、治療・教育・回復をはかりサポートしていくには医学・医療モデルだけでは包摂できなくなっている。当然、医療と福祉も合わせもったケア、すなわち社会福祉モデルを併用し、さらに社会生活モデルも導入して、彼らの社

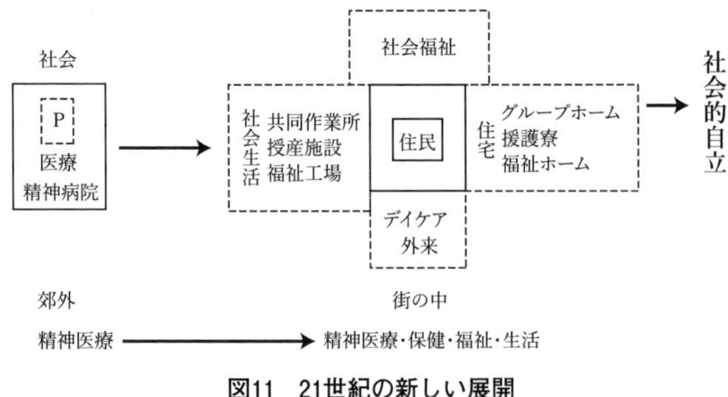

図11　21世紀の新しい展開

会生活をケアしていく必要もある。精神障害者、依存症者に対する誤った社会システムを改善していくためにも社会システムモデルの視点も導入していかなければならない。このようにさまざまなモデルを導入していくことが必要となるのである。

さらに、これらサポートシステムを図示すると図11のようになる。かつての精神医療は社会から隔離された、郊外の精神病院の中に、精神患者（P）を長期間入院させていた。常時、医療保護下において、疾病管理と同時に全生活を管理していた。そこでは医療だけのサポートシステムが機能しているだけである。

しかし、21世紀に向けて、今後は、街の中で精神障害のハンディキャップを持った「住民」〈精神障害者（P）ではない〉をサポートしていくことになるが、それには視点をガラリと変換させなければならない。その「住民」をサポートしていくには基本的に、外来あるいはデイケアで「住民」の医療を継続し、精神状態の安定をはからねばならない。寛解状態（休火山状態）で安定した生活ができるようになった上で、グループホーム、援護寮、福祉ホームで専任スタッフによる多少の援助を受けながら、自立した生活が送れるようになるのである。

さらに社会経済活動への参加のための前段階として、共同作業所、授産施設、福祉工場でさまざまな仕事に従事しながら、徐々に力をつけていくのである。いつか実力がついたら、現実の社会的仕事について、社会的、経済的、精神的に自立していくことになるのである。

表13　21世紀に向けて

- 精神病院の歴史的役割は終わった
- 精神医療の戦国時代の到来
- 精神医療のリストラが始まっている
- Informed choice
- 医療・福祉はサービス産業である

(7)　21世紀に向けて

最後に、21世紀に向けて、精神医療および医療は大きく転換していくに違いない（表13参照）。第１に精神病院における入院治療中心の精神科治療、依存症治療の歴史的役割は終わったのである。37万床まで肥大化した精神病床は、人権問題と世界から国際的批判を浴びて、現に30万床に減少し、さらに20数万床に抑制されようとしている。

前述のように精神医療も依存症医療も多様化して、それぞれが競い合い、まさに「戦国時代」の様相を呈している。21世紀に向けて精神医療と依存症医療は「リストラ」を迫られている。さらに、これからは多様化した精神医療・依存症医療をユーザー（精神障害者・依存症者）が、医療や福祉や生活の説明を受けて、どれがいいか、どこがいいか、彼らが選択していく、インホームド・チョイスする時代になるだろう。今後、われわれは精神医療および依存症医療も福祉も保健も（社会）生活もすべてを包括したアプローチをとる必要があるように思われるのである。

(8)　全体ビジョンを求めて

東京都には多くの精神病院や精神科診療所や社会福祉施設が散在しているが、自由診療体制と都民のフリーアクセスの保障のため地域社会に根差した責任体制がまったくないに等しい。また、精神医療に対する明確な全体ビジョンもないといっても過言ではない。

そして、精神医学・医療界と行政と国（厚労省）とのすり合わせの議論や意見交換の場も少ないように思われる。日本の精神医療の行く先・将来は不透明である。

東京都の人口約1,200万人の精神健康を責任もって維持していくには、地域精神医療福祉センターを約100カ所位（人口10万人に対して一カ所）東京都が設置する必要があると思われるが、到底不可能であろう。（全国的には約1000カ所位、イタリアでは６千万人の人口で700カ所位の精神保健センターを設置している。）

そこで筆者は微力ながら、地域精神医療福祉センターを推進していく考えである。それはCalling, Beruf（召命）である。

〔参考文献〕

1）伊協会監修：イタリア文化辞典．丸善出版．2011.

2）久米邦武編著、水沢　周　訳：特命全権大使　岩倉使節団の米欧回覧実記．全５巻，慶應義塾大学出版会，2008.

3）北村暁夫・伊藤　武　編著：近代イタリアの歴史—16世紀から現代まで．ミネルヴァ書房，2012.

4）和辻哲郎：風土—人間学的考察．岩波文庫，1979.

5）谷嶋喬四郎・湯浅泰雄：精神風土と文化—文化比較への試み、NHK市民大学講座、1973.

6）M・ウェーバー：宗教社会学論選、大塚久雄・重松敬三（訳）　みすず書房、1972.

7）大塚久雄：社会科学の方法—ウェーバーとマルクス．岩波新書、1966.

8）S・シュミット著（半田文穂訳）：自由こそ治療だ．悠久書房，1985.

9）伊藤順一郎：精神科病棟を出て、町へ．岩波ブックレット，2012.

10）須賀敦子：トリエステの坂道．新潮文庫，1998.

11）トリエステ精神保健局（小山昭夫訳）：トリエステ精神保健サービスガイド—精神病院のない社会へ向って．現代企画室，2006.

12）大熊一夫：精神病院を捨てたイタリア 捨てない日本．岩波書店，2012.

13）M・グリーンブラッド（加藤正明、式場聰訳）：サイコポリティクス．牧野出版，1983.

14）新福尚隆：アメリカの精神医療政策．こころの科学109，2003.

15）新福尚隆：世界の中での日本の精神医療・精神医学を考える．心の科学109，2003.

16）田川精二：精神科病院のこれから．精神科診療所から見た精神科医療のビジョンプロジェクト報告書，2016.

17）日本精神科診療所協会：精神科診療所から見た精神科医療のビジョンプロジェクト報告書．2016.

18）遠塚谷、吉池、竹端、河野、三品：精神病院時代の終焉—当時者主体の支援に向かって．晃洋書房，2016.

19）レンツォ・デ・ステファーニ、ヤコポ・トマージ（花野真栄訳）：イタリア精神医療への道．日本評論社，2015.

20）土肥秀行、山手昌樹：教養のイタリア現代史．ミネルヴァ書房，2017.

21）松嶋　健：プシコナウティカ．世界思想社，2014.

22）大熊一夫：精神病院はいらない．現代書館，2016.
23）ミケーレ・ザネッティ、フランチェスコ・パルメジャーニ（鈴木鉄忠、大内紀彦訳）：精神病院のない社会をめざして・バザーリア伝．岩波書店，2016.
24）浜井浩一：罪を犯した人を排除しないイタリアの挑戦．現代人文社，2014.

性とこころ

性依存症の精神病理

1．はじめに

性依存症は「性嗜好障害」(ICD-10)、あるいは「性嗜好異常」(DSM-Ⅳ-TR) と分類・規定されている「現代病」であり、「心の病気」である。

日本は江戸時代には儒教の教えで「男女７歳にして席を同じうせず」として男女交際は厳しく抑えられていた。農村では「夜這い婚」が一般的であった。終戦後、昭和30年頃から次第に「恋愛結婚」が増え、いまではほとんどの男女が恋愛結婚である。日本社会は「東京オリンピック」(1964年) 以降、高度経済成長を遂げ、バブル経済となり、豊かな社会におけるさまざまな社会病理現象が噴出した。バブル崩壊とともにデプレッション（経済的には不景気、社会心理的にはうつ病）の時代に陥り、自信を喪失し、方向舵を失い、先行き不透明な霧の中に日本社会は迷い込んでしまったのである。

1968年以降、大学紛争が全国に広がり、第２次フェミニズム運動が世界的規模で台頭し、展開した。女性たちは高学歴化とともにますます社会進出し、結婚後も働く女性が増えてきた。男女関係にも変化があり、「草食系の男子、肉食系の女子」と言われるようになった。女性の意のままに動く草食系男子の出現は、もしかすると女性がそれを求めた結果なのかもしれない。シングル化、非婚化、同棲化、晩婚化、少子・高齢化が進み、家族神話は崩壊し、「家族」ではなく「孤族」となった。現在は平和で男女交際が自由になっているにもかかわらず、結婚したくてもできない男女が500万人に増え

表1　日本の最近の動向

昭和60年	男女雇用機会均等法成立
平成11年	男女共同参画社会基本法成立
平成12年	ストーカー規制法成立　初の女性専用車両
平成13年	配偶者からの暴力の防止及び被害者の保護に関する法律成立（平成14年施行）
平成13年	東京都迷惑防止条例改正 痴漢の被害者が「婦女に対し」と限定されていたものが「人に対し」と改正。男性への痴漢行為も取り締まり対象に
平成14年	東京都迷惑防止条例改正：盗撮の罰則強化
平成16年11月	奈良市で強制わいせつなどの前歴のある男性が７歳児に性的暴力を加えて殺害
平成17年４月	法務省に専門家らで作る性犯罪再犯防止研究会が発足する
平成17年６月	法務省が警視庁に子どもを狙った暴力犯罪者の移住地情報の提供を開始する
平成18年	草食系男子・肉食系女子
平成18年５月	矯正施設や保護観察所に「性犯罪処遇プログラム」が導入される
平成21年５月	裁判員制度スタート（特定の性犯罪事件も対象となる）
平成23年４月	警察が子どもを狙った暴力的犯罪の前歴者に対して自宅訪問と面談指導実施へ

ている。

第２期フェミニズム運動が台頭して、性の解放が叫ばれ、男女の交際は自由になり、結婚制度は「愛情という名の悲劇・搾取」だという。男女の問題は、「支配・被支配による階級闘争」であり、社会体制・制度による性支配であり、フェミニズム運動は革命闘争だというのである。しかし、いまでも一夫一婦制の結びつきは維持されているようである。女性たちの社会進出により男女平等となり、国策としての「男女共同参画社会」となって「女性の社会」をつくり、ますますセックスアピールするようになった。男女平等を主張すればするほど、女性性をアピールするようになるのは皮肉な成り行きのようにも思われる。現代は男女の交際も自由になり、それぞれの生き方も自由選択、自己判断、自己責任である。

そして近年、性犯罪（性依存症）が増加してきている。最近の日本の動向

表2　先進国の取り組み

アメリカ	1996年「メーガン法」施行。仮釈放中の性犯罪者は氏名、住所、写真を警察によって住民に告知される。GPSによる監視制度も多くの州で配備される。
カナダ	2007年「性犯罪者情報登録法」施行。性犯罪者本人が出頭して自身の情報登録を行ない、カナダ全体でデータベース化される。
オーストラリア	性犯罪者情報の登録に関する法律があり、14日以上の旅行の制限・子どもに関わる分野への就業制限がある。登録情報に関して一般人には非公開。
スイス	2004年　国民投票で憲法改正され「再犯の可能性が高く、矯正不可能と予想される性犯罪者に対しては終身刑」で対応することが可決された。
イギリス	2003年「性犯罪法」施行。懲役2年6カ月以上の刑を受けた性犯罪者は出所後も終身にわたり、毎年1回所轄警察に居住所を届け出る義務を負う。
ドイツ	1998年「性犯罪者に関する法律」が改正。実刑2年以上の者は司法精神病院で治療が義務づけられている。平均収監年数は10年弱。
フランス	GPSを装置する「累犯対策法」により監視。性犯罪以外にも殺人、誘拐などの罪で7年以上の刑になった者はGPSを装置する。

は表1のように、男女雇用機会均等法、男女共同参画社会基本法が成立し、女性たちがますます社会進出をするようになった。大都会では女性たちは毎日満員電車に乗り、出勤し、帰宅するようになった。その中で痴漢被害が急増し女性専用車両が導入された。そして、東京都迷惑防止条例が改正され、罰則が強化されたにもかかわらず性犯罪（性依存症）は増え続けた。先進国の取り組みは表2の通りである。

2．事　例

(1)　A氏　30代

診断名：性嗜好障害／窃触症（痴漢）（F65.8）　反（非）社会性パーソナリティ障害（F60.2）

生育歴：東京都で生育。2歳上の兄がいる。小・中学校時代、いじめにあった。大卒後、B社でIT関係の仕事をした。29歳で結婚。男の子が生まれた。

病歴：高校１年時、通学途中の満員電車の中で、女子高生のお尻に手が触れたとき、性的興奮を感じた。その後、ポルノ・マンガを見るようになり、マスターベーションもするようになった。通学時、満員電車の中で初めは恐る恐る痴漢行為をしていたが、大学１年時、逮捕され罰金刑20万円で釈放された。大学にも知らされず退学にもならなかった。しばらく痴漢行為は止めていたが、半年後再び始めるようになり、大学４年時、２度目の逮捕。罰金刑40万円で釈放された。３カ月後からまた痴漢行為を繰り返すようになり、26歳時、３度目の逮捕。裁判となり、執行猶予３年で釈放された。その後２年間は自制していたが、再び始まり逮捕され実刑となり６カ月の服役。痴漢行為のことは隠したまま結婚した。妻とのセックスもあり、痴漢行為はせず、３年ほど過ごしたが、出産後にセックスレスになり、また痴漢行為を繰り返すようになり、４度目の逮捕。裁判途中で当クリニックを受診。SAG に参加し、妻も SFG に参加している。

⑵　B君　10代後半

診断名：性嗜好障害／露出症（F65.2）　アスペルガー症候群（F84.5）

家族歴：精神疾患の遺伝負因はない。両親とも大学勤務で非社交的。

生育歴：一人っ子。普通出産だった。２歳頃「アー」「ウー」としか発語しなかった。幼児期から自動車と数字に興味をもち、１日中電車を見ていて、型式やタイプを覚えていった。小学校の成績は良く、いつも上位にいた。中・高校の成績は中の上だった。

性格：内向的・まじめ・非社交的・友人は少なく、孤立的。特に女の子と話すことはなかった。

病歴：小学５年時、プールサイドで腰に巻いたタオルを男子生徒がいたずらをして取ってしまった。全身が裸になって男性器が見えてしまったとき、女子生徒が「わー」「きゃー」といって騒いだ。そのことが快感だった。その後ときどき露出したら、また女子生徒が「わー」っと騒いだ。先生に注意されたが、補導はされず、高校２年時電車の中で露出し、高校に通報され退学になった。すぐに予備校に入る。X年４月12日、母と来所。なぜしてしまうのか自分でもわからない。母親も高校退学時に初めて高校側から知らされて驚いてしまった。どうしていいかわからない。いままでポルノのマンガや

DVDも見たこともないし、痴漢、盗撮などもしたこともない。

治療方針：まだ17歳であるので、薬物療法は控えた。毎日予備校で勉強しているのでデイナイトケア治療も困難であり、月に1回ほどの外来通院治療をすることにした。

治療経過：予備校の廊下で女子とすれ違う際に、少し露出した。女子はちらっと見て通り過ぎた。そのときは高揚感と満足感があり、ペニスは勃起していたのでトイレに行って射精し気分も落ち着いた。先日、朝マスターベーションをしたら、その日はそんな気持ちにもならずに勉強できたという。これからは毎朝、自慰をして射精するようにと指導。その後は勉強に集中していたが、ある日、自慰をせずに予備校へ行くと、気分が落ち着かず不安定になり露出しそうになったので、トイレに行き射精をすると、その後は勉強できるようになる。X＋1年8月、毎日予備校に通い、勉強中にずっとその行為のことが頭に浮かぶがぐっと抑えて勉強に集中している。X＋2年4月、第3志望のA大学に入学し、下宿。休日、暇になるとそんな気になるがその行為はしていない。ある女子学生と親しくなり話をしている。まだセックスはしていない。

(3) C氏　30代

診断名：性嗜好障害（盗撮）(F65.9)　反（非）社会性パーソナリティ障害 (F60.2)

生育歴：東京都で生育、姉2人がいる末っ子の長男。父（土木業）はアルコール依存症で酔って暴れることがある。しかも、ときどき殴られた。母は専業主婦で過保護である。小学校時代にいじめにあったが、中学・高校も無事に卒業し、大学に進学。大学3年時に引きこもって中退。

性格：おとなしく、内向的で、友人との交際は面倒臭くてわずらわしい。特に女性と話すのはこわくてできない。話して断られるのがこわい。

病歴：大学中退後、一時アルバイトをしていたが、上司とうまくいかず、仲間とも話ができず、転職を繰り返していた。家族とも折り合いが悪く、ひきこもりがちになった。父親との葛藤と悶々としたフラストレーションと、性欲の亢進のため、マスターベーションは1日に2～3回した。風俗へ行くには金もなく、あんな不潔なところには行きたくなかった。女性を口説くことは面倒で、性欲の代替行為として、電車内やエスカレーターで音なしのデジカメで女性のスカートの下から盗撮した。それはスリルと興奮と女性を支配するという達成感に満ちた快感だった。ショッピングセンター内、本屋、信号待ちをしている女性の後から気づかれないように盗撮を繰り返していた。22歳時、女性からの通報で逮捕された。罰金30万円で釈放された。しばらくの間は自重していたが、再び盗撮を繰り返し、25歳時と28歳時に再び逮捕され、罰金30万円で釈放された。その後、派遣の非正規雇用で働いた。しばらくの間は盗撮をしなかったが、今度は女性の更衣室や女性トイレに小型カメラをしかけて盗撮を繰り返した。その隠しカメラが女性社員に発見され、逮捕された。裁判となり、懲役6カ月、執行猶予3年となり、弁護士のすすめで来診した。それから性依存症のデイナイトケアに毎日通い、盗撮行為はしていない。その性衝動行為の欲求を抑えるために薬物治療（ハロペリドール3mg）をしている。彼には罪の意識はなく、贖罪の意識はない。彼はまだ童貞であるという。

(4) D氏　20代

診断名：性嗜好障害（フェティシズム）（F65.0）　反（非）社会性パーソナリティ障害（F60.2）

生育歴：東京都で生育、3人兄弟の長男。勉強は好きではなかったので、大学2年で中退。某会社の営業マンとして働く。

病歴：幼稚園のころ、両親のセックス場面を見た。小学6年のころ、コタツの中に女性の下着が干してあったのを見て、痛いくらい勃起してしまった。15歳時、集団万引きをした。中学3年時、団地の3階によじ登って女性の下着を盗み、すぐ捨てた。そのときの快感が心地よかった。その後、下着泥棒を何十回も繰り返した。プレッシャーがかかったとき、自分の思うようにいかないときにはいらついて落ち着かない。街の中を歩いていたとき、すーっとベランダの洗濯物の女性の下着に目が吸い寄せられていく。（誰もいなければ）そのときにスイッチが入って、別人格になって、手と身体が自然に動いて盗ってしまう。そのスリルと快感と達成感はまさに天にも昇る陶酔境のような心地である（勃起するときもあるが、しないときもある）。それは彼女とセックスする快感とはまったく別の感覚である。

通勤コースに何件か目を付けて、家人のいない部屋に侵入して、タンスをあけ下着を盗むこともたびたびあった。今回は家人が帰宅して捕まった（2回目）。

弁護士の紹介で、彼女と来診した。彼女とは1年間ほど交際し、週2回くらいはセックスをしている（その期間中は下着のほうに気が向かない）。しかし、何かの都合で1～2週間セックスをしないときがあると、つい下着のほうに目が向いてしまう（D氏はあんな不潔な風俗に入ったことがないという）。地方に出張すると、あっけらかんと外に下着が干してあるので危険だ。頭の中に下着が浮かんできて、盗んでしまいそうになる。

早く暗くなるから、冬の季節はいい。夏は何時までも明るいので困る。女性の下着を見つけたときは、何か宝物を発見したように興奮して、足が震え、背中に汗をかく。D氏に罪の意識はなく、贖罪の意識もない。自分でもこの気持ちをどうしようもないので、治療して治したい。家族も彼女も協力して、SAG、SFGに1年間くらい通った。

3．性依存症者の受診の推移

性依存症は事件や犯罪として受け止めるだけではなく、「強迫的な性衝動行動を繰り返す心の病気」として理解することが必要である。しかしながら、治療的試みを実施している医療機関やリハビリ施設は、わが国にはほとんどないのが現状である。性依存症者の受診者は図1のように、うなぎ登りに増え続けたが、平成25年には減少した。

当クリニックは、平成18年5月に性依存症の治療グループ（通称SAG：Sexual Addiction Therapeutic Group Meeting）を開始した。

4．性依存症の内訳

性依存症の受診者の内訳は図2を参照いただきたい。

痴漢行為が49%と半数を占め、次に多いのが盗撮（12%＋5%）と露出症（4%＋3%）である。そして、強姦の相談事例は4%である。また夫の浮気相談（10%）もある。さらに、風俗通いが止まらない（8%）という相談も

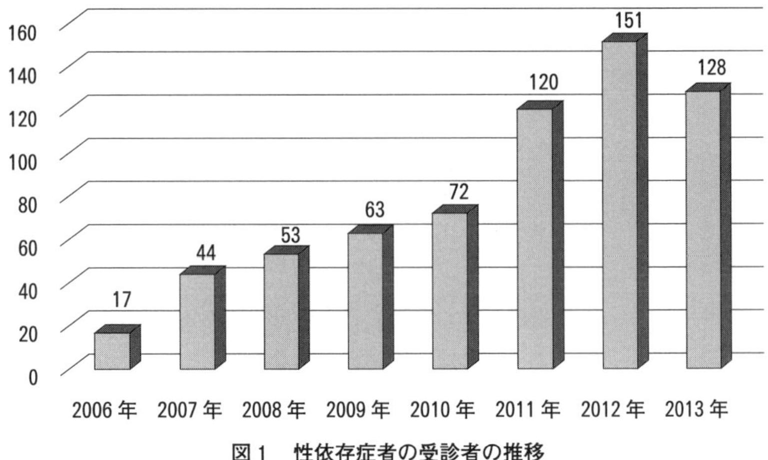

図１　性依存症者の受診者の推移

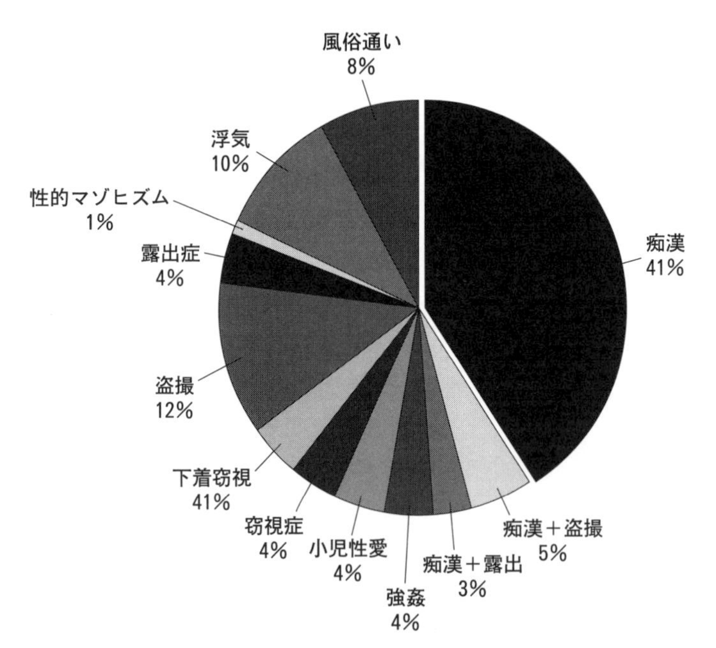

図２　性依存症者の受診者の内訳（H22年度受診者）

表3　性依存症概念の拡大

<table>
<tr><td colspan="3">性依存症（行為・プロセス依存／関係依存）</td></tr>
<tr><td colspan="2">非合法タイプ（迷惑防止条例・強制わいせつなど）</td><td rowspan="2">合法タイプ</td></tr>
<tr><td>接触型</td><td>非接触型</td></tr>
<tr><td>痴漢・小児性愛
監禁（性的サディズム）
強姦・快楽殺人
ネクロフィリアなど</td><td>盗撮・のぞき・露出
ストーキング
フェティシズム
下着窃盗など</td><td>風俗通い
不倫・浮気
サーバーセックス
服装倒錯・自慰行為</td></tr>
</table>

ある。

5．性依存症の概念

性依存症は国際疾病分類ICD-10では、性嗜好障害（F.65）としてあげられている。小分類ではフェティシズム（F65.0）、フェティシズム的服装倒錯症（F65.1）、露出症（F65.2）、窃視症（F.65.3）、小児性愛（F65.4）、サドマゾヒズム（F65.5）、性嗜好の多重障害（F65.6）、他の性嗜好障害（F65.8）、性嗜好障害、特定不能のもの（F65.9）として分類されている。

また、米国の精神疾患の分類と診断の手引きDSM-Ⅳ-TRでは、性嗜好異常として記載されている。小分類では露出症（302.4）、フェティシズム（302.81）、窃触症（痴漢）（302.89）、小児性愛（302.2）、性的マゾヒズム（302.83）、性的サディズム（302.84）、服装倒錯的フェティシズム（302.3）、窃視症（のぞき）（302.82）、特定不能の性嗜好異常（302.9）として分類されている。日本での性依存症の状況とはやや趣を異にしているように思われる。

性依存症は性犯罪として、性犯罪被害者が存在している場合と、性犯罪被害者はいないが、性的逸脱行動としてセルフコントロールができず、社会生活が破綻する場合がある。われわれは表3のように性依存症を分類してみた。

6．性依存症の精神病理

性依存症者はほとんどが男性である。彼らは日常的に心の奥底に性嗜好のファンタジーを生涯保ち続けて消えることはない。彼らを「秩序型」と「無秩序型」と分けて述べることにする。

秩序型の人たちは日常生活においては、大学教授、医師、学校の先生、銀行マン、公務員、警察官、検事、裁判官等、それなりの社会的地位・身分の高学歴の中年の人たちである。彼らを「秩序型」とする。彼らは妻帯しているが、ほとんどの者がかなりの長期間にわたってセックスレスの状況に置かれている（これは日本における独特の夫婦関係である。欧米ではセックスレス＝ラブレスと考えられ、離婚に至る）。

「無秩序型」の人たちは未婚の若年者（大学生も含む）で軽度知的障害、あるいは発達障害を有し、社会性は未熟で、長期間、正業に定着していることは少なく、未熟練労働の仕事（非正規雇用、派遣、パートタイマー等）に就いている者が多い。彼らは決まった恋人がいないので、セックスをする機会も少ない。彼らは、状況的なストレスの影響のもとで性嗜好行為を衝動的に、あるいは計画的に行なうのである。

性依存症者の心の内面は、女性の感情がわからず、理解できず、冷淡で無関心である。彼らは女性に対して認知行動的歪みをもち、女性を性の対象としてしか見ない異常な感覚の持ち主である。

性犯罪行為を行なう瞬間はスイッチが入り、別人格が行為するような軽度の解離性意識のもとで、スリルと興奮と高揚感で最高の快感を感じるという。そして、見知らぬ女性を支配するという優越感をもち、何度も同じ女性に痴漢行為を繰り返す場合には、一方的な愛情すら感じるという。その性嗜好・ファンタジーは心の中にいつも保ち続け、一生涯消えることはない。チャンスがあれば、何十回、何百回、それ以上繰り返すのである。彼らは運悪く捕まってしまった、と思うだけで罪悪を感じることがなく、刑罰から学ぶことができない。そして、性被害者の女性に対して、申し訳ないという気持ちがなく、贖罪の意識が欠如している。

7．アディクションとしての性依存症

性依存症はアディクションであり、「心の病気」であり、「現代病」である。依存症の対象は大きく「もの」「行為」「人間関係」に分けられるが、性依存症の場合は、女性を性の対象（もの）としてしか意識していない。愛する人間としての女性とは思っていないのである。性衝動（性犯罪）行為は、始まりから終わりまでの過程の中で得られる、スリルと興奮の高揚感と達成感で最高の快感にまで高められる。そのときは、軽度の解離性意識のもとで行為しているという。彼らの行為は、強迫性・貪欲性・衝動性・反復性、つまり性嗜好のファンタジーが頭にこびりついて離れず、そのことばかりを追求する。思いついたらそれを行動に移してしまい、冷静に考えることができない。不思議なのは、その性依存症者は、ある者は痴漢だけ、ある者は盗撮だけ、ある者は露出だけという同じ行為を繰り返すことである。性依存症者には、自分の心が病んでいるという「病識」がない。非（反）社会性パーソナリティ障害でもあるので、何百回、それ以上の性嗜好（性犯罪）行為を繰り返しても、贖罪の意識もなく、自分で抑制することができなくなっている。そして、彼らの言葉と心と行動は乖離しているので、裏切られることもしばしばである。

8．性依存症の非(反)社会性パーソナリティ障害

性依存症は非社会性パーソナリティ障害（ICD-10、表４）および反社会性パーソナリティ障害（DSM-Ⅳ-TR、表５）に相当するものと思われる。個人の発達の早期に体質的因子と社会的経験の両方の結果として現われるものと、人生のより後期に獲得されるものがある。これらのパーソナリティ障害の行動はある特定の社会的・文化的状況の中で引き起こされ、極端で際立った偏りの行動を示している。表４と表５を比較・検討してみると、性依存症者は60.2(a)の「他人の感情への冷淡な無関心」であり、女性に対してはまったくその通りである。また(d)の「フラストレーションに対する耐性が非常に低いこと」と、301.7(3)の「衝動性または将来の計画をたてられないこと」、

表4　ICD-10

【F60.2　非社会性パーソナリティ障害】

(a)　他人の感情への冷淡な無関心

(b)　社会的規範、規則、責務への著しい持続的な無責任と無視の態度

(c)　人間関係をきずくことに困難はないにもかかわらず、持続的な人間関係を維持できないこと

(d)　フラストレーションに対する耐性が非常に低いこと、および暴力を含む攻撃性の発散に対する閾値が低いこと

(e)　罪悪感を感じることができないこと、あるいは経験、とくに刑罰から学ぶことができないこと

(f)　他人を非難する傾向、あるいは社会と衝突を引き起こす行動をもっともらしく合理化したりする傾向が著しいこと

表5　DSM-Ⅳ-TR

【301.7　反社会性パーソナリティ障害】

A．他人の権利を無視し侵害する広範な様式で、15歳以来起こっており、以下のうち3つ（またはそれ以上）によって示される。

(1)　法にかなう行動という点で社会的規範に適合しないこと。これは逮捕の原因になる行為を繰り返し行なうことで示される。

(2)　人をだます傾向。これは自分の利益や快楽のために嘘をつくこと、偽名を使うこと、または人をだますことを繰り返すことによって示される。

(3)　衝動性または将来の計画をたてられないこと。

(4)　易怒性および攻撃性。これは身体的な喧嘩または暴力を繰り返すことによって示される。

(5)　自分または他人の安全を考えない向こう見ずさ。

(6)　一貫して無責任であること。これは仕事を安定して続けられない、または経済的な義務を果たさない、ということを繰り返すことによって示される。

(7)　良心の呵責の欠如。これは他人を傷つけたり、いじめたり、または他人のものを盗んだりしたことに無関心であったり、それを正当化することによって示される。

さらに(5)の「自分または他人の安全を考えない向う見ずさ」等は彼らに酷似している。

そして、彼らのパーソナリティは60.2(b)の「社会的規範、規則、責務への著しい持続的な無責任と無視の態度」と、301.7(1)の「法にかなう行動という点で社会的規範に適合しないこと。これは逮捕の原因になる行為を繰り返し行うことで示される」と記載されているように共通している。続いて、性依存症者は60.2(e)の「罪悪感を感じることができないこと、あるいは経験、とくに刑罰から学ぶことができないこと」と301.7の「良心の呵責の欠如。これは他人を傷つけたり、いじめたり、または他人のものを盗んだりしたことに無関心であったり、それを正当化したりすることによって示される」というパーソナリティ障害をもっている。

9. 性依存症者の家族

性依存症者の家族にとっては、家族（夫や息子や父親）の性犯罪行為は青天の霹靂の驚愕事件である。最も心のダメージを受け、自責の念にかられるのは母親である。なぜ、自分の息子がみだらな性犯罪行為をしたのか、自分の育て方が悪かったのだろうか、私が間違ったことを教えてしまったのだろうかと母親自身が重度の適応障害、不安障害、身体障害等に陥り、精神科に入院してしまう場合もある。父親のほうも混乱し、息子に殴る蹴るの暴力をふるい、肋骨骨折をさせてしまったと述べる父親もいた。

妻も夫に対する嫌悪の激しい感情と夫婦関係における自責の念とが入り交じり、今後、家庭生活を営む上で、どのように夫と接していいかわからなくなっている。家族全体が事件に巻き込まれ、混乱状態になっているのである。

10. 司法と医療と福祉の連携

性依存症は性犯罪として司法の場で、罰金刑、執行猶予あるいは実刑判決を受け、処罰されているが、刑後まもなく再犯を繰り返しているのが現状である。司法関係者は、性犯罪者のアディクションの精神病理を考慮せず、法律によって裁いているだけで、刑後のことはほとんど考慮していない。短期間の矯正施設内処遇では不十分である。再犯に至るアディクションの精神病理をターゲットにして、効果ある介入方法とアディクション精神医療への導入と治療継続、および社会生活全体を支援する福祉的援助が長期間必要である。

今後、相互が包括的に連携し、それぞれの支援につながる修復的司法・医療・教育の形態がつくりだせないかと模索していくつもりである。

露出する男たち

1．Aの発育歴と露出行為の発現

Aは小学校5年生のとき、体育の水泳時間に着替えるときプールサイドで腰にタオルを巻いていた。そのとき友人がAのタオルをいたずらで取り、全身が素裸となり男性器が見えてしまった。その瞬間、女子生徒が「ワァー」とか「キャー」と言って騒いだ。

Aはそのとき、すごくいい感じがして、快感が全身を走って「いいなぁ」と思った。それから、たまに小学校の廊下で女子生徒が1～3人くらいが向うからやってくると、すれ違い際に男性器を露出して見せた。女子生徒が「ワァー」とか「キャー」と騒ぐことが快感となって、とてもいい気持ちだった。とくに小学校の先生から注意されることはなかった。

中学・高校は男子のみの進学一貫校だったので、露出行為はしていなかったが、高校1年のとき通学電車の中で知り合いの女子高生の前で露出行為をしてしまった。その後、高校側に通報されて退学となった。

その直後、母親とクリニックへ相談に来た。母親は高校に呼び出されて、初めてAの露出行為を知らされた。青天の霹靂の事柄で、吃驚仰天、何をどうしてよいかわからなかった。今は予備校に毎日通学しながら、毎月1回の外来通院で治療している。

Aは普通出産だったが、2歳過ぎまで「アー」「ウー」としか発語しなかった。3歳頃から急に発語するようになり、幼稚園頃から数字に興味を持ち始め、自動車のナンバーとか電話番号とか、カレンダーの日付や年中行事の日付を記憶していた。小学生の頃は電車に興味を示し、高架橋の上から数時間にわたって電車を見ていた。鉄道図鑑を見て各鉄道の電車の型式を全部記憶している。人と話すのは苦手で自ら話しかけることはなく、とくに女の子とは話したこともなかった。いわゆる「アスペルガータイプ」の少年である。

毎朝8時ごろには予備校へ通学し勉強しているが、勉強に集中しているときはいいのだが、集中力が切れると、フッと露出行為が頭に浮かんできて、男性器が勃起する。事前に準備して、廊下で女子高生とすれ違い際にチャックを下ろすと、男性器がすうっと前に飛び出した。女子高生が「キャー」と叫んで逃げて行くと、心臓がバクバクして頭も真っ白になって、有頂天になり、大急ぎで男子トイレに行って自慰行為をして射精した。

露出の衝動行為を自分では抑えることができず、どうにもならなかった。いけない行為だとは思うが、わかっちゃいるけど止められない。週に何回かしてしまう。先生には通報されていないので、毎日通学して勉強している。

ある朝、Morning Erection（早朝勃起）だったので、自慰行為をして射精した。その日は気持ちもすっきりして、予備校へ行ってもしっかり勉強できた。それからは、毎朝、自慰行為をして射精して通学するようにした。そうすると1日中気持ちも落ち着いて、勉強がはかどった。

しばらくの間は露出行為もせず勉強していたが、数カ月後、また学校の廊下で女子高生とすれ違い際に露出行為をするようになってしまった。全国の模擬試験で成績も下がり、勉強も思うように進まず、自信もなくなり、気持ちも落ち着かず、あせってイライラしていた。そうなると、ムラムラと露出行為の衝動が湧いてきて、自分ではその衝動を抑えることができず、露出してしまうのだった。その行為のあとは、気持ちもすっきりして勉強できるようになる。女子高生も「キャー」と言って逃げるが、本当は喜んでいるのではないかと思う。

Aは、エッチな漫画を見たこともないし、ポルノのDVDを観たことはないし、観たいとも思わない。ましてや、痴漢や盗撮など、そんなことは思ったこともないし、もちろんしたこともない。また、女の子とSEXしたいと思ったこともないし、まだ未成年だから、そんな不道徳なことをしてはいけないと思っている。

寝ているときと、勉強に集中しているとき以外、暇なときにはいつも露出行為のあの瞬間の快感がフッと頭に浮かんでくる。そのファンタジーは、ずーっと頭の中にこびりついている。決して消えてなくなることはない。それでも予備校に通い続けて勉強をした結果、何とか第３志望の大学に入学した。

2．サラリーマンBの場合

Bは30代の男性で、もっぱら電車内で男性器を露出する。彼は大卒で、某小企業で働いているサラリーマンである。結婚して子供が１人いる。彼が大学生の頃、あるとき電車の中で立っていて、きれいな女性を見て、急に男性器が勃起してズボンの前が膨らんでしまい、困ってしまった。あわてて窓側を向いて隠した。それからときどき、電車の中で若い女性を見ると、男性器が勃起した。あるとき、空いた電車の中で座席に坐っていると、真正面に若い女性が坐っているのを見て、急に男性器が勃起した。カバンを上から被せて隠し、チャックを下ろして露出した。真正面の若い女性は、ハッと気付いて驚いた表情をし、顔を横にそむけた。その瞬間、Bはものすごくいい気持ちがして快感だった。若い女性は、次の駅で立って降りてしまった。Bは、見知らぬ女性を支配する高揚感を感じた。またあるときは、坐っている若い女性の前に立って、両側からコートで隠して勃起した男性器を露出した。驚いた女性は、顔を横にそむけた。Bは、また快感と高揚感を覚えた。あるときは空いた電車の中で、年配の女性の横に坐って露出し、勃起した男性器を触ってもらったこともあった。たびたび電車内で露出を繰り返しているうちに、その路線ではうわさが広まり、私服警官に現行犯で逮捕された。

しばらくして、クリニックへ相談に行った。

3．高揚感が忘れられず繰り返すC

Cは、20代後半の未婚男性である。彼は内気で人付き合いが苦手で、とくに女性とはあまり話したことはない。まだ、風俗店は行ったことはない。あんな不潔でいやらしい所には行きたくない。彼はまだ童貞である。彼は高校時代から週に何回か自慰行為（夜間）をしていたが、昼間、勃起することが多くて困っていた。

彼は、高校卒業後、実家から少し離れた中企業の工場に自転車で通勤することになった。工場では生産ラインで働くので女性はいない。あまり酒は飲めないので、飲み仲間にも加わらず、自転車で帰宅していた。あるとき、帰宅途中、勃起する男性器を出して走り、向かいから歩いてくる若い女性に自転車から降りて見せた。女性は驚いて「キャー」と言って逃げ去った。そのとき、彼は全身に快感が走り、頭の中が真っ白になって高揚感が高まった。それから、たびたびそのような行為を続けていた。適当な女性が見つからないときは、別な道路を走り、チャンスを探していた。あるときは、女性にお金を渡してマスターベーションをしてもらった。しだいに、そんな噂が近隣に広まっていった。あるときは、若い女性に露出して見せたが、女性は無視して逃げてしまった。別な女性を見つけようとして、その近隣を捜し求めているところ、通報を受けたパトカーが来て逮捕された。

しばらくして、両親とクリニックへ相談に行った。

4．女性に対する認知の歪み

彼らは、なぜ自分が露出行為をするのかわからない、と言う。そのときは、女性が「キャー」と言って逃げていくのを見て興奮し、頭も真っ白になって有頂天になり、成功した達成感で気分は高揚し、開放されると言う。逃げていく女性も喜んでいるはずだという、とんでもない認知の歪みをもっている。女性に対して、愛するという感情はもたず、女性をただの性の対象としてしか見ていない。非常に冷淡で人間的情緒を欠いている（情性欠如）。人付き合いは苦手で（とくに女性に対して）、社会には溶け込めず、孤立しがちである。フラストレーションに対する耐性が非常に低い。女性に対して、悪いことをしたという贖罪の意識はまったく持っていないのである。だから、彼らは次から次へと露出行為を繰り返し、その行為を自分自身で抑えることができない。

精神医学的には、露出症、反（非）社会性パーソナリティ障害と診断される。

セックス依存症の男たち

1．40代独身男性Ｓのセックス依存

Ｓは、40代独身のセックス依存症の男である。中学生の頃から女の子に惹かれ、憧れをもつようになった。それも、ロマンティックラブというのではなく、女の子の裸の姿を夢想して、その女の子を木に縛りつけていたずらをしようという気持ちになったりした。もちろん、そんな行為はできるはずもないし、そんな空想上の遊びを空恐ろしいことだとも思った。

高校生頃からは、さまざまなヌード雑誌を見てはマスターベーションを１日に何回もするようになった。テレビでも夜の番組でヌードの女性の踊りやポルノグラフティのDVDを熱心に観ていた。友人が持ってきた江戸時代の「春画」を見て、その大胆な性器の描写に心臓がドキドキして、自分の性意識にグサリと突き刺さる感じがした。Ｓは、それらを見ながらセックスシーンを思い出し、マスターベーションを何回もした。

大学に入って、女子学生の多くいる運動部に入った。熱心に部活の練習には参加したが、女子学生にはなかなか話しかけられなかった。生身の女子学生が怖かった。先輩に誘われて、初めて「ソープランド」に行った。根底には早く「男」になりたいという気持ちがあり、恐るおそる、ドキドキしながら店に入った。自分では何をどうすればよいかわからず、相手の裸の女性に教え導かれたのだが、わけもわからず、何をしたのかもわからず、店を出てきてしまった。現実に目の前にいる生身の女性は、ポルノ雑誌で見た想像の

中で空想するような女性ではなく、自分の言いなりになるような「物」でもなかった。知らないもの同士がいきなり裸になってセックスすることに怖気づいてしまったのだ。

その後は、勇気を出して「男」になるために何度もソープランドへ行った。男が男になるためには乗り越えなければならない壁ではないかと思った。Ｓは、ロマンティックに愛する女性とセックスをするという意識ではなく、自分の性欲のはけ口のためのツールとして、女性を「物」として思っていた。

大学卒業後、某商社に就職した。仕事は熱心で、毎日テキパキと動き回り、売り上げの成績もよく、上司からも期待をかけられていた。しかし、しだいにプレッシャーを感じるようになり、金のある限りソープランドへ通った。会社の女性には近づけなかった。そのうち、好きな女性ができたが、振られてしまった。

そのうえ、父がギャンブル好きだったため、その借金の肩代わりまでさせられてしまった。自分はなんて不幸な男なのだろうと落ち込み、自分に自信がもてなくなった。会社では何事もないかのように振る舞っていたが、すべてが虚しく、自分はいったい何のために生きているのかさっぱりわからなくなってしまった。

Ｓにとって、信じられるものは欲望だけだった。とりわけ、Ｓには性欲しか自分の拠りどころとするものはなかった。とうとう、日本でのソープランド通いでは満足することができなくなり、東南アジアのある国に買春ツアーに出かけるようになった。異国の女性には、日本女性にはない魅力を感じることができた。日本ではできなかったヌード写真やセックスの場面を動画に撮るようになり、ますます買春ツアーにのめりこんでいった。Ｓは仕事熱心だったので、ある国には商談をまとめるためにたびたび出張することがあった。というよりも、進んで海外出張した。日本（表の顔）では、仕事のできる真面目な商社マンであるが、海外のある国（裏の顔）では、毎晩、娼婦をホテルに呼び込み買春をした。あるときは、数人の娼婦を呼んで乱交することもあった。それらを写真や動画に撮っていた。Ｓには罪の意識はなく、もちろん贖罪の気持ちはまったくなかった。そんな海外出張の買春行為が会社側に知れてしまい、退職を迫られる結果となったため、父親とクリニックへ相談に来た。

2．1人息子で母親の期待通りに医者になったXの場合

Xは30代、1人息子で母親の期待通りに医者になった。両親は離婚し、今は母親と2人暮らしである。母親は教育ママで、息子を可愛がり、思い通りに育てた。小学校時代は成績も一番で、いつも優等生だった。Xは母親の期待通りに一生懸命勉強し、某大学医学部を卒業した。Xは母親の最高傑作の息子だった。

Xは、小児科医となった。子供が好きだからである。Xは母親に依存し、母親とは何でもよく話せるが、同世代の女性とはあまり話ができない。母子相互依存の男なのである。同世代の女性に近づきたいと思うが、それが思うようにできない。彼の心の中には母親の心が棲んで、支配している。いつしか、その心性が小学生の女の子に向けられるようになった。しかも、バレエのレッスンをしている白いタイツをはいた女の子に惹きつけられていった。自動車に乗ってかなり広範囲に練習帰りの白いタイツの女の子を捜し求めた。そんな女の子を見つけると、やさしく声をかけ、「お母さんに頼まれたから」「お母さんが交通事故に遭って入院したから」と言葉巧みに女の子を騙し、自動車に乗せて人通りの少ないところに連れて行き、強制わいせつ行為をした。あるときは、ドライブに連れて行き、強制わいせつ行為をしたのである。その行為は、10人もの女の子におよび、女の子の報告から、その子どもの母親が警察に通報した。

Xはまもなく逮捕され、裁判の結果、実刑判決を受け、刑務所で服役中である。

彼の母親がクリニックへ相談に来た。

3．まとめ

彼らは、性（行為）について認知行動能力的歪みが著しく、反社会的行動が目立つ。極端な性嗜好障害、反社会性パーソナリティ障害と診断される。

風俗通いの男たち

1．広汎性発達障害の傾向をもつO

Oは、もっぱら風俗通いをする30代の男性である。

Oの両親は、ともに学校の教師である。Oは、幼小児期から厳しいしつけを受けて育った。小学校時代は、母親がその学校の教師であった。中学校時代は父親がその中学の教頭であった。家でも学校でも、いつも両親に見張られている気がしていて、思春期頃には反発する気持ちも強くなり、わざと浪費するようになった。

大学は両親の目から離れたくて、わざと地方の大学に行った。両親の薦める教育学部ではなく、福祉学部に進んだ。だいぶ開放された気分になり、その頃からマスターベーションの回数も多くなって、１日に５～６回はするようになっていた。何とか大学を卒業して、老人介護施設に就職した。給料が入ると、自然と風俗通いが始まった。

Oは、人と人とのコミュニケーションがうまくできず、職場のスタッフや利用者の気持ちがわからずに、会話がしばしば食い違って、頻繁にトラブルを起こしていた。その場の空気を読むことができず、自分の思い込みどおりに熱心に行動してしまうので、スタッフや利用者から非難の声が上がってきた。Oは広汎性発達障害の傾向をもっていたので、他人とのコミュニケーションがとれなかった。

そんなストレスフルな日常勤務の中で、Oは足繁く風俗に通うようになる。女性に対しても、愛する対象として接するのではなく、自分の単なる性欲処理のはけ口として、ツールのように見ている。女性を卑下し、女性を支配することで高揚感を満たしているのである。

ある日は風俗のはしごをした。１回の性行為では満足できず、一晩に３～４軒も渡り歩いた。当然、金が足りなくなり、サラ金から借金をして破産した。それからはヤミ金から借金をして返済できなくなり、両親から借金してまで風俗に通った。

あるときは、SM（サド・マゾ）クラブにも行った。さまざまな性行為の体位や演技をしたが、なかなか満足することはできなかった。

２．風俗通いが止められない20代後半の男性Ｐ

Ｐは、風俗通いが止められない20代後半の男性である。Ｐは中学時代に両親のセックスの場面を見てしまった。それからは、エロ漫画や少女漫画を見るようになった。高校時代からは、アダルトビデオやエロ動画を観るようになり、ポルノ小説や官能小説も読み、マスターベーションの回数も多くなった。

女子高生には惹きつけられてはいるが、話すのは苦手である。音楽大学に入ってからバンド活動にのめりこんで、ギターを弾き、全国で演奏活動をして回った。女性部員とは音楽の話はできるが、それ以上には近寄れなかった。先輩（男性）に誘われて風俗に連れて行かれた。相手の女性に教えられて、セックスをしたときは、えも言われぬ快感だった。それからは、お金のあるときは風俗通いをするようになった。

大学を卒業して、実家から通って働くようになってからは、給料のすべてを風俗通いにつぎ込んでいた。親の強い勧めで結婚してからは、妻とセックスしているので、しばらくは風俗には行かなかった。そのうちに妻とのセックスでは物足りなくなって、こっそりと風俗に通った。性感染症に罹り、妻に移してしまった。妻に風俗通いがバレ、離婚することとなった。離婚後は、再び風俗通いが始まった。あるときは一晩に３軒くらいの店を渡り歩いた。金が足りないと、サラ金やヤミ金から借金をして数百万円以上となり、両親から借金をして返済した。会社も欠勤することが多くなり、父親とともにクリニックへ相談に行った。

3．まとめ

彼らは、ストレスが溜まって、ちょっと呑み屋やバーに行く呑兵衛と同じように、ただセックスをして、ストレスを発散する目的で風俗へ行くのである。

思い立ったその瞬間に、女のカラダが欲しいのである。彼らは持続した人間関係を維持できない。また、フラストレーションに対する耐性が非常に低く、セルフコントロールができない。性欲が強く、これもまたセルフコントロールできない。女性との持続した人間関係は苦手だが、性欲のはけ口としての一時的な接触なら OK なのである。

下着窃盗の男たち

1．別人格（軽い解離性人格）となって繰り返すＥ

Ｅは、もっぱら女性の下着を盗む20代後半の男性である。Ｅは東京都で生まれ育ち、３人兄弟の長男である。勉強はあまり好きではないので、大学２年で中退した。某会社の営業マンとして働いている。

彼は幼稚園の頃、両親のセックスの場面を見てしまった。小学校６年生の頃には、コタツの中に女性の下着が干してあるのを見て、痛いくらいに男性器が勃起してしまったのを覚えている。中学３年生のとき、友達と集団万引きをして補導されたことがある。思春期の高校生の頃は、バレーボールの部活で、女子高生の短パン姿やお尻のパンティラインや下着に惹きつけられて、目がじっとそちらのほうに向いてしまうことが多かった。気付いた彼女たちから「いやーねぇ」と避けられることがあった。通学の途中に団地のベランダに干してある洗濯物の女性の下着に目が吸い寄せられることが多くなってきた。あるとき、団地の３階によじ登って女性の下着を盗んでしまった。そのときの快感がとても心地良かった。女性の下着はすぐ捨てた。その後は、たびたび女性の下着窃盗を繰り返した。

大学には入学したが、あまり勉強には身が入らないので２年で中退した。そして、小さな会社に入り、営業マンとして働くことになった。しばらくは熱心に働いて、仕事の成績もよく、社長からも期待をかけられていた。何人かの会社の女性と付き合っていたが、とても結婚する気にはなれず、だらだらと交際していた。その女性たちのミニスカート姿や短パン姿には惹きつけられていた。そのうち、F子とは深く付き合うようになり、毎週、セックスをしていた。しかしながら、相変わらず、ときどき女性の下着を盗んでいた。通勤途上、アパートや団地のベランダの洗濯物を見ると、その中でとくに女性の下着には、すーっと目が吸いつけられていってしまうのだった。女性の下着を見つけたときは、何か宝物を発見したように足が震え、背中に汗をかく。誰もいなければ、そのときにスイッチが入って、別人格（軽い解離性人格）になって、手と身体が自然に動いて女性の下着を盗ってしまう。そのスリルと快感と達成感は、まさに天にも昇る陶酔境のような心地である（勃起するときもあるが、しないときもある）。それは、彼女とセックスする感覚とはまったく別の感覚である。何かの都合で１～２週間、彼女とセックスをしないときがあると、街の中を歩きながら、つい洗濯物の女性の下着のほうに目が向いてしまう。でも、風俗に関しては不潔だ思う。もちろん行ったこともない。

Ｅは営業マンなので、都内のあちこちの町を歩き回っている。

彼は、いつも歩いているコースに団地やアパート、家々を見ながら、家人がいない時間帯を見つけていた。

彼は、女性の下着を盗むために家人の留守の時間帯を狙って部屋に侵入し、女性の下着だけを盗んでいった。あるとき家の垣根を乗り越えて家の中に侵入し、女性の下着を探しているときに家人が戻ってきて、110番通報され、現行犯逮捕された。下着窃盗をたびたび繰り返しているが、逮捕されたのは初めてであり、初犯ということから罰金刑で釈放された。しばらくの間は自重して下着窃盗はしなかったが、彼の心の中に潜んでいる下着窃盗の気持ちやファンタジー、あのときの陶酔感は消えることがなかった。Ｅには罪の意識はないため、贖罪の意識はない。自分でもこの気持ちをどうしようもなく、自分では抑えることはできない。家族や彼女も心配して、彼に一緒について彼を１人で歩かせないようにしていたが、いつまでも続けられるものではなかった。しばらくたってから、また下着窃盗の犯行は始まった。３回目の逮捕の後の裁判中に弁護士の勧めで、家族と彼女ともどもクリニックに相談に行った。

2．下着窃盗で懲戒免職となった銀行マンM

Mは30代の銀行マンで、女性の下着窃盗で逮捕され、懲戒免職となった。Mは小学生の頃から女の子のスカートめくりをしてパンティを見るのが好きだった。パンティを見ると、えらく興奮して、とてもいい気持ちがした。Mは１人っ子で内気で、男友達の仲間に入って一緒に遊ぶことは少なかった。人と話すのが苦手で、女の子には関心があるのに話せなかった。中学・高校時代はインターネットに熱中し、ゲームにはまり込んでいた。

大学時代の部活はテニス部に入った。なぜかというと、女子学生がテニスの練習や試合をするときにはスコート（ミニスカート状のテニスウェア）をはいてパンティが見えるからである。Mはテニスの部活には熱中した。毎週のように練習に通った。ある日、誰もいない女子更衣室から下着を盗んだ。見つかりはしないかと、ハラハラ、ドキドキして、心臓はバクバクした。そのスリルと高揚感と達成感は、天にも昇るような気持ちだった。そのうち、ブルセラショップ（女性が一度身に着けた下着を売っている店）で女性の下着を買ってきて、その下着を身に着けてマスターベーションをした。その快感は、いつものマスターベーションより何倍もの高感度の快感だった。

Mは、真面目で実直なタイプなことに加え、ルックスも良かった。大卒後、某銀行に入った。新人研修も一生懸命に励んで、数カ月後、某支店に配属された。女性行員と話すのは非常に苦手であったが、仕事や業務上の会話はぎこちないながらも何とか支障なく話すことはできた。しだいに慣れてきて、表面上は実直で堅い銀行員として勤務していた。内面的には女性に興味をもち、憧れて近づきたいと思ってはいた。好みの女性行員がいたが、業務上以外の話はできなかった。本当は食事に誘いたかったが、心に壁ができて、ついに口に出すことはできなかった。

Mは風俗へ行くことを忌み嫌っていた。あんな不潔な所は汚らわしいと思っていた。まだ彼は童貞である。しかし、たびたびブルセラショップに行っては女性の下着を買ってきて、その下着でマスターベーションをしていた。生身の女性を抱いてセックスしようとは思わなかったし、第一、生きている女性が怖かった。

そのうちに、お得意先廻りの外交に出ることが多くなった。初めは外廻りに熱心だったが、しだいに洗濯物で干してある女性の下着に目が惹きつけられて、盗むようになった。そのときのスリルと快感は、マスターベーションのときの快感以上のものであった。下着窃盗は、通勤途上や外交先の家や団地ばかりでなく、しだいに範囲を広げていった。冬の季節は早く暗くなるからいい。夏はいつまでも明るいので、洗濯物の女性の下着がいつまでも目につくので困る。女性の下着窃盗の噂は、しだいに広まっていった。Mは、以前から目をつけていた留守のはずの家の庭先に干してあった洗濯物の女性の下着を盗もうとしたところに家人が戻ってきて捕まってしまい、警察に逮捕された。

Mは懲戒免職となり、家族と相談に来た。

3．３度も服役した常習者Kの場合

Kは40代の男性で、20歳頃からの20年間で1,000回以上の女性の下着窃盗を繰り返し、３回刑務所に服役している。性依存症とともに軽度知的障害者である。

Mの兄は両親から可愛がられたが、Mは両親から疎んじられていた。Mは内気で引っ込み思案、自信がなく、人見知りが強く、人付き合いは苦手だった。小学生時代は、友達から言われるままにノーとは言えず、ロボットのように言われるままに動いていた。中学時代も同様にロボットのように動いていた。部活もサッカー部に言われるまま入った。先輩の勧めでタバコを吸い、シンナーを乱用していた。高校進学は学力がないので無理といわれ、職業訓練校に行ったが、シンナー乱用のため３カ月で退学した。その後、アルバイトを転々と変わっていた。20歳頃から興味本位で女性の下着を盗み始めた。そのスリルと興奮と高揚感がよかった。そのうち、下着窃盗が常習となり、頭の中はそのことばかりでいっぱいになり、毎日のように下着窃盗を繰り返していた。

30歳頃から、ある女性と同棲をするようになった（２年間）。同棲時代はセックスをしていたので、下着窃盗はしなかった。ところが、Mはパチンコにのめりこみ、同棲は２年で終わった。その直後から、Mの下着窃盗は再開

した。パチンコは金がなければ止められるが、下着窃盗は自分では止められない。毎日のように下着窃盗を繰り返し、３回刑務所に１～２年ずつ服役した。出所後、保護観察官と保護司に付き添われてクリニックに受診した。保護観察２年の期間は、再犯予防のためデイナイトケア治療に通うことを強く指導された。Mは嫌がったが、渋々通所することになった。しかし、下着窃盗の衝動的欲求が強く、薬物療法を併行して実施した。とにかく毎日通ってきて再犯はしなかった。Mに罪の意識はなく、不平不満をたらたらと言い続けた。集団精神療法（ミーティング）や認知行動療法に出席しても、その治療的意義はほとんどわからなかった。それでも２年近く通ってきていたが、保護観察期間が切れる頃から、通所を嫌がり始めた。飛び飛びに来るようになり、また下着窃盗をして逮捕され、４度目の服役となった。

Mの心の中から、下着窃盗の歪んだ欲求は、一生涯消えることはないのである。

祈りと救いとこころ

精神医療の先——祈りと救いのこころへ

ごあいさつ

このような大きなテーマで学会を開くのは初めてでございます。みなさまも、このような大きなテーマになりますと、先行きどういう学会になるのだろうかと、ちょっと心配に思われるかもしれません。僕自身もまだこの先のことはわかっておりませんので、どうなってゆくのかを楽しみにしています。

「精神医療の先—祈りと救いのこころへ」というテーマを掲げましたが、僕自身、50数年精神科の医者をやっていくなかで、精神医療はどうなってゆくのだろうと、つねづね考えていました。精神医療の先をどう考えたらいいかということから、こういうテーマを選んだわけです。それがどこへ行き着くかというと、「祈りと救いのこころへ」ということになるのだろうと思います。

まず、自分の経歴を申し上げます。僕は昭和10年生まれで、現在79歳になります。終戦のときは10歳でした。その後、東京大学の教養学部（理科二類）に入り、それから東京医科歯科大学を卒業して、精神科に入りました。国立精神衛生研究所、東京都立精神衛生センター、民間の精神病院の副院長をやって、山梨大学の保健管理センター助教授、東京工業大学の保健管理センター教授、そして榎本クリニックを開院しました。

1．患者さんの自己実現と服薬

精神科の医者を50年もやっていると、いろいろな患者さんに接します。追々お話してゆきますが、ここでこの学会をつくるきっかけとなった方を紹介したいと思います。

O氏は大正14年生まれで、戦争中は陸軍の測量隊に入っていたそうです。中国大陸に渡り各地を測量して回り、戦後は航空写真の仕事をしていましたが、昭和30年頃より会社を休んで、昭和40年頃に精神科病院に入って来られました。このときに僕がちょうどその病院の副院長をやっていたので、そこで出会うことになったのです。

それから50年以上のあいだずっと彼とおつきあいしてきました。その後、僕はいろいろなところを転々としましたが、いまのクリニックまでずっと一緒に歩んで来られた方です。退院してからも、デイケアに几帳面にずっと通って来られるのです。しかし、残念ながら働くことはできませんで、妹さんたちが面倒をみていました。

彼はいつも「発明をする」と言っていましたが、そのようなことができるような様子は見られませんでした。それは彼の夢だったのでしょうか、自己実現だったのでしょうか。しかし、そういう行動を起こすと精神が高揚するので、必ず生活が乱れてしまいます。精神科の医者としてはなるべく落ち着いてもらおうと服薬で生活破綻がないようにしていたのですが、去年亡くなりました。

Oさんに対して、精神科の医者として、自分はいったい何をしてあげられたのだろうか。確かに症状を抑えることはできました。無事に一生を終えることもできました。しかし、彼の自己実現のための「発明」を病気として捉え、抑えることに終始してしまったのです。

そこから精神医療に疑問が生じました。彼とのおつきあいのなかで精神医療というものの限界を思い知らされ、これを突破した先にはいったい何があるのだろうかということを考えるようになりました。

2.「飲酒が生きがい」という患者さん

もうひとつ事例をご紹介したいと思います。この方はアルコール依存症です。わかりやすい事例なので取り上げることにしました。

彼は父親も酒豪で、高校時代から飲んでいたようです。大学卒業後、貿易会社に勤め、非常に活躍していました。30歳で結婚、女の子も産まれました。よく働くので部長にまで昇進したのですが、仕事が忙しくなったころからお酒を飲むようになり、時折りブラックアウトしてしまう。泥酔してトラブルを起こし、家族に病院に連れて来られました。

入院して1カ月間断酒してよくなりましたが、退院するとまた飲み始めてしまうのです。そして、妻へのDV（暴力）も激しくなり、結局、離婚ということになってしまいました。飲みつづけて会社を退職し、それでもまだ飲みつづける。何度も救急車で内科に運ばれてきました。なかなか断酒ができないので、われわれのところに通い断酒をさせられたわけです。

しかし、彼の生きがいは、仕事もさることながら、お酒を飲むことなのです。仕事を辞めてからはさらにお酒を飲むことだけが生きがいになっていたのです。断酒をさせなければわれわれの治療は成立しません。だが、アルコール依存症の人たちは、お酒をやめてしまうと、もぬけのからのようになってしまうのです。彼は「命より大事な酒をとりあげた憎らしい医者だ」と言いました。これは依存症の方たちの心性を表わす言葉です。われわれ精神医療はいったい何をしているのだろうか。彼の生きがいを取り上げることが精神医療なのか。そう考えざるをえなくなってきました。これがまた、ひとつのきっかけとなったのです。

3．古典的な精神医学

精神医療の歴史をひもとくと、15～16世紀の頃は魔女狩りが流行りました。当時、魔女とされた人たちは火炙りの刑になりました。ジャンヌ＝ダルクが有名です。

そこで、ヨハネス＝ワイヤーは、それは間違っている、彼らは魔女ではなく、病気なのだから医者の手に渡せと言ったのです。これが精神医療史の第１次革命といわれています。

では、第１次革命は何をしたのか、何もできなかったのです。精神医療の治療法があるわけではありませんから。それから100年以上経って、ピネルが1793年に、フランス革命のあとに監獄に閉じ込められていた精神障害者の鉄の鎖を解き放った。これは第２次革命といわれています。

その後、クレペリンが「早発性痴呆」という病名を打ち立て、その後ブロイラーが精神分裂病という病名を確立しました。そのあたりから精神医学というものが科学的に分類され、研究されてきたわけです。

精神医学は何となくできあがってきたのですが、その結果どうなったかというと、確かに鉄の鎖から解放しましたが、今度は精神科病院というものができてきて、その中にどんどん閉じ込めるようになってしまったのです。患者さんを隔離して閉鎖する、大きな精神科病院が次々にできてしまったのです。これが現代までずっとつづいています。

４．現代病の増加とこころの問題

現代社会は高度に発展し、日本ではとくに平和で便利な社会がつくりあげられていますが、同時にそういう社会に適応できない人たちが増えてきています。いわゆる「現代病」の増加を来しているのです。このままグローバリゼーションが進んでゆくと、おそらくこころの問題がもっともっと多くなると思います。

病気ともいえないような、たとえばいじめ問題やDV問題、危険ドラッグ問題、スマホ依存症といったかたちの現代病がどんどん増えてきています。治療も、精神科病院への入院はいけないということで、なるべく外来や社会治療で対処しようというふうに変わってきています。

アルコール依存症やスマホ依存症、性犯罪など、われわれのクリニックにも多くの方が相談に来ますが、治療法はあるのかというと、とくにないのです。古典的な精神医学のように、ただ薬を飲ませればいいというだけではすまなくなっています。そのため治療も非常に困難になっているのです。社会が発展するのはいいのですが、それに伴って現代病がどんどん増えてくる。

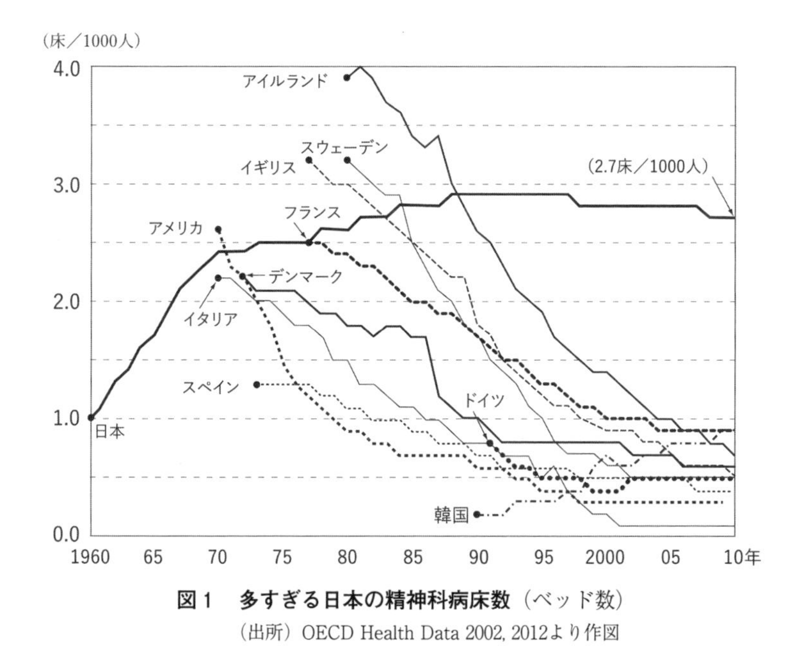

図１　多すぎる日本の精神科病床数（ベッド数）
（出所）OECD Health Data 2002, 2012より作図

これは、ひとつのパラドックスではないかと思います。

5．脱精神科病院の流れ

第二次世界大戦が終わった頃、日本に精神科病院は4,000床ほどしかなく、当時はまだ座敷牢が多かったのです。その後、精神科病院がどんどん増えて、37万床まで増えました。その後、入院治療を減らす方向になって、やっと30万床まで減ってきました（図１）。そのためクリニックが増えて、8,000箇所くらいになりました。デイケアも増えてきています。われわれのクリニックも平成４年に開業しました。

日本の現状は、精神科病院に約30万人が入院しているのですが、これは非常に大きな問題になっています。欧米では右肩下がりで減ってきています。やはり、人権問題がありますし、医療費もかかりますので、どんどん減らしていて、イタリアでは精神科病院を全廃しています。日本でも少しずつ減ってきてはいますが、なかなか減りません。韓国では少し増えてきているようです。

昔のように精神科病院に閉じ込めるのではなく、これからは地域住民として町の中で生活できるようにできないか。ただし、ひとりでは生活できないので、共同作業所を作ったり、グループホームを作ったり、デイケアを作ったりして、相談やカウンセリングをしながら、患者ではなく一住民として生活できるようにする。日本でもそうなりつつはあるのですが、まだまだ十分ではないようです。

6．榎本クリニックの試み

私どものクリニックも都心に４カ所作ったのですが、それはなるべく入院させないで、外来通院で治療をしてゆこうという目的から、通院に便利な街中に作ったのです。この４つのクリニックに毎日700人の人が通ってきています。それだけ現代社会のニーズがあるということだろうと思います。

その内容ですが、池袋のクリニックでは、行き場がなくなっている独居老人のケアをしています。現在、アルコール依存症が非常に増えてきています。そして薬物依存症です。昨日も１人、危険ドラッグをやってクリニックの前で警察官に取り囲まれていましたが、そういう人たちが増えています。

さらに増えているのがギャンブル依存症です。そして、痴漢や盗撮、覗きなど、性依存症です。医者や公務員、学校の先生や銀行マンなど、学歴の高い人が結構います。そういう人たちが相談に通ってきます。現代型のうつ病の人たちもたくさん通ってきています。

10階建のビルを各フロアに分け、専門分化してやっています。ここがわれわれのクリニックの特徴です。現代社会のニーズに応えるというかたちでやっているのです。

イタリアにも３回ほど見学・調査に行ってきました。トリエステ、ナポリ、トリノ、ミラノ、ローマ、シシリー島まで調査してきましたが、確かに精神科病院をなくしておりました。これはたいしたものだと思います。地域社会の中で面倒を見ているのです。

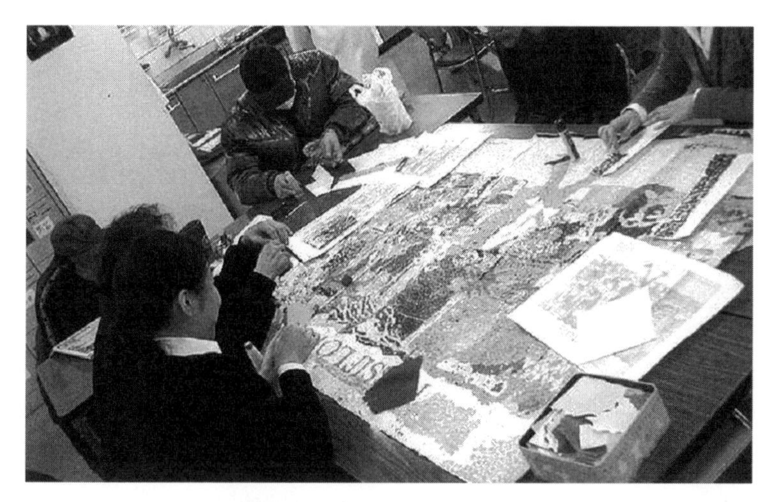

写真1　デイケア　ものづくり

7．デイケアの内容

私どものクリニックのデイケアで何をやっているかというと、ものづくり（写真1）をしたり、文化祭ではコーラスや和太鼓、ヨサコイソーランもやります。フットサルもボクシングもやっています。ちゃんとボクシングのリングを作りました。患者さんはガードをはめて練習をし、プロの選手がコーチに来ています。

季節の行事も行なっています。1月には以前には餅つきをやっていたのですが、杵と臼がなくなってしまいましたので、今年は獅子舞いに来てもらいました。大運動会もやっています。都立障害者スポーツセンターに700人のメンバーと職員300人の総勢1,000人で運動会を楽しんでいます。秋祭りにはバザーやタコ焼きを楽しみます。クリスマスは練馬の大文化ホールに集まり、いろんなアトラクションをします。毎年、海外旅行にも行きます。香港、パリ、ローマ、中国、ハワイ、タイ、バンコク、シンガポール、アメリカにも行きました。

8．現代社会が抱える問題

数年前の WHO 発表にもありましたが、５大疾病でいちばん多いのは精神疾患です。日本では320万人くらいです（図２）。その次が糖尿病です。豊かな社会でみなさんおいしいものを食べるものですから、糖尿病もどんどん増えるわけです。がんがその次で、脳血管疾患とつづきます。その次に、心血管疾患とつづいています。これは医学の進歩の結果だろうと思います。

精神疾患では、とくにうつ病が増えてきています。だいだい日本では100万人くらいです。そして、認知症が増えてきています。薬物依存もどんどん増えています。このように現代社会はいろいろな問題を抱えているのです。

オグバーン（アメリカの社会学者）は「文化的遅滞」と言っていますが、物質文明や制度は急速に変化する。確かに日本もどんどん変化しています。グローバリゼーションも進展し、コンピュータ化も進んでいます。ところが、文化・社会観念などはなかなかついてこれない。そこに変化の度合いのズレが生じます。

そうすると、社会生活やこころにさまざまな不適応や困難が起きてくる。そうオグバーンは言っていますが、まさにそのとおりです。

労働環境も大きく変化してきました。昔は太陽と共に起き、太陽が沈んだら寝るという単純な生活でしたが、立派な建物ができて電灯もつきますから、夜でも働かなければならなくなった。産業革命が進んで人口が都市に集まる。チャップリンの映画『モダンタイムス』が、これを象徴的に表わしていました。仕事は正確に規則正しく厳密に、失敗は絶対に許されない。そして、コンピュータ管理により、生産性の向上が追求される。さらに非正規雇用が増加、労働時間の際限なき延長。そのように生活が圧迫されてきているのは事実です。

日本の社会が進化してゆくのはいいのですが、ちょっと制度疲労を起こしているのではないかと思います。高度成長は遂げたが、バブルがはじけた。確かに社会保障制度は進み、医療も進歩してきました。家族も核家族が増えてきました。そのため、家族はバラバラになっています。家族がお年寄りの面倒をみるということがなかなかできなくなっています。非正規雇用が増

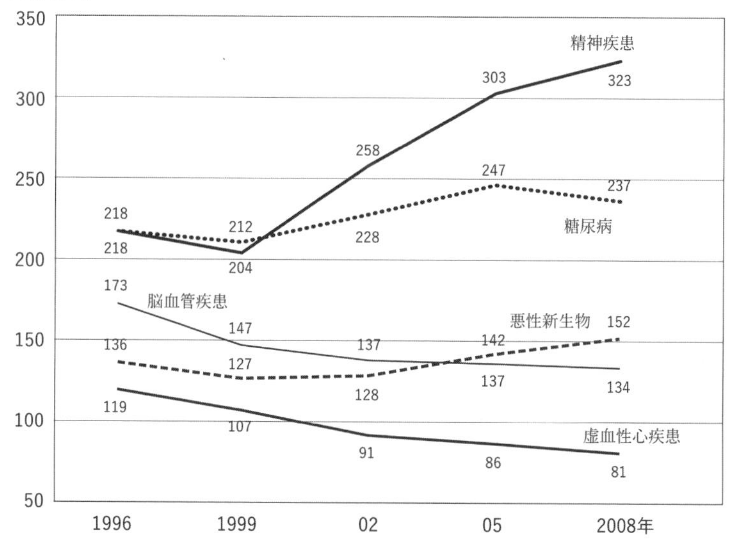

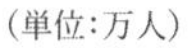

図２　疾病別の患者数の推移（５大疾病）

（出所）2014年患者調査　厚生労働省　を基に作成

え、結婚願望の男女が増えてきているにもかかわらず、結婚したくてもできない男女が500万人くらいいるといわれています。

９．現代人の楽しみと依存症

では、現代人はどこへ楽しみを求めてゆくかというと、スポーツ、そしてグルメです。そのために糖尿病がどんどん増えています。健康食品が売れている。日本人は本当に薬が好きですね。ドラッグストアが大流行りです。また、ペットを飼うことが非常に流行っています。

そして依存症が増えているのです。お酒にのめりこむアルコール依存症。そしてタバコです。ニコチンやカフェインはまだいいのですが、危険ドラッグが流行っている。そしてギャンブルにのめりこむ。ギャンブル依存症もたいへん増えています。女性に多いのが食べ物への依存です。過食、拒食、ダイエット。最近は少し減りましたが買物依存症です。

それからワーカホリック、そしてスポーツ依存症です。スポーツ依存症はあまり来院しませんが、野球やサッカーの観戦にあれほどの人が出かけるのですから、これもひとつの依存症のようなものだと思います。それから宗教です。オウム真理教のようなことになる。

ゲームやパソコンにのめり込んでいく人たちも多くいます。親や異性に依存する人たちも多いのですが、これがなかなかうまくいかない。家族依存症です。現在、日本にはニートといわれる人たちが200万人くらいいるといわれています。男性の女性依存、女性の男性依存がだんだんと増えています。セックス依存症、恋愛依存症で相談にくる方も多い。それからDVも多い。

10. アルコール依存

そのなかでも、アルコール依存が典型的なので取り上げてみます。アルコール依存症はどんどん増えてきて、400万人くらいの人が問題になっています。しかし、実際に専門治療を受けに来るのはほんの１％くらいです。

精神科医で作家でもあるなだいなだ先生は、「アルコール依存症は治らない」（『アルコール依存症は治らない《治らない》の意味』中央法規、2013年）という本を書かれました。確かにアルコール依存症の方たちの治療をしていますと、彼らは飲みたくて飲みたくて仕方がないわけです。そのアルコールを飲ませないというのが治療ですから、「命より大事な酒を取り上げた憎らしい医者」となるわけです。何年通っていても、隠れ飲みをして問題を起こす方が多いのです。

ところが40年前に出会ったアキヤマさんは30年間断酒した非常に数少ない人です。10年前に亡くなりましたが、彼が残した日記をお弟子さんたちが『秋つばき』という本に纏めています。このように回復する人もいるのですが、80％の人はなかなか回復しないのです。

11. 「社内うつ」

いま多いのはうつ病です。とくに自称うつ病「社内うつ」です。会社から出ると元気になる。そういう人が診断書を書いてくれといって来院します。会社に診断書を提出すると、会社は自殺されるとこわいのですぐに休ませます。だが、行くところがない。それでわれわれのところに来るのです。彼らのことを、僕は「社会文化的うつ病」と言っています。

先日アメリカの29歳の難病の女性が自分で生命を絶つという事例がありましたが、安楽死・尊厳死の問題もあります。日本では安楽死と尊厳死は区別していますが、こういう死の問題が、これからみなさんの前に立ちはだかってくるだろうと思います。

独居老人が多いものですから、そういう老人が連れて来られると、われわれのところで朝9時から夜7時まで面倒をみて家にお帰しするわけです。独居老人ですから家に帰ってもひとりぽつねんとしていて、放っておくと病気になったり、孤独死してしまったりします。

12. 死に対する疎外感

昔は、ほとんど医療制度がありませんでしたから、家で薬を飲んで寝ているだけでした。そして8割以上が自宅で死んでゆきました。いまは病院に入院して病院で死ぬ人が8割以上です。そのため死というものをあまり身近に感じなくなってきたわけです。

僕は兄も妹も両親も亡くなりましたので、死というものをいくつも見ました。けれども昨今は病院に入ってしまうので、ときどきお見舞いに行くだけです。そういうことから死というものに疎外感ができているのではないかと思います。死というものをどういうふうに受けとめたらよいかということが問題になるわけです。

聖路加国際病院の日野原重明先生は103歳でお元気でやっていらっしゃいます。蓮如上人は85歳で亡くなる前の年に、29番目の子を5人目の妻とのあいだにもうけたということです。

13. 宗教とこころ

かつては医療と宗教は同根だったと思うのです。仏、あるいは神に祈って病気を治してもらうようお願いした。科学が進歩して、宗教と医療は分かれたかのように見えるのですが、とくに精神医療に関してはまだまだ完全に分

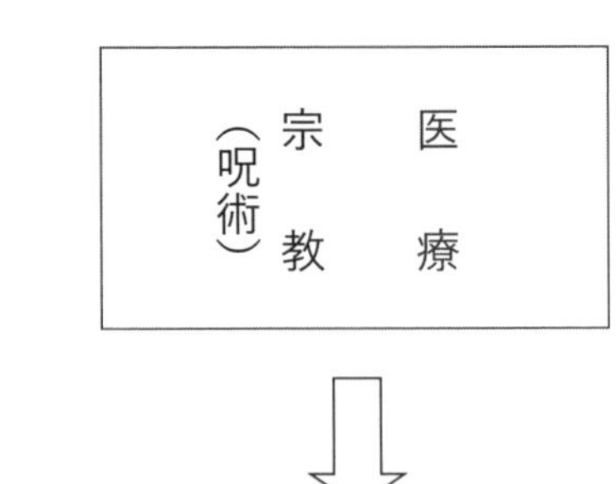

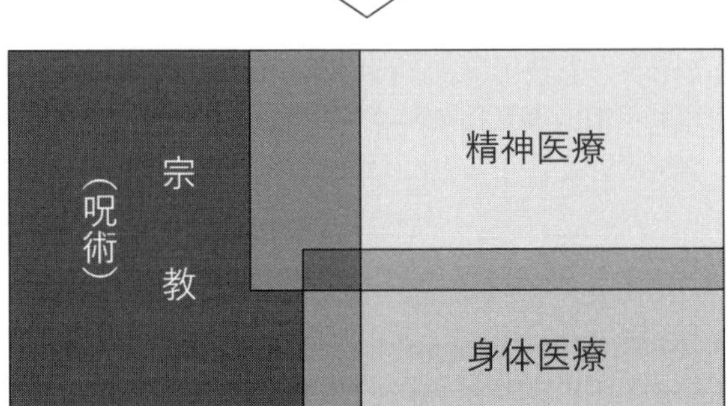

図３　宗教と医療

離したわけではなく、やはりこころの問題をひきずっています。だから、宗教との交流をはかっていかなければならないと思うのです（図３）。

　ところが現在、宗教界と医療は遠く離れてしまっているような気がします。何人かの宗教家の方にもお話をうかがったのですが、もしこころの悩みを抱える方が来ると、それは精神科に行きなさいと、すぐに渡してしまうのです。

　でもやはり、宗教界もそういうものを受け入れていただかなければいけないわけです。巷では、そのかわりといってはなんですが、手相見が流行っているのだそうです。人びとはこころの救いを求め、いろいろなまがいものに頼ったりしているのです。

　まだ少しですが、宗教の本を読んでみました。かつては宗教がすべてを支配していました。ヨーロッパでは教皇の言うことに従っていたわけですが、ルネッサンスを経て「神は死んだ」といわれ、政治、経済、法律、科学がそれぞれ専門分化して、それぞれ独立の分野をつくりあげた。けれども、根底にはまだまだ宗教の問題があるのではなかろうかといわれています（図４）。

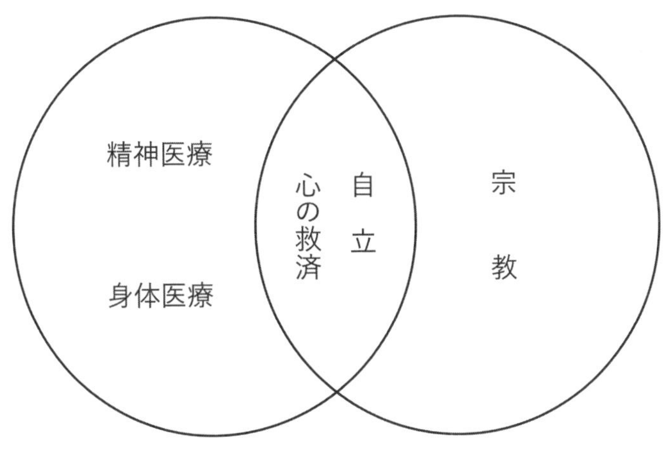

図4　日本「祈りとこころ」学会

14. なだいなだ先生の指摘

精神医療の治療はどうなのかというと、精神症状を取り除き、「無望」状態の人間をつくっています。何の望みもなく、ただ平穏無事に過ごさせるだけです。そして精神医療の中に囲い込んでしまい、出口がないのです。彼らがこれからどうやって社会に出て行ったらいいのかということは見出せないでいるのが現状ではないかと思います。

なだいなだ先生の『神、この人間的なもの―宗教をめぐる精神科医の対話』（岩波書店、2002年）はたいへん参考になります。精神科医の書いたものですから、非常に読み応えがありました。精神医療は宗教ではないか、と書かいてあるのをみて僕は驚きました。病気を治せない医者、そんな非力な医者がそれでも「病気」だと診断する。信念だけでものを言うのは宗教だし、ほとんど「妄想」といっていいのではないかと記しています。ずいぶんズバリと言い切ったものだと思いますが、言われてみれば、そうだと納得がゆきます。

15. 精神医療と宗教の重なり合い

マックス＝ウェーバーの『プロテスタンティズムの倫理と資本主義の精神』を解説するのは大変ですが、要するに社会構造なり文化なりの根底には宗教の考え方があるということだろと思います。日本はどちらかというと、自然そのものが宗教です。宗教観がずいぶん違っているのではないかと思います。

初期の宗教は、キリスト教にしても仏教にしてもそうですが、病気治しから始まっているのです。そして弱者救済から始まっている。ところが、いまの伝統的な宗教教団は何となく内部で固まってしまって、社会的弱者とは距離を置いているのではないかと感じます。『仏教タイムス』を読んでいろいろな試みがなされていることを初めて知りましたが、精神医療と宗教は重なり合う部分が非常に大きいのです。救済をどのようにしたらよいかなどを、今後考えていかなければならないと思います。本日も宗教家の方がいらしてくださっていると思いますが、今後、連携をとりながらやっていきたいと思っています。

いま宗教という言葉を使うと、何か警戒されてしまうのです。オウム真理教の問題などがありましたから、公的機関の会館を借りようとしても、宗教という名前を出すと貸してくれないのだそうです。そんなこともあって、宗教というだけではなく、もっと幅広く問題を考えていきたいと思い、この「祈りと救いとこころ」学会という名前を考えたわけです。これでいいかどうかはわかりませんが、こういう広く大きなテーマでこころの問題を今後討議していくことができればありがたいと思っています。

僕もまだまだ不勉強ですので、解答などもちろんありませんし、この学会をつくろうと思った経緯を述べただけで、その入口のところで話を終わってしまいますが、今後、シンポジウムなどもありますので、これからももっともっとこころの問題について討議していただければありがたいと思っています。

ご清聴ありがとうございました。

現代人の「祈りと救いとこころ」

1．方向性を喪失した現代人

私は精神科の医者ですので、葦の髄から天井を覗くような狭く独断に満ちた話になるかもしれませんが、お許しいただきたいと思います。

昭和20年8月15日、日本は敗戦を迎えました。日本の都市のほとんどは焼け野原となり、何もありませんでした。庶民は食糧難にあえぎ、掘っ立て小屋に住んでいました。

原爆が広島につづき長崎にも落とされ、日本は壊滅状態でした。当時、原爆は新型爆弾と呼ばれ、100年間は草木も生えないだろうと言われていました（写真1）。ところが、70年経った今、たいへんな繁栄をしています。

敗戦直後は食糧難で糖尿病などありませんでした。食べ物がないから糖尿病になりようがない。毎日毎日、食べることに精一杯、今日を生きること、明日を生き抜くことに精一杯でしたから、うつ病もありませんでしたし、心身症になる暇もありませんでした。自殺も非常に少なかったのです。

戦後の歴史を見ますと、敗戦後、昭和20年代は戦後復興の時代で、30年代は高度経済成長の時代です。この頃はマイカーやマイホームの時代で、どんどん家が建ちました。そして昭和40年代は学生運動など、激動と国際化の時代でした。50年代に入り、バブルの時代となり、幸福のインフレーション、素晴らしい社会が到来するという期待と希望に満ちていました。ところが平成期になってバブルが弾け不景気（デプレッション）となると、幸福のパラ

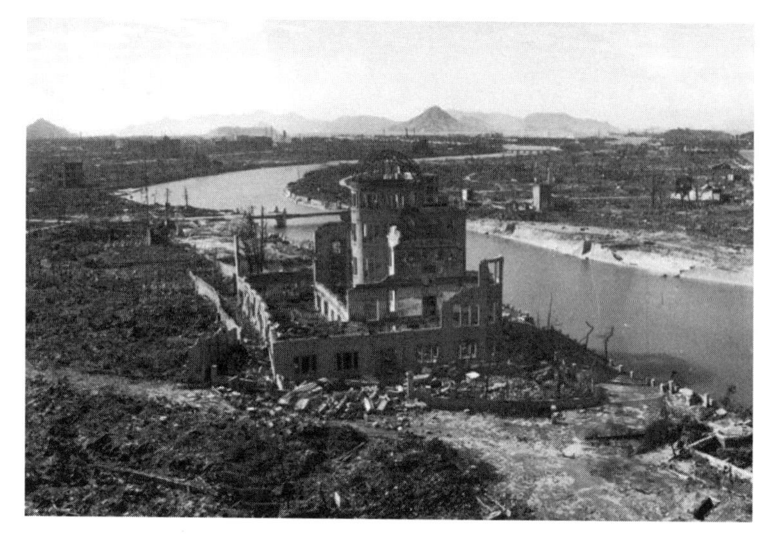

写真1　原爆ドーム

ドックスで極端に落ち込んでしまい、人々が鬱々と過ごす時代になってきます。その後、いわゆるグローバリゼーションが進行します。

イギリスは揺り籠から墓場までという福祉国家として非常に栄えました。しかし不景気になると、みんな働かなくなってしまったのです。そこで「鉄の宰相」と呼ばれたサッチャー首相が登場し、社会などというものは存在しない、存在するのは男と女、個人と家族だけだと言ったのです。つづいてレーガン大統領（米国）が出て来て、いわゆる新自由主義、市場万能主義、規制緩和、民営化を唱えました。そして、金融の自由化・国際化、金融工学が、いわゆるリーマンショックへと繋がるのです。

グロバリーゼーション化が進行し、コンピュータの時代となりました。企業もどんどん大きくなり、多国籍企業が出て来ました。昔は領土を侵略する帝国主義でしたが、今は「経済帝国主義」の時代となったのです。

労働については、雇用が不安定になりました。昔は終身雇用で、20年、30年と勤め続けたのですが、今はそういう労働慣習はなくなり、半数くらいが非正規雇用となり、深刻な事態となっています。そして、生産よりも金融という、金融資本主義になってきたのです。

多国籍企業が社会と国家を牽引（コントロール）するようになり、EUができ、また国家の分裂が起きて、現在、どんどん崩壊現象が起きています。目標は一応あるのですが、経済政策についての方向性が見えないようです。そのためテロが横行し、国家システムそのものが揺らぎ、稀薄化しています。人間も非常に個人主義的になり、自分が何をしていいのかわからなくなって、機能不全人間になっているのではないかと思います。

2．現代社会が直面する諸問題

日本社会もグローバリゼーションが進み、社会組織の制度疲労を起こしています。バブルが弾け、新自由主義、市場万能主義が進んで、すべてが自己決定・自己責任ということになり、自分自身で考えなければならなくなってきました。昔は家族共同体があったから、何でも相談できたのです。今は家族関係も崩壊してバラバラ家族になっていますから、高齢の独居老人も多くなり孤独死が増えて社会問題となっています。そして、まだ一夫一婦制は守られていますが、性の解放が叫ばれ、今度は同性愛の結婚が認められるという方向になってきています。

昔の日本の人口構成はピラミッド型で、高齢者が少なくて若者が多い、人口ボーナスといわれる労働力の多い状態でした。今、発展途上国がそういう状態です。日本は若者が少なくなって少子高齢化が進んでいます。2050年頃には逆三角形型の人口構造になっていくのではないかといわれています。そうなると、国家として成り立つのかどうかという問題が出てきます。今は何とかやっていますが、今後どうなるのかと心配されています。

昔は大家族だったのですが、現在は家族員が孤立化して、家族バラバラの状態となっています。精神状態も昔は共同体の中に住んでいましたので、お互いに助け合うという伝統的な意識があったのですが、だんだん個人主義となり、近代社会ではヒステリーやノイローゼが増えてきて、精神科医が登場するわけです。現代社会では、人間はより分化・孤立化して、ますます不安定になっています。それが生きがいの喪失となっているのです。

ピケティの『21世紀の資本』（みすず書房、2014）を読みますと、かつては『資本論』（マルクス）や『国富論』（アダム・スミス）で貧困問題を論じていましたが、ピケティは、むしろ富裕層に焦点を当てて貧困・格差問題を論じています。富裕層は不動産や株を持っていますから、資本収益率（r）が非常に大きくなっている。そのため、一般の労働者が一生懸命働いても国民所得成長率（g）に追いつかないのです。要するに、金持ちはどんどん金持ちになっていく。そして、全人口の１％の裕福な人たちが世界の富の40％を所有しているという極端な格差社会になっていると指摘しています。アメリカではホームレスが増え、リゾート地ハワイにもホームレスが集まってきているようです。中国なども格差社会がどんどん進んでいます。

オグバーン（社会学者）は「文化的遅滞」を提唱しています。すなわち、物質文明や制度は急速に変化しますが、非物質文明（社会概念や心）は非常にゆっくり変化します。その変化の度合いにズレが生じてきて、社会生活や心にさまざまな不適応や困難が起こると指摘しているのです。

３．WHO５大疾病の日本的特徴

数年前にWHOから発表されたのですが、世界の５大疾病では精神疾患が１番多い。２番目に多いのが糖尿病。おいしい物を食べすぎています。日本でも目立ってきましたが、アメリカの肥満は本当にすごい。あんなに食べたら肥満になるのは当たり前です。そして３番目がガンです。それから脳血管障害、そして心臓血管障害ということで、精神疾患がいちばん増えてきています。

３番目のガンは、今はガンになっても長生きできます。昔はガンになるとすぐに手術していましたが、だんだん割腹手術はしないようになっています。抗ガン剤や放射線治療でガンを小さくするという方向です。免疫療法もどんどん進歩しています。ガンの治療は非常に長期にわたりますから、ガンと共に生きていくという考え方がだんだん出てきました。糖尿病（日本では約1,000万人）も完治させることは難しいので、病を抱えたまま生きて行く、そういう状態のままに治療をつづけ、その人の心に寄り添って勇気づけていくのです。

いま、腰痛が非常に増えています。277万人の方々が腰痛で悩んでいます。慢性の腰痛は、専門職、事務職、技術職に多い。そして大都市圏に多く、50歳から60歳の働き盛りに多いのです。腰痛の原因にはぎっくり腰や椎間板ヘルニアなどがありますが、一番多いのは心因性の腰痛だというので、驚きました。最初は整形外科的な治療をするのですが、それでも治らない。難治性の心因性の病気、ストレスが加わった場合やパーソナリティ障害の人が腰痛を訴えることが多いのです。そして、なんと腰痛の治療に認知行動療法を用いて対応していくのです。整形外科と精神科が連携して腰痛の治療にあたり、痛んでいるところの歪みを矯正していくのですが、それに加えて腰痛のために何もできないと言っている人に、痛くても少しはやらなければいけない、痛くてもできるではないかというように認知行動療法でアプローチして、腰痛を治していくということが流行ってきています。

現代人は、酒を飲み、ギャンブルにのめり込むという、依存症の人が多くなっています。買物依存症、スポーツ依存症です。スポーツ観戦が流行っていますが、その一部は依存症なのです。トライアスロン依存症、それから恋愛依存症、薬物依存症、そして男性の女性依存、女性の男性依存がだんだん増えてきています。

精神疾患については、日本の場合はうつ病が一番増えています。精神疾患全体は320万人ですが、そのうちだいたい100万人くらいがうつ病です。そして認知症がどんどん増えています。それから薬物依存症も増えています。

うつ病については、いわゆる典型的なうつ病といわれる、非常に真面目でおとなしいという比較的中高年に多いタイプが昔からあります。今はうつ病の半分以上がいわゆる新型なのです。ある人は「社内うつ」と呼んでいます。私は「社会文化的うつ病」と呼んでいますが、社会文化的な影響によってうつ状態になる。過保護で依存的な若者が、社会に出ると仕事ができない。そういう人たちはすぐ休職をして、復職をして、また休職をして、ということを繰り返しています。薬物療法だけではうまく行きません。

4．現代病としての依存症

なだいなだ先生は「アルコール依存症は治らない」と言っています。たしかに医学的概念としては治らない。しかし、回復はしていくのです。ですから、生涯アルコール依存症を抱えながら生きていく、そして成長していくことが肝要なのです。

アルコール依存症は社会的疾病であり、現代疾病であり、現代社会が作った現代病なのです。だいたい400万人くらいが問題となるのですが、そのうちのわずか１％くらいしか専門治療に来ないのです。

100年くらい前にアメリカで禁酒法が施行されました。でも、かえって酒の消費量が増え、飲酒運転が増え、ギャングが横行して、高貴な社会実験は失敗してしまうのです。大戦後は、アメリカは戦勝国ですので、アルコール問題が急増しました。それで、アルコゴリズムはひとつの病気（ジェリネック、1951）ということで、その後アルコール依存症（エドワーズ、1077）ということになりました。WHOでもアルコール関連問題の用語を提唱し、「アルコール関連障害」としています。

最近は、性依存症、性犯罪（痴漢・盗撮・露出・下着泥棒等）が増えてきています。私は『性依存症の治療―暴走する性・彷徨う性』（金剛出版、2014）、『性依存症のリアル』（金剛出版、2015）という本を出しましたが、なんと医者や弁護士、学校の先生、現職の警察官・裁判官等が性犯罪をおかしているのです。社会的に真面目な職業とされている人たちにも多いのが特長です。現代社会は狂気を孕んでいます。「現代病」をつくっているのです。

５．地域の中で病気と共に生きていく

現在、初発の統合失調症は本当に少なくなりました。私どものクリニックでも今年になってから統合失調症の症状を訴えた人はほんの数人しかいません。社会構造が変われば人間の心も変わります。おそらく社会構造が変わって、病態のあらわれ方が違ってきているのではないかと思います。人格障害とか発達障害とか、気分（感情）障害ということで、こういう人たちが精神科に来ます。一応、症状の治療もしますが、完全治癒はないのです。症状は一応おさまって社会に戻ろうとしますが、なかなか戻れないのです。

北海道の襟裳岬のすぐ近くの浦河町という人口１万人くらいの町に「べてるの家」があります。そこに精神障害者の人たちが町内の10数カ所に共同居住生活をしています。その中に作業所や福祉ショップを作ったり、日高昆布の加工・販売をしたり、いろいろな事業や活動をやったりと、精神障害者が社会の中で生きられるように取り組んでいます。私も見学に行きましたが、

日本の社会も地域社会の中で病気と共に生きていくようになっています。

6．高齢化と死と

なだいなだ先生はまた、精神医療は宗教だと言っています。『神、この人間的なもの—宗教をめぐる精神科医の対話』（岩波新書、2002）は非常に面白い本なのでぜひお読みいただくとよいと思います。「病気を治せない医者、そんな非力な精神科医が、それでも病気だという信念だけでものを言っている。これはほとんど宗教だ、妄想だ」と書いています。そう言われると、むべなるかなと思います。

東京では、子どもや孫と一緒に住みたいと思うが、なかなかそうできる人は少ない。老夫婦２人だけで暮らし、老々介護、さらに独居老人となり孤独死していきます。『70歳死亡法案、可決』（垣谷美雨、幻冬舎、2012）という小説があります。仮想社会を描いたものです。逆三角形型の人口構成になると、この社会はどうなってゆくのか。70歳で全員死亡しなければならないという法律を作り、２年後にそれが施行されることになる。そのような社会で人間はどう生きて行くのかという話で、なかなか面白いものです。

これからは認知症がどんどん増えていきます。医学的に認知症を治す薬は今のところありません。ストップさせる薬もできていません。ゆっくり進行するのですから、そういう生活を支えていかなければなりません。ところが、老人施設に入る人が増えています。東京都では10万人くらいの人が待機していますが、どこに老人施設を作るかが大問題なのです。都内にはそういう場所は少ないので、群馬や福島、東北のほうに老人施設を作ったりしています。

高齢者と死ということで考えると、昔は医療保険もなく医者にかかるお金もなかったので、たとえば富山の薬売りから売薬を買って飲んでいました。今のようにドラッグストアなどありませんでしたから。ほとんど医療にはかからず、８割が自宅で亡くなっていたのです。戦後になり、医療が進歩して、少子高齢化が進みました。そうすると、今度は医療費が膨大になってきて、政府は盛んに医療費を抑えようとしています。今は何かあればすぐに病院に入院させてしまいますので、だいたい８割が病院で亡くなっています。

みんな平穏に亡くなっていくことを望んでいますが、死の受容、望ましい死とはどういうものかという問題が出てきます。家族に囲まれて亡くなるのが幸せということになると、家族が大変です。大家族ならいいのですが、今は夫婦２人という世帯が多い。それで、片方が倒れると片方が面倒をみる。そして最後には共倒れになってしまうわけです。先日、『死のメンタルヘルス―最期に向けての対話』（中澤正夫、岩波書店、2014）という本を読みましたが、家の中で家族に看取られて亡くなるというのは、理想かもしれませんが、家族にとってはものすごく負担なのです。

7．日本人の死生観

死生観については、日本独特の考え方があって、その時代における死生観、地域社会における死生観、社会階層における死生観、その人個人の死生観があります。ところが、死生観もだんだん医療化されてきており、医療が進歩して病院の中での死が当たり前になってきたからです。そして１人称の死から３人称の死、あるいはTVの４人称の死というようになりました。死というのは医者の診断書が必要なのです。

ところが、臓器移植などで死生観が変化してきています。死生観は各宗教によっても違います。仏教では輪廻転生で、前世の六道輪廻し、解脱して極楽浄土に行けると信じられています。ところが、キリスト教では最後の審判を受けて天国に到るか、地獄に投げ込まれるかです。かつては宗教が世界を支配していました。ところが時代が進んで、社会が充実してきて、宗教の影響力が極端に弱まり、「神は死んだ」ということになってしまいました。

マックス＝ウェーバーは『プロテスタンティズムの倫理と資本主義の精神』という有名な本を書いていますが、ウェーバーは1902年にアメリカに行き、プロテスタンティズムの倫理が根底にあるから、資本主義には宗教的な精神構造があり、これなくして資本主義の繁栄はなかったと言っています。

一神教の場合は、原罪を負っています。それゆえに心の中に神が住んでいる、良心が住んでいるのです。その原理によって行動している。神が世界を作ったのです。日本の多神教の場合は、もともと自然はそこにあったのだという考え方です。だいたい日本人には、自然と渾然一体たる考え方が根底にあって、汎神論的なところがあります。私は「紅白歌合戦」が終わるとお寺に行って除夜の鐘をつかせてもらう。そして、そのまま神社に初詣に行く。神仏習合の社会ですから、次におみくじをひいたり破魔矢を買ったりもするわけです。

和辻哲郎の『風土』という名著がありますが、それによると、モンスーン地帯は湿潤で受容的・忍従的な非人格的原理が支配するが、そこに仏教が生まれた。ヨーロッパは湿潤と乾燥の繰り返しで、理性的・合理的な精神が育ち学問と藝術が発展したが、その地にキリスト教が布教されていったというのです。

God という言葉は日本語では神と考えます。聖書を翻訳するときに、まず中国語に翻訳したのですが、そのときに「神」という言葉を使ったらしいのです。「大日」という言葉もあって、どちらがいいかで宗派が分かれたともいいます。一神教における神と、日本の八百万の神とでは全然意味が違いますね。

8．現状に満足する若者意識

『現代日本人の意識構造（8版)』(NHK 放送文化研究所）によると、日本人は不景気で大変だといわれているのに、90%の人が生活全般について満足しています（図1)。たとえば、生きがい、衣食住、地域の生活環境、地域や職場などに対する満足感も上昇しています（図2)。

男性と女性、若年層と中年層・高年層とでは数値に多少違いがありますが、とくに生きがいについては男女共に若年層は満足している。衣食住についても現代の若者は満足していることが、この調査ではわかります。

地域生活の各側面もやはり若者は満足している。そうではないように報じらることが多いのですが、意外に現代の若者は現状に満足しているのです。人間関係についても、高年層より若者たちのほうが満足しているという意外なデータです。

信仰と信心についても、現代の若者は仏と神を信じている人が70〜80%います。御守りや御札の力、それから易・占いも意外と信じています。仏や神そのものを信じている若者は少ないのですが、易・占いとか、おみくじを買

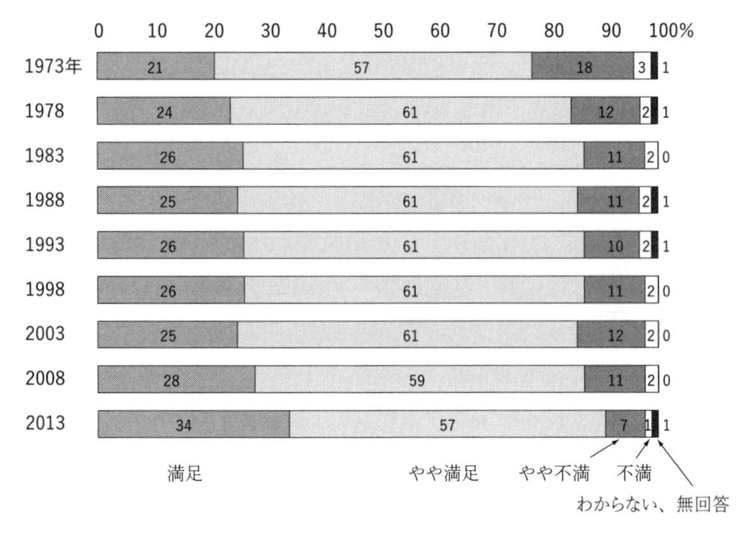

図 1　生活全体についての満足感（全体）
出所：現代日本人の意識構造［第 8 版］（NHK 放送文化研究所）

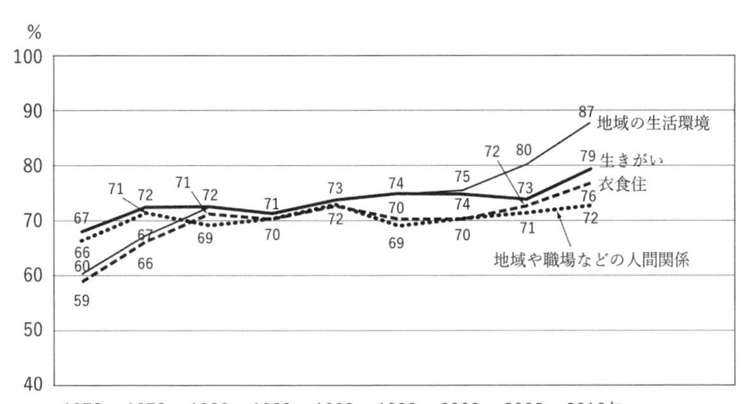

図 2　生活の各側面についての満足感「そう思う」（全体）
出所：現代日本人の意識構造［第 8 版］（NHK 放送文化研究所）

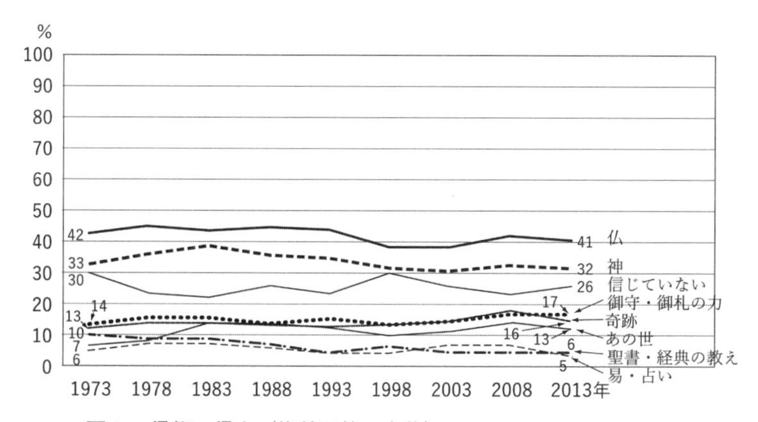

図3　信仰・信心（複数回答・全体）

出所：現代日本人の意識構造［第8版］（NHK放送文化研究所）

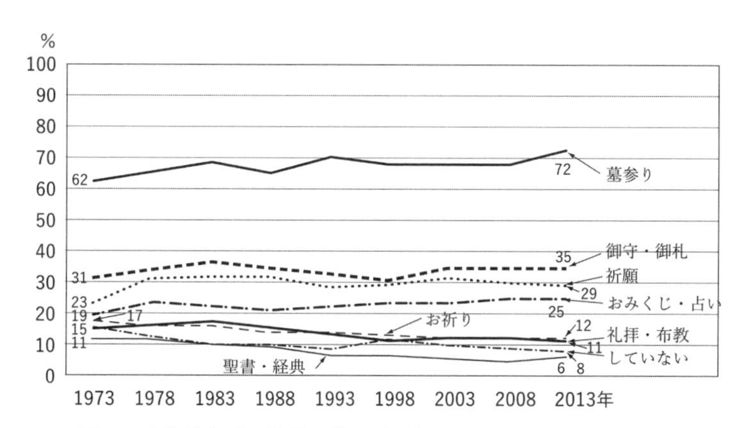

図4　宗教的行動（複数回答・全体）

出所：現代日本人の意識構造［第8版］（NHK放送文化研究所）

う若者は多い。そして、奇跡を信じているのも若者が多いのです。若者は何も考えていないように見えても、調査結果では意外な回答が多いのです。何も信じていないという人は低くて、わずか５％です（図３）。

宗教的な行動としては、お墓参りは年に数回している人が70％以上、御札を買ったり、おみくじを買ったりする人も30％前後いる。お祈りをする、布教をする、聖書・経典を読む人は10％前後です（図４）。

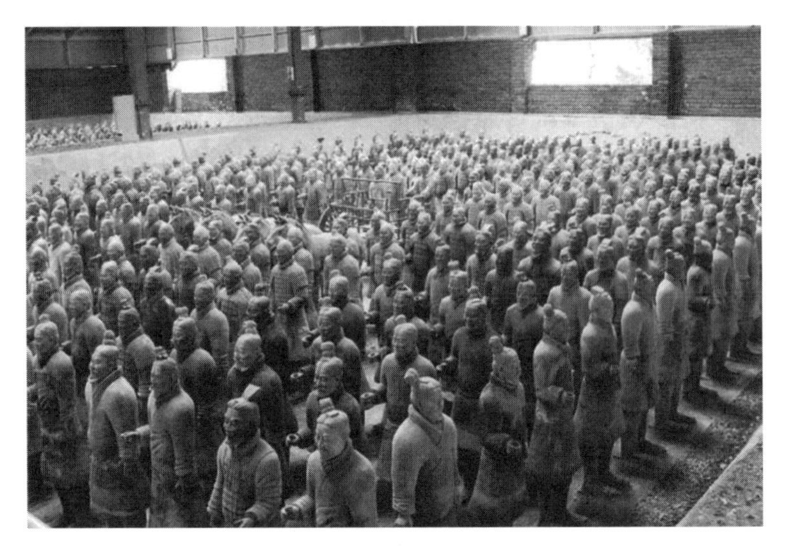

写真2　兵馬俑

表1　再生医療への期待

iPS細胞（人工多能性幹細胞）の研究・樹立
ノーベル賞―山中伸弥 京都大学教授

創業医療への応用

加齢黄斑変性の治療
パーキンソン病の治療
脊髄損傷の治療
視神経細胞作製
ガンの治療――免疫細胞の作製
精神及び行動の障害――双極性障害、統合失調症、発達障害の創薬
精子・卵子を作製――不妊治療、同性愛者間での妊娠・出産
血液疾患、糖尿病、心筋梗塞、脳卒中、等
ガン化・奇形種の形成
倫理的問題

特許権をめぐる問題
創業医療への応用

9．幸福のパラドックス

写真２は兵馬俑です。秦の始皇帝は不老長寿を願っていたのです。徐福に東のほうへ行って不老長寿の霊薬を見つけて来いと命じ、徐福が日本に探しに来たという伝説が残っています。不老長寿、長生きしたいということは誰しもが願望します。日本では条件が整えば150歳くらいまで生きるだろうといわれており、中国には200歳まで生きられるという考え方があるのだそうです。

再生医療が進歩して（表１）、iPS細胞（人工多機能性幹細胞）が研究され、中山伸弥京都大学大学院教授がノーベル賞を受賞されました。そして今、いろいろな病気の治療に使われています。製薬会社もさまざまな病気の治療薬を作ろうとしています。

また、精子・卵子を作って体外受精をしています。同一人物から精子も卵子も作れるのです。クローン人間はまだできていませんが、イタリアでは首を切ってすげかえるという実験があるのだそうです。恐ろしいことです。

ゾウアザラシなどは強いオス１頭に何10頭ものメスという家族構成で、弱いオスは絶対にメスに近づけない。ところが、人間は数万年間にわたって誰でも平等に生殖行為をしているうちに精子数が減少・不活動化、Ｙ染色体が劣化してきた。そのため、不妊治療という考えから体外受精、顕微鏡下の受精をするようになりました。さらに、精子バンクを作って、アメリカでは目の青い人の精子とか、金髪の人、背の高い人の精子があるのだそうです。そして、冷凍精子・卵子を作って、いつまでも自分の子孫を残せるようにしておくことができるようになっています（表２）。

いま、映画でやっていますが、デザイナー・ベビーも出てきました。これはドラマですが、そういう考え方も出て来ているのです。もうひとつは「破裂」（NHK）というドラマがあります。心臓を若返らせる薬を作ったが、それをのんだ人の心臓が破裂してしまうというストリーです。現代は幸福のパラドックスです。現代人は現世利益を強烈に求めているのです。

これまでの宗教は、現世が非常に過酷・悲惨であって、あの世に救いを求めて仏様や神様が創造されたのですが、現代は宗教の力が弱まっており、現

表2　生殖医療の発達

子どもが欲しいが──不妊の増加
精子数の減少
精子の不活動化
Y染色体の劣化
不妊治療の進歩
体内受精
体外受精
顕微鏡下の受精
精子バンク
冷凍精子・卵子
デザイナーベイビー

世利益を求める願望のみが強くなっています。

科学者は、たとえば月や火星などの宇宙に出かけて行きます。でも考えてみると、コロンブスが1492年にアメリカ大陸に行ったときには、行ったら何があるかわからなかった、見に行ったので発見したわけです。それと同じように、宇宙に何があるかわからないけれども、とにかく行ってみようというように、現代人の発想は宗教化しているのではないかと思います。今の医学・医療、iPS細胞やデザイナー・ベビーを作るとか、非常に宗教的な感覚であり、いやむしろ宗教化しているのではないかと思います。

歴史というのはスパイラルに発展して行くと思うのです（図7）。中世（宗教時代）から近世へと脱宗教化し、そして近代（科学の時代）へと発展してきました。さらに、現代科学や医学・医療は未知の世界へと乗り出して、現代人の欲望を肥大化させ、さらなる夢を追求しています。つまり、孤独と不安の現代人を救い出し、癒してくれるのは現代科学や医学・医療であると信仰しているのです。それは、宗教的感覚・意識と相似しています。人間の社会・文化は歴史的に回帰し、スパイラルに進化していくものです。

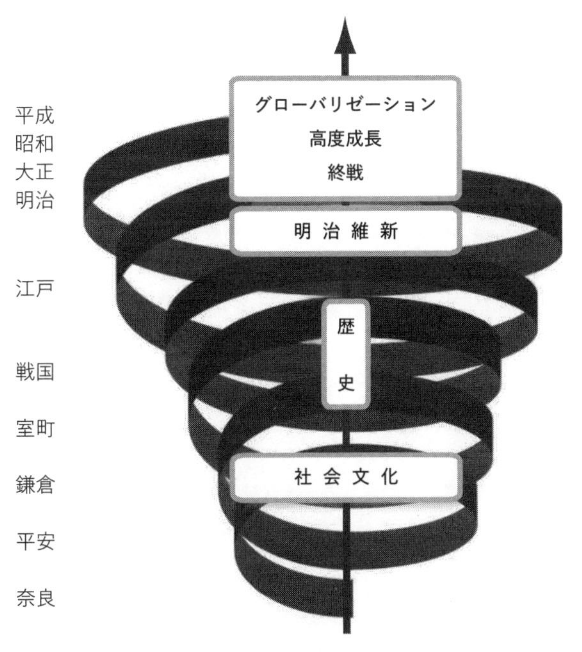

図5　スパイラルに歴史的回帰・進化

10. 現代人の生き方

最後に、現代人のQOL、幸福の追求、生き方について述べてみたいと思います。

まずは、①働いて収入を得ることです。そして、②少しは資産をつくり、家を築くことです。次は、③空間的に余裕を確保します。さらに、④時間的余裕を保持するように努めます。⑤多くの友人をつくり、⑥自分を豊かにするよう精進します。⑦自分のためだけではなく、人のためにも尽力します。⑧人事を尽くしたあとは、祈りと救いの心をもつよう努めます。そして最後は、⑨よく死ぬことは、よく生きることと達観することだと思います。

ご静聴ありがとうございました。

◎初出一覧――

●巻頭言

「精神医療のパラダイムシフト」（書き下ろし）

●成長・発展する外来精神医療

「成長・発展する外来精神医療―これからを展望する」
　第14回日本外来精神医療学会「特別講演」『日本外来精神医療学会雑誌』（15巻1号）、17～20頁、2015年。
「包括的医療としてのデイ（ナイト）ケア治療」
　榎本稔・安田美弥子編『現代のエスプリ486号（外来精神医療の現状）』116～127頁、2008年。
「多機能を生かしたデイケア医療の在り方―現代社会のニーズに応える必要がある」
　『Tomorrow Ⅶ― Innovation ―地域精神医療センターへの進化』7～16頁、榎本グループ、2015年。

●メンタルヘルス

「グローバル化社会の心の問題――鬱病にならないために」
　『Tomorrow Ⅶ』36～52頁、榎本グループ、2015年。

●イタリア型と日本型の比較考察

「ヒューマンファーストの地域精神医療福祉センターへ――イタリア型精神医療と日本型精神医療の比較考察を通じて」
　『Tomorrow Ⅷ』29～87頁、榎本グループ、2017年。

●性とこころ

「性依存症の精神病理」
　榎本稔編著『性依存症の治療―暴走する性・彷徨う愛』27～39頁，金剛出版，2014年。
「露出する男たち」
　榎本稔編著『性依存症のリアル』39～42頁、金剛出版、2015年。
「セックス依存症の男たち」
　榎本稔編著『性依存症のリアル』97～99頁、金剛出版、2015年。
「風俗通いの男たち」
　榎本稔編著『性依存症のリアル』113～115頁、金剛出版、2015年。
「下着窃盗の男たち」

榎本稔編著『性依存症のリアル』135〜139頁、金剛出版、2015年。

●祈りと救いとこころ

「精神医療の先——祈りと救いのこころへ」

日本「祈りと救いとこころ」学会創立記念大会［基調講演］『祈りと救いの臨床』創刊号（1巻1号）、7〜19頁、日本評論社、2015年。

「現代人の祈りと救いとこころ」

日本「祈りと救いとこころ」学会第2回学術研究大会［大会長講演］『祈りと救いの臨床』2号（2巻1号）、5〜18頁、2016年。

あとがき（書き下ろし）

あとがき

今年、私は82歳（「羊寿」）になりました。「羊寿」、これは私の造語です。八十二を一文字で造語すると「羊」になります。「遊び」です。

さて、5年前の平成24年（2012年）に『榎本稔著作集』の第Ⅳ巻「社会・文化精神医学3」を喜寿出版しました。

この5年間「日本型精神医療」は相変わらず精神病院入院中心の治療体制で進展してきました。半世紀前の入院治療中心の精神医療体制のままです。平成期に入ってから、メンタルクリニックが全国各地に4,000箇所以上開設され、外来患者361万人のうち、53.5％をメンタルクリニックがカバーしています。しかしながら、精神病院やメンタルクリニックの医療スタッフは施設内に籠もって、地域社会の中へ出て、地域精神医療（福祉）を実践していこうとはしません。

このような現状を等閑視しているわけにはいきません。私は少しでも改善・改革を推し進めていくために、今、実現できる小さなパラダイム、すなわち地域精神医療福祉センター（デイナイトケア）を東京都内に開設し、地域社会でこころを病む人、あるいは生きづらさを感じている人たちと一緒に生活していける、居甲斐のある居場所（Being）をつくろうと考えたのです。平成4年に池袋に、つづいて新大塚、飯田橋、御徒町、大森に、地域精神医療センターを25年かかって開設してきました。そして、共同作業「オーク」とカフェ「ボナフェ」もつくりました。

そして平成29年秋に、創立25周年記念・感謝のパーティーを帝国ホテルで開催します。それに向けて『榎本稔著作集Ⅴ・社会文化精神医４』を記念出版しました。

まずは外来精神医療（デイナイトケア）についてです（第１部）。

第14回外来精神医療学会（平成26年）では、特別講演として「成長・発展する外来精神医療―これからを展開する」というテーマで講演しました。そして今、われわれが運営している現代社会のニーズに応える、多機能型外来精神医療（デイナイトケア医療）について述べました。

第３部では、精神病院を全廃したイタリア全土を３回にわたって訪問・視察した内容をもとに「イタリア型精神医療」と「日本型精神医療」を比較考察して、ヒューマンファーストの地域精神医療福祉センターの設立がいかに必要かを述べています。日本では、いくら『精神病院はいらない』（大熊一夫編著）と主張しても、当分の間「精神病院産業」は続くことでしょう。

精神病院入院治療に代わる精神医療として、地域精神医療福祉センター（デイナイトケア医療）が日本全国に1,000箇所以上（ちなみに日本の精神病院数は全国に約1,600箇所ある）設置されることが望まれていますが、とうてい不可能と思われます。しかしながら、座視しているわけにはいきません。微力ながら地域精神医療福祉センター（デイナイトケア医療）を推進していきたいと考えております。それは私のCalling, Beruf（召命）であると思っています。

平成21年に、「日本『性とこころ』関連問題学会」を創立し、平成30年には第10回大会を記念して、私が大会長を務め開催することになりました。大会テーマは「性といのちと永遠性」（仮題）としました。

第４部では、先年『性依存症の治療』（平成26年）、『性依存症のリアル』（平成27年）を金剛出版から出版しました。その中から私が執筆したもの「性依存の精神病理」「露出する男たち」「セックス依存症の男たち」「風俗通いの男たち」「下着窃盗の男たち」を掲載しました。

21世紀は「こころの時代」であるといわれています。現代社会の諸相が混迷するなかで、こころのバランスを失い、こころの問題や悩みや病気を抱える人々が増えてきています。このような現状において、科学とともに「日本『祈りと救いとこころ』学会」を創立しました（平成27年）。基調講演として「精神医療の先—祈りと救いのこころへ」を、第２回大会長講演として「現代人の祈りと救いとこころ」を講演しました。

この５年間、現代社会の動向や精神医療の現状と将来を見据えて、いろいろ考察してきましたが、まだ来し方行く末を十分見通せない歯痒さを感じています。今後とも温故知新を実践していくつもりでおります。一歩後退、二歩前進。

平成29年10月

榎本　稔

●**著者略歴**

榎本 稔（えのもと・みのる）

1935年　東京生まれ。
1954年　東京都立北園高等学校卒業。
1957年　東京大学教養学部理科Ⅱ類修了。
1961年　東京医科歯科大学医学部卒業。
1965年　国立精神衛生研究所技官。
1967年　東京都立精神衛生センター技官。
1969年　成増厚生病院副院長。
1975年　山梨大学保健管理センター助教授。
1988年　東京工業大学保健管理センター教授。
1992年　榎本クリニック設立、院長。
現　在　医療法人社団榎会・榎本クリニック理事長。
　　　　医学博士、拓殖大学客員教授。

この間、日本精神神経学会理事、日本精神衛生学会理事、日本社会精神医学会理事、日本外来精神医療学会理事長、東京精神神経科診療所協会理事、日本「性とこころ」関連問題学会理事長、日本「祈りと救いとこころ」学会理事長等を歴任。また東京医科歯科大学、東京大学、早稲田大学の各講師、東京外国語大学の校医を勤める。

榎本 稔 著作集Ⅴ　社会・文化精神医学 4

2017年10月27日　第1版第1刷発行

著　者──榎本 稔
発行者──串崎 浩
発行所──株式会社 日本評論社
　〒170-8474 東京都豊島区南大塚3-12-4
　電話 03-3987-8621(販売) -8598(編集) 振替 00100-3-16
印刷所──港北出版印刷株式会社
製本所──牧製本印刷株式会社
装　幀──駒井佑二

ISBN 978-4-535-98452-3　Printed in Japan